Die Diät- und Insulinbehandlung der Zuckerkrankheit

Für Studierende und Ärzte

Von

Dr. Franz Depisch
Wien

Vierte, vermehrte Auflage

Mit 10 Textabbildungen

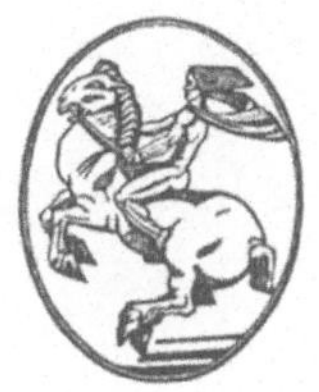

Wien
Springer-Verlag
1949

ISBN-13:978-3-211-80087-4 e-ISBN-13:978-3-7091-5684-1
DOI: 10.1007/978-3-7091-5684-1

Vorwort.

Die Entdeckung des Insulins bedeutete eine gänzliche Umwälzung in der Diabetestherapie. Die schwersten Fälle, selbst die diabetischen Kinder, bleiben am Leben, und früher tödliche Komplikationen können mit Hilfe des Insulins zumeist günstig beeinflußt werden. Die Kenntnis der Insulinbehandlung der Zuckerkrankheit ist heute für jeden praktischen Arzt von größter Wichtigkeit, und es ist nur zu begrüßen, wenn von berufener Seite Angaben über die Grenzen und die Wirksamkeit der Insulintherapie, sowie Richtlinien, bzw. Indikationen für deren Anwendung jedem Arzt zur Verfügung stehen. Die Pflicht zur Insulinbeistellung durch die Kranken- und Wohlfahrtseinrichtungen aller Art bedeutet eine stets anwachsende Belastung des Volksvermögens. Wer heute einen Diabetiker, bei dem man mit einer rein diätetischen Behandlung auskommen könnte, durch eine unzweckmäßige Behandlung so weit bringt, daß dieser zu einem Dauerinsulinpatienten wird, schadet nicht nur dem Kranken, sondern auch der gesamten Volksgemeinschaft. Die sachgemäße Versorgung der Zuckerkranken ist damit zu einem der aktuellsten medizinischen und sozialen Probleme geworden. So sehr die Insulinära eine weitgehende Umwälzung in der Therapie der schweren Diabetesfälle mit sich gebracht hat, so wenig darf vergessen werden, daß das Insulin die diätetische Behandlung des Zuckerkranken in keiner Weise überflüssig gemacht hat.

Bei dieser Sachlage erscheint es dringend notwendig, dem Studenten und der Ärzteschaft die wichtigsten Kenntnisse in der Behandlung des Diabetes in einer knappen und leicht faßlichen Form zu vermitteln. Mehr als je muß heute und in Zukunft der praktische Arzt die Kunst der Diabetesbehandlung weitgehend beherrschen, nicht nur aus seiner Verantwortung gegenüber dem einzelnen, sondern mindestens ebensosehr auch aus allgemein sozialwirtschaftlichen Gründen. Gerade die Insulintherapie stellt eine immer mehr zunehmende Belastung der Mittel der sozialen Institutionen dar. Jeder, der Gelegenheit hat, an dem großen Material eines Krankenhauses die Einstellung der Diabetiker zu überprüfen, wird ermessen können, wie trotz aller aufklärenden Literatur noch immer Zweck und

Indikation der Insulintherapie nicht immer richtig erkannt werden. Wie schon erwähnt, ist die Grundlage der Diabetesbehandlung nach wie vor die strenge diätetische Einstellung. Je erfahrener der einzelne Arzt ist, desto sparsamer wird er bei der Insulinverordnung vorgehen.

Von diesem Grundsatze ausgehend, erschien es mir schon lange wünschenswert, daß dem Praktiker ein kurzer Leitfaden geboten wird, in dem die Grundsätze der modernen Diabetesbehandlung, vor allem die grundlegende Bedeutung der diätetischen Therapie und die Notwendigkeit einer rationellen ökonomischen Insulintherapie in kurzer, möglichst präziser Form erörtert werden.

Trotzdem eine Anzahl ausgezeichneter Monographien über die Zuckerkrankheit bereits vorliegen, begrüße ich die vorliegende Bearbeitung, zu der ich selbst den Autor angeregt habe. Ich hoffe, daß sie ihren Zweck erfüllen wird. Sie soll ein verläßlicher Führer nach bewährten Behandlungsgrundsätzen sein.

Wien, Ende 1936. **N. v. Jagić.**

Vorwort zur zweiten Auflage.

Die Entdeckung, daß die Insulinwirkung durch gewisse Zusätze (Zink-Protamin, bzw. Surfen) um ein Mehrfaches verlängert werden kann, hat einen grundlegenden Umschwung in der Diabetesbehandlung zur Folge gehabt. In der vorliegenden zweiten Auflage wurde diesem Fortschritt voll Rechnung getragen und die Behandlung mit Depotinsulinen in einem eigenen Kapitel ausführlich geschildert. Die zunehmende Häufigkeit der Diabeteserkrankungen hat es weiter wünschenswert erscheinen lassen, der Frage der Diabetesprophylaxe größere Aufmerksamkeit zu schenken. Da nach unserer Meinung die wichtigste prophylaktische Maßnahme in der Verhütung und Behandlung der Fettsucht gelegen ist, wurde in einem eigenen Abschnitt die Technik der diätetischen Entfettungskur in einer für den praktischen Arzt leicht verständlichen Form eingehend dargestellt. Zum Schluß möchte ich dem Verlag neben dem sonstigen großen Entgegenkommen auch dafür danken, daß die Neuauflage trotz der Erweiterungen im Preis niedrig gehalten wurde und damit weiterhin einem größeren Leserkreis zugänglich geblieben ist.

Wien, im April 1939. **Der Verfasser.**

Vorwort zur dritten Auflage.

Seit dem Erscheinen der zweiten Auflage hat die Behandlung mit Depotinsulinen weitere Fortschritte gemacht, die in der vorliegenden Neuauflage berücksichtigt wurden. Die zunehmende Erkenntnis von der Bedeutung der Störungen des Lipoidstoffwechsels für das Auftreten von gewissen Komplikationen des Diabetes, vor allem der Arteriosklerose, hat es notwendig gemacht, diese Frage in einem eigenen Kapitel zu behandeln. Einer Anregung von G. Katsch folgend, wurde der „Arbeitstherapie" in einem besonderen Abschnitt voll Rechnung getragen. Neuaufgenommen wurde auch eine kurze Besprechung der Klima- und Bäderbehandlung. Der Springer-Verlag hat in dankenswerter Weise auch diesmal die notwendigen Ergänzungen ohne Preiserhöhung ermöglicht.

Wien, im September 1943.

Der Verfasser.

Vorwort zur vierten Auflage.

Die vierte Auflage wurde auf den neuesten Stand der Forschung gebracht und die Kriegs- und Nachkriegserfahrungen in einem eigenen Kapitel behandelt.

Für die Ermöglichung des Erscheinens der neuen Auflage trotz der zeitbedingten Schwierigkeiten bin ich dem Springer-Verlag zu großem Dank verpflichtet.

Wien, im Januar 1949.

Der Verfasser.

Inhaltsverzeichnis.

Erster Teil.

Die Diätbehandlung des Diabetes.

Zweiter Teil.

Die Insulinbehandlung.

Erster Teil.

Die Diätbehandlung des Diabetes.

Einleitung.

Die Behandlung der Zuckerkrankheit gehört zu den dankbarsten Aufgaben der inneren Medizin. Wir können bei der überwiegenden Mehrzahl der Kranken ausschließlich auf diätetischem Wege den gestörten Zuckerhaushalt in kurzer Zeit in Ordnung bringen und die oft quälenden subjektiven Erscheinungen, den vermehrten Durst, die Polyurie, Hauterkrankungen usw. zum Verschwinden bringen. Wir sind weiters bei der Mehrzahl der Diabetiker durch eine richtige Behandlung in der Lage, die Toleranz soweit zu bessern, daß die Pat. bei einer geringen Einschränkung der Kost jahrelang bei voller körperlicher und geistiger Leistungsfähigkeit gehalten werden können und von ihrem Leiden nichts verspüren. Diese günstigen Resultate kann man aber nur dann erzielen, wenn die ärztlichen Vorschriften genau eingehalten werden und auch bei sehr hoher Toleranz der Zucker und die gezuckerten Speisen dauernd gemieden werden. Das Geheimnis der praktischen Erfolge liegt nicht so sehr an dem verwendeten Behandlungsregime, sondern vor allem darin, daß der Arzt die Pat. dazu bringt, seine Verordnungen dauernd einzuhalten. Wer seine Zuckerkranken mangelhaft belehrt und mangelhaft kontrolliert, also nachlässig behandelt, wird nicht nur für den einzelnen Kranken, sondern für die Allgemeinheit schweren Schaden stiften. Er wird es dazu bringen, daß von Haus aus leichte Diabetiker, die zeitlebens hätten ohne Insulin auskommen können, in wenigen Jahren sich so verschlechtert haben, daß sie nur mehr durch dauernde Insulinzufuhr am Leben erhalten werden können. Bei der schon fast ausschließlichen Verkassung unserer Bevölkerung muß daraus bei der ständig wachsenden Zahl der Diabetiker mit der Zeit eine unerträgliche Belastung der Krankenversicherungsinstitute erwachsen. Es ist also ein dringendes Gebot für alle Ärzte, sich mit der Behandlung des Diabetes vertraut zu machen. Die folgenden Ausführungen sind diesem Zwecke gewidmet. Bevor wir an die praktische Durchführung der Behandlung herangehen, müssen wir uns mit einigen grundlegenden Vorstellungen über den normalen und pathologischen Zuckerstoffwechsel auseinandersetzen.

A. Allgemeiner Teil.

1. Der Blutzucker.

Jeder normale Mensch hat ständig eine gewisse Menge Traubenzucker in seinem Blute, den „Blutzucker". Der süßliche Geschmack des Blutes rührt davon her. In den Laboratoriumsbefunden wird als Normalwert für den Nüchternblutzucker 80—120 mg% (Milligrammprozent) angegeben. Das soll heißen, daß in 100 ccm Vollblut 80—120 Milligramm Traubenzucker enthalten sind. Vielfach wird der Blutzucker auch in Grammprozent ausgedrückt und dann 0,08—0,12 g% oder auch einfach % geschrieben. Diese Grenzwerte beziehen sich aber nur auf extreme Kostverhältnisse an den Vortagen der Untersuchung. Bei sehr kohlehydratarmer Kost, z. B. bei der Petrenschen Gemüsefettkost, kann der Nüchternblutzucker bei Gesunden bis nahe an 70 mg% absinken, bei sehr zuckerreicher gemischter Kost kann er bis 120 mg% ansteigen. Bei gewöhnlicher gemischter Kost liegen die Werte sehr nahe um 100 mg%. Wozu braucht der Mensch den Blutzucker? Der Traubenzucker ist der wichtigste Nährstoff der Körperzellen und muß ständig dem Organismus zur Verfügung stehen, sollen nicht schwere Störungen auftreten. Sinkt der Blutzucker unter eine kritische Grenze von etwa 80 mg% (hypoglykämische Schwelle), dann treten charakteristische „hypoglykämische" Erscheinungen infolge des Zuckermangels im Blute auf (siehe später). Steigt der Blutzucker über eine kritische Grenze von etwa 180 bis 200 mg% an, dann lassen die Nieren Zucker in den Harn übertreten (Nierenschwelle des Blutzuckers). Wir sprechen von einer niedrigen Nierenschwelle, wenn bei Blutzuckerwerten unter 180 mg%, Zucker im Harn ausgeschieden wird und von einer hohen Nierenschwelle, wenn bei Blutzuckerwerten über 200 mg% der Harn zuckerfrei ist. Da sowohl ein Zuviel wie ein Zuwenig an Blutzucker schädlich ist, stehen dem normalen Organismus Mittel und Wege zur Verfügung, um seinen Blutzucker innerhalb gewisser Grenzen konstant zu erhalten. Wir nennen den komplizierten Vorgang, der zur Aufrechterhaltung eines optimalen Blutzuckerspiegels führt, die „Blutzuckerregulation“.

2. Die Blutzuckerregulation (Bl. Z. R.).

Die Bl. Z. R. wird durch zwei Vorgänge beherrscht: 1. durch die ständige und an Intensität wechselnde Zuckerabgabe der Leber an das Blut der unteren Hohlvene, und 2. durch die Entnahme von Zucker aus dem strömenden Blut durch sämtliche Körperzellen. Nach unseren heutigen Kenntnissen ist die Leber das einzige Organ im Körper, das zur Zuckerabgabe an das Blut befähigt ist, die übrigen Gewebe sind ausschließlich Zuckerverbraucher (Abb. 1).

Der jeweilige Blutzuckerspiegel wird also durch das Ausmaß der Zuckerabgabe der Leber an das Blut und die Größe

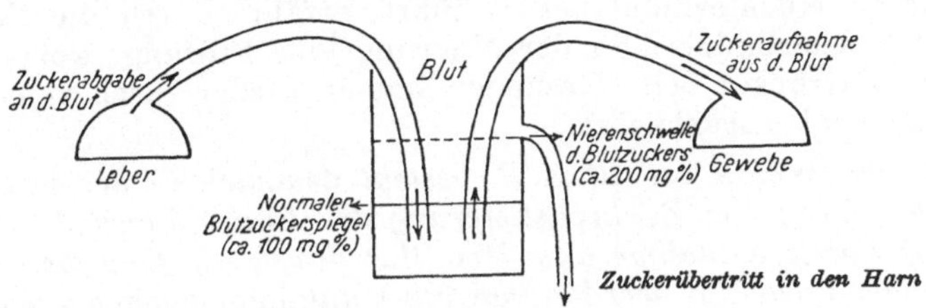

Abb. 1. Schema der Blutzuckerregulation.

der Zuckerentnahme durch die Gewebe bestimmt. Diese beiden Vorgänge werden in entscheidender Weise von dem Hormon der Bauchspeicheldrüse, dem Insulin, beherrscht. Wir haben triftige Gründe für die Annahme, daß das Insulin die Zuckerabgabe der Leber hemmt und gleichzeitig die Zuckeraufnahme der Gewebe fördert. Auf diese Weise ist die allgemein anerkannte Kardinalwirkung des Insulins, die Senkung des Blutzuckers, leicht zu verstehen. Wir kennen nun eine Reihe von Faktoren, die dem Insulin im Zuckerhaushalt entgegenwirken. Diese Insulinantagonisten werden in ihrer Gesamtheit als „Gegenregulation“ (G. R.) bezeichnet. An der G. R. sind hormonale Faktoren (Adrenalin, Schilddrüsenhormon, verschiedene Wirkstoffe der Hypophyse) und das Nervensystem (Zuckerstich) beteiligt. Aufgabe der G. R. ist es, den Zuckergehalt des Blutes zu erhöhen. Je nachdem die G. R. in der Leber angreift und dort zur Steigerung der Zuckerabgabe führt oder im Gewebe und dort die Zuckeraufnahme hemmt, können wir von einer Lebergegenregulation und einer G. R. im Gewebe sprechen. Vom Adrenalin wissen wir, daß es nicht nur die Zuckerabgabe der Leber steigert, sondern auch die Zuckeraufnahme im Gewebe hemmt, also ein voller Gegenspieler des Insulins ist. Die übrigen Insulinantagonisten bedürfen bezüglich ihrer genauen Wirkung noch weiterer Erforschung. Das normale Blutzuckerniveau ist nach dem Gesagten an die richtige Balance zwischen Inselorgan und G. R. gebunden. Inselorgan und G. R. stehen unter der Herrschaft des Nervensystems mit übergeordneten vegetativen Zentren am Boden des III. Ventrikels. Wir stellen uns vor, daß der Blutzucker selbst diese Zentren in entsprechende Aktion bringt, derart, daß jede Steigerung des Blutzuckers zu einer Reizung des Insulinzentrums und jede Senkung desselben zu einer Reizung der G. R.-Zentren führt. Das genau ausregulierte Gleichgewicht zwischen diesen beiden antagonistischen Systemen, das zur Erhaltung eines konstanten Nüchternblutzuckers führt, erfährt durch die Zufuhr von Zuckerbildnern in der Nahrung eine Störung, wobei aber der Blutzucker beim Gesunden immer wieder rasch zum Ausgangswert zurückkehrt.

Das Wesen der Bl. Z. R. besteht demnach in der richtigen Einstellung von Zuckerbelieferung des Blutes durch die Leber und Zuckerentnahme aus dem Blut durch die Gewebe. Diese beiden Vorgänge werden von zwei antagonistischen Systemen — Inselorgan und Gegenregulation — beherrscht, deren Tätigkeit wahrscheinlich von vegetativen Zentren im Zwischenhirn gesteuert wird. Die richtige Funktion dieser Zentren wird durch den Blutzucker selbst in Gang gesetzt.

3. Die Blutzuckerkurve nach Zuckerbelastung.

Die Änderung des Blutzuckers nach Nahrungsaufnahme ist am genauesten nach Zufuhr von Traubenzucker studiert worden und besitzt große praktisch diagnostische Bedeutung. Gibt man einem Normalen auf nüchternen Magen 50—100 g Traubenzucker in einem halben bis einem Liter Wasser oder Tee gelöst zu trinken, so steigt schon in wenigen Minuten der Blutzucker an. Eine Stunde nach Beginn der Zuckerzufuhr hat der Blutzucker seinen Höchstwert erreicht und sinkt dann rasch im Verlauf der folgenden 2 Stunden bis in die Nähe des Ausgangswertes ab. Wir nennen diesen Teil der Blutzuckerkurve die „hyperglykämische Phase“. Der Anstieg des Blutzuckers wird als „alimentäre Hyperglykämie“ bezeichnet. Zwischen der 3. und

4. Stunde nach der Zuckerbelastung sinkt der Blutzucker beim Gesunden regelmäßig um 10—20 mg% unter den Ausgangswert ab, wobei mitunter deutliche hypoglykämische Erscheinungen (Blässe, Zittern, Schwitzen, Herzklopfen usw.) beobachtet werden können. Am Ende der 4. Stunde wird gewöhnlich neuerlich der Ausgangswert erreicht. Wir nennen diesen Teil der Blutzuckerkurve die „hypoglykämische Phase" oder sprechen auch kurz von der „alimentären Hypoglykämie" (Abb. 2).

Wie ist diese eigenartige Wellenbewegung des Blutzuckers zu erklären? Ursprünglich nahm man an, daß der vom Darm resorbierte, der Leber via Pfortader zuströmende Zucker zum Teil die Leber passiert und ins Blut gelangt (Resorptionstheorie).

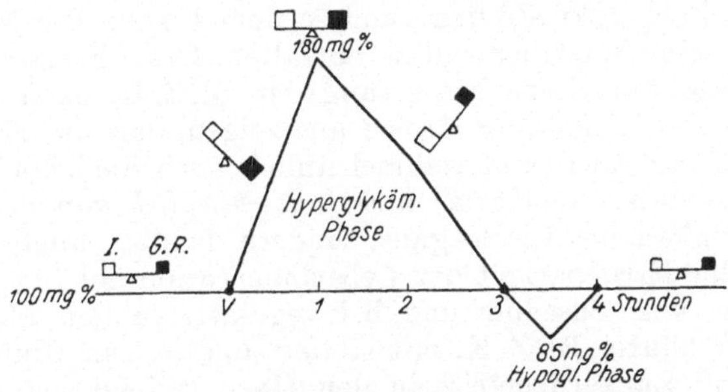

Abb. 2. Normale Blutzuckerkurve nach 100 g Dextrose.

Diese Anschauung konnte aber auf die Dauer die beobachteten Tatsachen nicht mehr völlig erklären und man nahm an, daß die in den Darm gelangenden Zuckerbildner auf nervösem Wege die Leber zur Zuckerabgabe reizen (Reiztheorie). An dem Vorhandensein einer nervös bedingten Ausschüttung von Leberzucker als Ursache der alimentären Hyperglykämie kann heute nicht mehr gezweifelt werden, wobei nicht in Abrede gestellt werden soll, daß daneben ein teilweises Passieren des resorbierten Nahrungszuckers durch die Leber bestehen kann. Dieser nervösen Reizhyperglykämie nach Zuckerzufuhr muß im Organismus eine besondere Bedeutung zukommen, da es beim Normalen auch mit hohen Dosen von Insulin (100 E.) nicht gelingt, dieselbe zu unterdrücken. Hingegen führt die operative Durchschneidung der zur Leber führenden Nerven sowie die pharmakologische Ausschaltung der Leberinnervation durch Ergotamin-Atropin, oder die paravertebrale Blokkierung der Leberinnervation durch Novokain zu einer deutlichen Verminderung der alimentären Hyperglykämie. Das Absinken des Blutzuckers auf die Norm und unter die Norm wird mit einer reaktiven Ausschüttung von Insulin als Antwort auf die Blutzuckersteigerung erklärt. Durch Transfusionsversuche konnte nachgewiesen werden, daß das Blut von gesunden Menschen, einige Stunden nach Zuckerzufuhr entnommen und auf insulinempfindliche Diabetiker übertragen, bei diesen eine deutliche Senkung des Blutzuckers hervorrief. Nüchtern entnommenes Blut zeigt diese Wirkung nicht. Nach dem früher Gesagten müssen wir annehmen, daß die Umkehr der Bl. Z. K. vom aufsteigenden in den absteigenden Schenkel nicht ausschließlich mit der Ausschüttung von Insulin zusammenhängt, sondern daß der zum Blutzuckeranstieg führende Nervenreiz in diesem Zeitpunkt abklingt und so dem Insulin die Möglichkeit gibt, seine Wirkung voll zu entfalten. Diese Feststellungen sind für die praktische Bewertung der Bl. Z. K. nach Zuckerbelastung von Bedeutung, da sie uns zeigen, daß die Höhe des Blutzuckeranstieges (und wahrscheinlich auch die Schnelligkeit des Absinkens auf die Norm) *nicht ausschließlich* von der Funktionstüchtigkeit des Inselorgans, sondern daneben auch wesentlich von der Erregbarkeit der Leberinnervation abhängen wird. Bei Fällen von Basedow und bei vegetativ labilen Menschen finden wir häufig Bl. Z. K. mit steilem und hohem Blutzuckeranstieg und Zuckerübertritt in den Harn (alimentäre Glykosurie), ohne daß wir aus diesem Befund einen Diabetes ableiten dürfen. Bei der Funktionsprüfung des Inselorgans soll man sich daher nie mit der Bestimmung der hyperglykämischen Phase begnügen, sondern immer die hypoglykämische Phase mit berücksichtigen. Eine deutlich ausgesprochene alimentäre Hypoglykämie, eventuell verbunden mit deutlichen hypoglykämischen Erscheinungen, läßt eine nennenswerte Insuffizienz des Inselorgans mit größter Wahrscheinlichkeit ausschließen. In diesem Zusammenhang soll noch kurz erwähnt werden, daß die Bl. Z. K. nach Zuckerbelastung von der an den Vortagen der Untersuchung genommenen Kost wesentlich beeinflußt wird. Die Untersuchung soll regulär bei normaler zuckerhaltiger Kost an den Vortagen durchgeführt werden. Geben wir aber durch einige Tage eine kohlehydratarme fettreiche Diät und wiederholen dann die Untersuchung, so finden wir einen höheren Blutzuckeranstieg, ein langsameres Absinken des Blutzuckers zum Ausgangswert, aber meist eine stärker ausgesprochene Unterschreitung des Nüchternwertes (Abb. 3).

Wir bringen den höheren Blutzuckeranstieg nicht, wie dies von anderer Seite geschehen ist, mit einer Insuffizienz des Inselorgans in Zusammenhang, sondern erklären ihn, wie durch eigene Untersuchungen gezeigt wurde, mit einer Aktivierung der Gegenregulation. Für die Ablehnung einer Insuffizienz des Inselorgans scheint uns unter anderem vor allem die stärkere hypoglykämische Phase zu sprechen.

Auch stärkehaltige Nahrungsmittel verursachen einen Anstieg des Blutzuckers beim Gesunden. Die Kurve verläuft aber — bei gleichem Zuckerwert — flacher, der Anstieg ist langsamer und weniger hoch und dauert länger, wie nach entsprechender Zufuhr von Zucker. Ausschließliche Zufuhr von Eiweißsubstanzen bewirkt ebenfalls einen geringen und langdauernden Blutzuckeranstieg. Reine Fettzufuhr beeinflußt weder beim Gesunden noch beim Diabetiker den Blutzucker im akuten Versuch. Über die Bl. Z. K. nach Zuckerbelastung ist demnach folgendes als wesentlich hervorzuheben: *Zufuhr von Zucker und von Zuckerbildnern führt beim Normalen zu einem Ansteigen des Blutzuckers. Diese alimentäre Hyperglykämie wird durch eine nervös bedingte Zuckerabgabe der Leber an das Blut und daneben durch ein teilweises Passieren des resorbierten Zuckers durch die Leber erklärt. Das Absinken des Blutzuckers auf die Norm und unter die Norm (hypoglykämische Phase) wird mit einem Nachlassen dieses nervösen Reizes und mit einer gleichzeitigen überschießenden Ausschüttung von Insulin erklärt. Bei Verwendung der Bl. Z. K. nach Zuckerbelastung zur Funktionsprüfung des Inselorgans soll neben der hyperglykämischen Phase immer die hypoglykämische Phase berücksichtigt werden.*

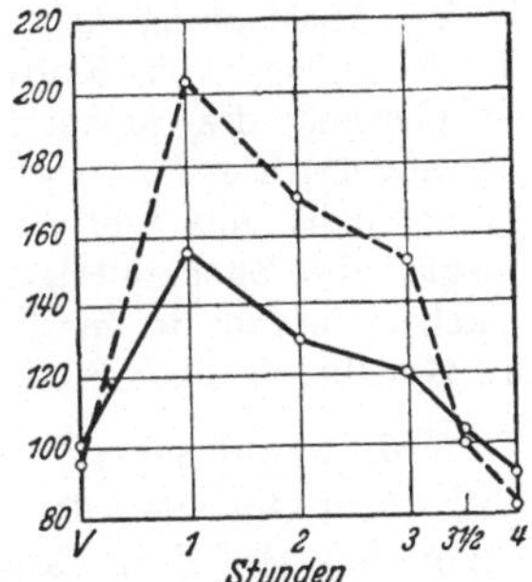

Abb. 3. Blutzuckerkurve nach 80 g Dextrose.[1])
——— Nach gemischter Kost
- - - - - nach 4 Tagen Eiweiß-Fettkost.

4. Theorie der diabetischen Stoffwechselstörung.

Das Wesen der diabetischen Stoffwechselstörung ist bis heute, trotz aller darauf gerichteten Bemühungen nicht endgültig auf-

[1] Aus F. Depisch: Über die Theorie und Praxis der Behandlung des Diabetes. Ergebnisse d. inn. Med. Bd. 48, 1935.

geklärt. Es ist nicht uninteressant, auf die verschiedenen Theorien des Diabetes einzugehen.

Nach Naunyn beruht das Wesen des Diabetes in einer Unfähigkeit der Leber und Muskeln Zucker zu Glykogen aufzubauen (Dyszooamylie). Die besonders von Minkowski vertretene „Minderverbrauchstheorie" verlegt den Sitz der Störung in die Gewebe und besagt, daß die Gewebe nicht in der Lage sind, Zucker aus dem Blute aufzunehmen und zu verbrennen. Dadurch kommt es zu einer Anhäufung des Zuckers im Blute und zu Zuckerübertritt in den Harn. Dieser Anschauung steht die Theorie der gesteigerten Zuckerproduktion in der Leber von Noordens gegenüber, die eine krankhafte Übererregbarkeit des zuckerbildenden Apparates der Leber annimmt. Die Aviditätstheorie Faltas berücksichtigt die feineren intermediären Vorgänge nicht und geht ausschließlich von der Vorstellung aus, daß das Insulin die Zuckergierigkeit (Avidität) sämtlicher Körperzellen steigert, welcher Vorgang in der Leber zu einer Drosselung der Zuckerabgabe und im Gewebe zu einer Steigerung der Zuckeraufnahme führen soll.

Für praktische Zwecke reichen wir mit der Vorstellung aus, daß beim Diabetes die Zuckerabgabe der Leber über den Zuckerverbrauch in den Geweben überwiegt, wodurch es zu einem Ansteigen des Blutzuckers und zu Zuckerübertritt in den Harn kommt (vgl. Abb. 1, S. 3). Dieses Mißverhältnis zwischen Zuckernachschub und Zuckerverbrauch ist nach unseren früheren Ausführungen durch eine Balancestörung zwischen Inselorgan und Gegenregulation bedingt. Ursache dieser Balancestörung dürfte bei der überwiegenden Mehrzahl der Fälle, vielleicht sogar bei allen Fällen, eine Minderfunktion des Inselorgans sein. Theoretisch müssen wir aber die Möglichkeit zugeben, daß es einen Diabetes geben könnte, der ausschließlich durch eine Hyperaktivität der Gegenregulation bei intaktem Inselorgan bedingt ist (reiner G. R.-Diabetes). Wenn diese Möglichkeit auch bisher noch nicht bewiesen ist,[1] so steht jedenfalls fest, daß das klinische Bild des einzelnen Diabetesfalles sicher nicht ausschließlich mit dem größeren oder geringeren Insulinmangel zusammenhängt, sondern daneben sehr wesentlich von dem jeweiligen Aktivitätszustand der G. R. beeinflußt wird. Wir sprechen von einem insulären und einem Gegenregulationstyp des Diabetes, je nachdem der Defekt des Insel-

---

[1] Unterdessen ist es Young gelungen, durch Einspritzung hoher Dosen von Hypophysenvorderlappenhormon im Tierexperiment einen Diabetes zu erzeugen.

organs oder die Hyperaktivität der G. R. im Vordergrund der Störung steht. Zwischen diesen beiden Typen in ihrer extremen Form sind alle möglichen Übergänge anzunehmen.

5. Theorie der Behandlung des Diabetes.

Die ursprüngliche Behandlung des Diabetes bestand in der möglichst vollständigen Ausschaltung der Kohlehydrate in der Kost. Eiweiß und Fett wurden in beliebigen Mengen gestattet. Aus dieser bereits historischen Zeit stammt der auch heute noch von manchen Ärzten geübte Brauch, dem Patienten einfach die „erlaubten" und „verbotenen" Nahrungsmittel aufzuschreiben, wobei dem Kranken vielfach noch besonders eingeschärft wurde, möglichst viel Fett zu sich zu nehmen. Von diesem sehr bequemen und bei leichten Fällen auch wirksamen Verfahren ist man erst durch die Erkenntnis abgekommen, daß auch die Eiweißsubstanzen zum Teil im Körper zu Zucker umgewandelt werden, sowie dies von stärkehaltigen Nahrungsmitteln schon früher bekannt war. Dazu kam noch die allgemeine Erfahrung, daß Überernährung beim Diabetes ungünstig wirkt. Auf diesen Tatsachen fußend, entwickelte sich die sogenannte klassische Behandlung des Diabetes mit anfänglicher Ausschaltung der Kohlehydrate, quantitativ bemessener Eiweiß- und Fettzufuhr, Verwendung von eiweißarmen Gemüsetagen, zeitweiser Kalorienbeschränkung usw. Die Entdeckung des experimentellen Pankreasdiabetes gab dieser Behandlung das theoretische Fundament als einer Schonungstherapie des kranken Inselorgans. Das Schonungsprinzip hat noch vor der Entdeckung des Insulins zwei extreme Ausläufer hervorgebracht, die Allensche Hungerkur und das Petrensche Verfahren mit anfänglich ausschließlicher Gemüsefetternährung. Allen sieht das Wesen seiner Behandlung in der Verminderung der Körpermasse und des Gesamtumsatzes bis zu einem Punkte, bei dem der vorhandene Inselrest den Zuckerhaushalt wieder beherrschen kann. Petren legt das Hauptgewicht auf die maximale Reduktion des Eiweißumsatzes und Ausschaltung der Kohlehydrate bei Deckung des Kalorienbedarfes durch reichliche Fettzufuhr. In das festgefügte Gebäude der Schonungsbehandlung wurde durch die Zufallsentdeckung der Haferkur scheinbar eine Bresche geschlagen. v. Noorden machte bei Diabetikern, die wegen Diarrhoen auf eine Hafersuppenkost gesetzt wurden, die Beobachtung, daß sich diese kohlehydratreiche Kost entgegen der Erwartung bei vielen Fällen günstig auf den Zuckerhaushalt auswirkt. Die Haferkur war allerdings nur als eine mehrtägige Einschaltung bei einer richtigen Schonungsbehandlung angewendet worden. Man lernte bald, daß nicht der Hafer, sondern die Kohlehydrate das Wesentliche bei dieser Kur sind und kam so schließlich zu den langfristigen gemischten Kohlehydratkuren (W. Falta). In den letzten Jahren haben Adlersberg und Porges ein Behandlungsverfahren entwickelt, das vor allem in der weitestgehenden Beschränkung des Fettes, mittlerer bis hoher Eiweißzufuhr und Bewilligung von soviel Kohlehydraten, als ohne stärkere Glykosurie vertragen werden, besteht. Auf

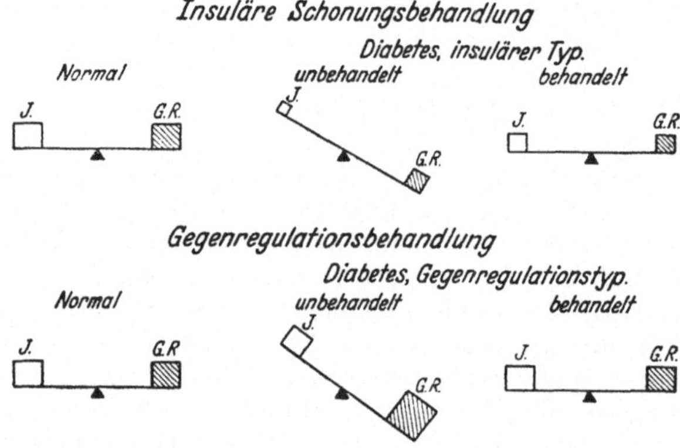

Abb. 4.[1]) Schematische Darstellung der Behandlung des Diabetes.

Grund ihrer Untersuchungen an Normalen stellen sich diese Autoren vor, daß eine kohlehydratarme und fettreiche Kost (das Fundament der alten Schonungsbehandlung) das Inselorgan schädigt (s. S. 7), während Fettbeschränkung und möglichst reichliche Zufuhr von Kohlehydraten, durch eine Art Training des Inselorgans günstig wirken soll. Wir haben uns in eigenen Untersuchungen zu zeigen bemüht, daß diese Anschauung nicht aufrechtzuerhalten ist, wenngleich nicht daran gezweifelt werden kann, daß das Verfahren dieser Autoren bei manchen Fällen ausgezeichnete Resultate zeigt. Wenn wir das Petrensche Verfahren und die Methode von Adlersberg und Porges gegenüberstellen, so ergibt sich die verblüffende Tatsache, daß bei ein und derselben Krankheit zwei diametral entgegengesetzte Behandlungsverfahren nicht nur empfohlen wur-

[1] Aus F. Depisch: Über die Theorie und Praxis der Behandlung des Diabetes. Ergebnisse d. inn. Med. Bd. 48, 1935.

den, sondern beide bei geeigneten Fällen auch praktisch gute Erfolge geben können. Dieses merkwürdige Paradoxon erfährt eine einfache Lösung, wenn wir neben dem Inselorgan auch die Gegenregulation berücksichtigen. Wir haben im früheren Abschnitt das Wesen des Diabetes in einer Balancestörung zwischen Inselorgan und G. R. erblickt. Nach dieser Feststellung ist es verständlich, daß wir die diabetische Stoffwechselstörung auf zwei prinzipiell verschiedenen Wegen beeinflussen können: 1. durch Besserung der Inselfunktion, durch Schonung des Organs (insuläre Schonungsbehandlung), und 2. durch eine Verminderung der Tätigkeit der G. R. (Gegenregulationsbehandlung). Vgl. das Schema (Abb. 4).

In diesem Schema wurde bereits angedeutet, daß die reine Sch. B. vor allem für die insulären Diabetestypen in Frage kommt, bei denen wir annehmen, daß die G. R. nach Art einer Selbsthilfe des Organismus bereits auf ein subnormales Niveau eingestellt ist. Die G. R.-Behandlung ist nur bei jenen Fällen indiziert, bei denen wir annehmen, daß eine Hyperaktivität der G. R. im Vordergrund der Störung steht (G. R.-Typ). Nach unseren gegenwärtigen Kenntnissen entsprechen die jugendlichen, mageren und hypotonischen Fälle meist dem insulären Typ, während die fettsüchtigen Diabetiker mit Hochdruck gewöhnlich dem G. R.-Typ angehören (asthenischer und sthenischer Diabetes von Schmidt-Lorant). Wir müssen uns nun die Frage vorlegen, wie die einzelnen Nahrungsmittel auf das Inselorgan und die G. R. einwirken, auf welche Weise wir also eine Sch.- und G. R.-Behandlung durchführen können.

6. Einwirkung der Nahrungsstoffe auf das Inselorgan und die Gegenregulation.

Alle Nahrungsstoffe, aus denen im Körper Zucker entsteht, brauchen zu ihrer richtigen Verwertung Insulin, ihre Zufuhr bedeutet eine Belastung des Inselorgans. Zu diesen Nahrungsstoffen rechnen wir die Kohlehydrate, die zu 100% in Traubenzucker umgewandelt werden, und die Eiweißsubstanzen, bei denen das Ausmaß der Umwandlung in Zucker nicht sicher ist, aber von den meisten Autoren mit etwa 60% angenommen wird. Eine praktisch bedeutsame Zuckerbildung aus Fett ist bisher nicht bewiesen. Eine Zuckerbildung aus Fett ist theoretisch wohl anzunehmen *(Gelmuyden u. a.)*, doch dürfte ein nennenswertes Ausmaß derselben nur bei Mangel an Kohlehydraten in Erscheinung treten. Daraus ergibt sich, daß Kohlehydrat- und Eiweißreichtum der Kost das Inselorgan belastet, Beschränkung dieser Nahrungsmittel dasselbe entlastet. Fettzufuhr bedeutet an sich keine Belastung des Inselorgans. Bezüglich der G. R. liegen die Verhältnisse, soweit die bisherigen eigenen Erfahrungen reichen, fast umgekehrt. Fettzufuhr steigert im allgemeinen die G. R., besonders bei gleichzeitiger Kohlehydratarmut der Kost. Reichliche Zufuhr von Kohlehydraten dämpft die G. R. Bei der fettreichen Mehlfrüchtekost (ohne Eiweiß) überwiegt die günstige Wirkung der Kohlehydrate, die ungünstige Wirkung des Fettes. Die Eiweißfettkost der gewöhnlichen Schonungsbehandlung wirkt sowohl durch den Fettreichtum, wie durch die Kohlehydratarmut ungünstig, also steigernd auf die G. R.

Dem Schonungsprinzip werden wir demnach durch Einschränkung der Zuckerbildner (Kohlehydrate und Eiweiß) bei genügender Fettzufuhr gerecht. Die Schonungsbehandlung kann je nach dem Grade der Beschränkung der Zuckerbildner abgestuft und bis zum völligen Hunger verschärft werden. Dem Gegenregulationsprinzip entsprechen wir durch relativen Kohlehydratreichtum der Kost und Beschränkung der Fettzufuhr. Aus dem Gesagten geht hervor, daß die übliche Behandlung mit kohlehydratarmen und fettreichen Kostformen einen Nachteil besitzt, der in der Aktivierung der G. R. besteht. Wenn aber mit diesem Verfahren, wie eine tausendfältige Erfahrung lehrt, günstige Resultate trotz der Steigerung der G. R. erzielt werden, so können diese Erfolge nur mit einer echten Leistungssteigerung des Inselorgans zusammenhängen. Wir möchten hier schon betonen, daß wir trotz dieses Schönheitsfehlers die Schonungsbehandlung nach wie vor in den Mittelpunkt der Diätbehandlung des Diabetes stellen. Dies um so mehr, als wir nach erreichter Entzuckerung und Senkung des Blutzuckers die Kost rasch durch steigende Kohlehydratzufuhr erweitern, wodurch der störende G. R.-Faktor immer mehr beseitigt wird. Bei den übergewichtigen und besonders bei den fettleibigen leichteren Diabetesfällen stellen wir allerdings von Haus aus das G. R.-Prinzip durch Bewilligung einer gewissen Kohlehydrat- und Eiweißmenge und stärkere Beschränkung der Fettzufuhr in den Vordergrund. Da wir aber bei der G. R.-Behandlung die Zufuhr von Zuckerbildnern nie ad libitum gestatten, sondern immer in gewissen Grenzen halten, ist es klar, daß wir bei der G. R.-Behandlung meistens auch eine Schonungsbehandlung durchführen. Wenn der Patient z. B. bei einer normalen Kost gelebt oder eine verordnete Schonungsbehandlung nicht eingehalten hat, dann bedeutet die eingeleitete G. R.-Behandlung gleichzeitig auch eine Schonung des Inselorgans.

Bezüglich der Theorie des Diabetes und seiner Behandlung ist also folgendes hervorzuheben: *Die diabetische Stoffwechselstörung ist als Balancestörung zwischen Inselorgan und Gegenregulation aufzufassen. Ihre Ursache ist bei der überwiegenden Mehrzahl der Fälle (vielleicht bei allen Fällen) in einer gewissen Minderleistung des Inselorgans gelegen. Das klinische Bild des einzelnen Diabetesfalles wird aber nicht ausschließlich durch den verschieden großen Defekt des Inselorgans, sondern daneben sehr wesentlich von dem jeweiligen Aktivitätszustand der G. R. beeinflußt. Bezüglich der Behandlung unterscheiden wir je nach dem vorwiegenden Angriffspunkt am Inselorgan oder der G. R., zwischen der insulären Schonungsbehandlung und der Gegenregulationsbehandlung. Die Schonungsbehandlung wird durch Einschränkung oder Entzug der Zuckerbildner (K. H. und Eiweiß) bei genügender Fettzufuhr durchgeführt. Die Behandlung hat einen Nachteil, sie bewirkt eine Aktivierung der Gegenregulation. Dieser Nachteil wird durch die Leistungssteigerung des Inselorgans in der Regel überwogen und wird bei dem, nach erfolgter Entzuckerung durchgeführten Aufbau der Kost mit Kohlehydraten, wieder ausgeschaltet. Für die Gegenregulationsbehandlung verwenden wir von Haus aus Kostformen mit höherem Kohlehydratgehalt bei gleichzeitiger Einschränkung der Fettzufuhr. Diese Behandlung wird sich je nach der vorangehenden Ernährung (reicher oder ärmer an Zuckerbildnern) primär als schädliche Belastung oder als Schonung des Inselorgans auswirken. Reduktion der Körpermasse wirkt günstig auf den Zuckerhaushalt. Daher müssen übergewichtige oder fettsüchtige Diabetiker vom Beginn der Behandlung an abgemagert werden.*

7. Die diabetische Azidose.

Die Kenntnis der diabetischen Azidose, der Art ihrer Entstehung und ihrer Verhütung, ist von großer praktischer Bedeutung. Der Diabetiker stirbt nicht an der Hyperglykämie und Glykosurie, sondern an der Vergiftung durch die Ketonkörper. Die Ketonkörper werden in der Leber gebildet. Sie entstehen hauptsächlich aus dem Fett, zu einem geringen Teil aus gewissen (ketogenen) Aminosäuren des Eiweißes (Leucin, Tyrosin, Phenylalanin, Histidin). Normalerweise wird das Fett in der Leber praktisch vollständig bis zu Kohlensäure und Wasser verbrannt. Bei gemischter Kost enthält der 24-Stundenharn gesunder Menschen nur minimale Spuren von Ketonkörpern (0,01—0,03 g). Die normale Oxydation des Fettes ist an die Anwesenheit einer genügenden Menge von Glykogen in der Leber gebunden. Ist die Leber aus den verschiedensten Ursachen hochgradig an Glykogen verarmt, dann hört die Fettverbrennung bei Verbindungen mit 4 Kohlenstoffatomen, der β-Oxybuttersäure und der Azetessigsäure, auf. Die β-Oxybuttersäure geht durch Oxydation in Azetessigsäure über. Die Azetessigsäure ist ein sehr flüchtiger Körper, der sehr leicht durch Abgabe von CO_2 in Azeton übergeht. Die in der Leber unter den oben genannten Bedingungen entstehende β-Oxybuttersäure und Azetessigsäure wird ins Blut abgegeben, dort an Alkali gebunden (Verminderung der Alkalireserve) und teils durch den Harn, teils durch die Lungen ausgeschieden. Durch die Lungen wird nur Azeton abgegeben, das der Atemluft den charakteristischen Azetongeruch verleiht. Im Harn erscheinen bei stärkerer Azidose β-Oxybuttersäure, Azetessigsäure und Azeton.

β-Oxybuttersäure	Azetessigsäure	Azeton
O	O	
C—OH	C—OH	CH_3
|	|	|
CH_2	CH_2	C=O
|	|	|
CHOH	C=O	CH_3
|	|	
CH_3	CH_3	

Bei leichter Azidose, wo offenbar die β-Oxybuttersäure noch vollständig zu Azetessigsäure oxydiert wird, finden sich im Harn nur Azeton und Azetessigsäure. Für den qualitativen Nachweis dieser Substanzen im Harn ist wichtig, daß der frischgelassene Harn relativ reich an Azetessigsäure und arm an Azeton ist. Bei längerem Stehenlassen des Harnes kehrt sich dieses Verhältnis um, da die Azetessigsäure bei Luftzutritt rasch in Azeton übergeht. Bei der quantitativen Analyse des Harnes auf Ketonkörper wird die Azetessigsäure durch das übliche Verfahren in Azeton umgewandelt und dann zusammen mit dem präformierten Azeton bestimmt. Die gewöhnlichen Azetonbefunde der Laboratorien werden in Prozenten angegeben. Aus diesem Prozentgehalt und der 24-Stundenharnmenge muß erst in gleicher Weise wie bei den Zuckerbefunden die in 24 Stunden ausgeschiedene Azetonmenge in Gramm berechnet werden. Bei Azetonwerten bis etwa 0,5 g sprechen wir von einer leichteren Azidose, bei Werten von 0,5 bis etwa 2 g von einer mittelschweren, bei Werten über 2 g von einer schweren Azidose. Bis zu 0,5 g Azeton enthält der Harn gewöhnlich keine β-Oxybuttersäure. Oberhalb dieser Grenze erscheinen aber neben dem Azeton immer größere Mengen von β-Oxybuttersäure. Bei mittelschwerer Azidose kann man die ausgeschiedene β-Oxybuttersäure auf etwa die fünffache Menge des Gesamtazetons schätzen. Bei stärkerer Azidose geht aber das Ausmaß der β-Oxybuttersäure noch weit über die fünffache Azetonmenge hinaus. Bei der quantitativen Bestimmung der Gesamtketonkörper muß die β-Oxybuttersäure neben dem Azeton separat bestimmt werden.

Wir haben früher schon erwähnt, daß die Ketonkörper nur bei Glykogenarmut der Leber auftreten. Dieser Zustand tritt bei normalen Menschen im Hunger und bei Ausschaltung der Kohlehydrate der Nahrung auf. Bei vollständigem Hunger sind die Glykogenvorräte der Leber in etwa 24 Stunden aufgebraucht. Es kommt zur Einwanderung von Körperfett und Körpereiweiß auf dem Blutwege in die Leber. In der Leber werden diese Stoffe bei Mangel an Kohlehydrat verbrannt, es kommt damit zur Hungerazidose. Bei Kohlehydratmangel in der Kost und Ernährung mit Eiweiß und Fett liegen die Dinge ganz analog, nur stammt das in der Leber verbrannte Fett und Eiweiß nicht aus den Körperbeständen, sondern aus der Nahrung. Diese beiden Formen der Azidose erreichen niemals bedrohliche Grade. Das Ausmaß der Azidose bei Kohlehydratentzug hängt von der Menge des zugeführten Fettes (als wichtigster Quelle der Ketonkörper) und der Menge der Eiweißsubstanzen ab. Wird reichlich Eiweiß gegeben, so lernt der Körper bald mit Hilfe des aus dem Eiweiß gebildeten Zuckers die Fettverbrennung restlos durchzuführen. Die anfängliche Azidose schwindet im Verlauf von einigen Tagen. Bei eiweißarmer und fettreicher Kost ist die Azidose größer und hält länger an. Bei leichten Diabetesfällen finden wir ein gleiches Verhalten wie beim Gesunden. Beim schweren Diabetes liegen die Verhältnisse aber ganz anders. Das Eiweiß und die Kohlehydrate der Nahrung werden nicht oder nur unvollständig ausgenützt, es kann schon bei gemischter zuckerhaltiger Kost eine Azidose vorhanden sein. Entziehen wir brüsk die Kohlehydrate und geben ausschließlich Eiweiß und Fett, so schnellt die Ketonkörperbildung in die Höhe und kann in wenigen Tagen zum Koma führen. Größerer Eiweißreichtum kann im Gegensatz zum Gesunden die Azidose vermehren, wenn der aus dem Eiweiß stammende Zucker nicht mehr ausgenützt wird. Die schädliche Wirkung des Eiweißes dürfte unter diesen Bedingungen mit der Steigerung der Verbrennungsprozesse (spezif. dynam. Wirkung) zusammenhängen. Wird ein Teil des Eiweißzuckers noch ausgenützt, dann kann auch beim Schwerdiabetiker gelegentlich eine hohe Eiweißzufuhr die Azidose vermindern, besonders dann, wenn gleichzeitig die Fettzufuhr eingeschränkt wird. Vollständiger Hunger wirkt auf eine bestehende Azidose günstig ein, wahrscheinlich auf dem Wege über eine Verminderung der Verbrennungsprozesse und eine Entlastung des Inselorgans. Die beste Wirkung auf die Azidose schwerer Diabetesfälle hat eine Kost mit mittleren Mengen von Kohlehydraten bei Ausschaltung oder starker Verminderung des Fettes. Es ist kein Zufall, daß diejenigen Kostformen, die ungünstig auf die Azidose wirken (fettreich und kohlehydratarm), zu einer Aktivierung der G. R. führen, während die Kostformen, die die Azidose günstig beeinflussen (kohlehydratreich und fettarm), die G. R. beruhigen.

Zusammenfassung: Die Ketonkörper (β-Oxybuttersäure, Azetessigsäure und Azeton) entstehen in der Leber zum größten Teile aus Fett, zum Teil aus gewissen Aminosäuren des Eiweißes bei Glykogenmangel. Beim Gesunden kommt es im Hunger und bei Entzug der Kohlehydrate in der Nahrung zur Azidose. Bei eiweißreicher Kost ist die Azidose geringer wie bei eiweißarmer Kost. Bei leichten Diabetesfällen liegen die Verhältnisse ganz analog wie beim Gesunden. Diese beiden Formen der Azidose erreichen nie bedrohliche Grade. Beim Schwerdiabetiker mit verminderter oder fehlender Ausnützung des Eiweißzuckers kann Entzug der Kohlehydrate zum Auftreten eines Komas führen, Eiweißreichtum der Kost kann im Gegensatz zum Gesunden die Azidose ungünstig beeinflussen. Hunger vermindert in der Regel eine bestehende Azidose. Am besten antiazidotisch wirkt Entzug des Fettes und Zufuhr von mittleren Mengen von Kohlehydraten.[1])

[1] Die hier mitgeteilten, bisher gültigen Anschauungen über die Ursachen der Azidose (Glykogenmangel in der Leber) müssen auf Grund

B. Spezieller Teil.

1. Klinische Erscheinungen des Diabetes.

Der unbehandelte Diabetes ist durch dauernde Ausscheidung von Traubenzucker im Harn und durch pathologische Steigerung des Blutzuckers in nüchternem Zustand und nach Nahrungszufuhr gekennzeichnet. Bei den schweren Diabetesfällen treten eine Reihe von klinischen Erscheinungen auf, die für die Zuckerharnruhr pathognomonisch sind: Vermehrter Durst mit vermehrter Flüssigkeitsaufnahme (Polydipsie), vermehrte Harnabsonderung (Polyurie) und Gewichtsabnahme bei reichlicher oder überreichlicher Nahrungsaufnahme. Wir bezeichnen diese Erscheinungen als „echte" diabetische Symptome, da sie bei Anwesenheit von Zucker im Harn die Diagnose Diabetes ohne weitere Untersuchungen ermöglichen. Dazu kommt noch eine Reihe von Erscheinungen, die sich besonders bei schweren Diabetesfällen bemerkbar machen und mindestens den Verdacht auf Diabetes begründen: eine auffallende Gesichtsröte mit einem leichten Stich ins Violette, besonders über den Stirnhöckern (Rubeose), Erkrankungen der Haut (Pruritus, Ekzeme besonders am Genitale, Furunkulose, Gangrän, Xanthome, entweder in Form von ockergelben Plaques an den Augenlidern oder in Form von multiplen, über

---

von Untersuchungen der jüngsten Zeit von Beringer an der Klinik Lauda einer Revision unterzogen werden. Beringer konnte durch Leberpunktionen nachweisen, daß die Leber von azidotischen Diabetikern ziemlich reichlich Glykogen enthält, und zwar wesentlich mehr als nichtazidotische Kontrollpersonen unter den gleichen Standardbedingungen. Da die Leberpunktion immer nach einer Hungervorperiode durchgeführt wurde, kann der reichliche Glykogengehalt nicht mehr aus den Kohlehydraten der Nahrung stammen, sondern muß einer Neubildung von Glykogen aus Nichtkohlehydraten (Eiweiß und Fett) seine Entstehung verdanken. Die Ursache für das Auftreten einer Azidose scheint demnach nicht in einem einfachen Glykogenmangel gelegen zu sein, sondern in dem Mangel an aus den Kohlehydraten der Nahrung stammendem Glykogen, wodurch der Körper gezwungen wird, sich das für den Lebensprozeß unerläßliche Glykogen durch Glykoneogenie aus Eiweiß und Fett zu bilden. Bei dieser für den Organismus ungewöhnlichen vermehrten Spaltung von Fett und Eiweiß, die immer bei Kohlehydratmangel in der Nahrung (beim Diabetes bei Mangel an verwertbarem Kohlehydrat) auftritt, verlaufen auch beim Normalen, wenigstens im Beginn, die Verbrennungsprozesse nicht vollständig, wodurch es eben zum Übertritt von Ketonkörpern in die Zirkulation kommt.

den Körper verstreuten Knötchen), Haarausfall, Lockerung der Zähne, Potenz- und Menstruationsstörungen, schmerzhaftes „Ziehen“ in den Beinen ohne objektiven Befund. Neuritiden, Sehstörungen usw. Es muß als ausgesprochener Kunstfehler gewertet werden, wenn heute ein Arzt eine Frau mit einem juckenden Genitalekzem wochenlang mit Bädern und Salben ohne Erfolg behandelt und verabsäumt, durch eine Harnuntersuchung den ursächlichen Diabetes festzustellen. Das gleiche gilt für manche Fälle von hartnäckiger Furunkulose, Neuritis usw. Auch bei allgemeinen neurasthenischen Beschwerden soll man immer an die Möglichkeit eines beginnenden Diabetes denken.

2. Diagnose des Diabetes.

Die wichtigste Vorbedingung einer richtigen Behandlung ist immer eine richtige Diagnose. Dieser alte Grundsatz gilt in besonderem Maße für die Zuckerkrankheit. Wann sind wir berechtigt, einen Diabetes mellitus zu diagnostizieren und wie führt man diese Diagnosestellung kunstgerecht durch?

a) Untersuchung des 24-Stundenharnes und des Nüchternblutzuckers ohne Koständerung.

Der praktische Arzt begeht häufig den grundlegenden Fehler, daß er im Augenblick der Feststellung einer positiven Zuckerprobe im Harn sofort eine „Diät“ zur Behandlung verordnet. Dieses Vorgehen ist aus einem doppelten Grund unrichtig. Denn auf diese Weise werden nicht nur alle nichtdiabetischen Formen von Zuckerausscheidung im Harn (renale Glykosurie, Laktosurie, Lävulosurie usw.) zu Unrecht und zum Schaden des Kranken „behandelt“, sondern der Arzt begibt sich auch der wichtigen Möglichkeit, das Ausmaß der diabetischen Stoffwechselstörung unbeeinflußt festzustellen. Diese anfängliche genaue Begutachtung ist aber nicht nur für die augenblickliche, sondern auch für die weitere Behandlung oft von entscheidender Bedeutung. Wenn Zucker im Harn nachgewiesen wurde, gehen wir folgendermaßen vor: Der Patient erhält die Weisung, bei seiner bisherigen Kost zu bleiben, den Harn von 24 Stunden zu sammeln, die Menge zu messen und einen Teil (ca. 200 ccm) zur quantitativen Analyse auf Zucker und Azeton in ein Laboratorium zu geben. Das Sammeln des 24-Stundenharnes beginnt früh nüchtern zu einer freigewählten Stunde (mit leerer Blase und leerem Sammelgefäß) und dauert bis zum nächsten Morgen zur gleichen Stunde. Der Patient wird angehalten, dem Laboratorium neben Namen und Datum immer die 24-Stundenmenge in Liter oder Kubikzentimeter anzugeben. Es genügt, wenn auf $^1/_8$ l genau gemessen wird. Das Laboratorium bestimmt den Zuckergehalt in Prozenten, so daß man leicht die in 24 Stunden mit dem Harn ausgeschiedene Zuckermenge berechnen kann. Bei 3% Zucker und einer Harnmenge von 2000 ccm beträgt die Zuckerausscheidung in 24 Stunden $\frac{2000 \times 3}{100} = 60$ g. Wie wichtig die Bestimmung der 24-Stundenharnmenge und der Zuckerausscheidung in 24 Stunden ist, soll an einem Beispiel erklärt werden. Ein Patient hätte 3% Zucker bei einer Harnmenge von 5 l, ein anderer 5% bei einer Harnmenge von 1 l. Der erste Patient verliert in seinem 24-Stundenharn 150 g, der andere hingegen nur 50 g Zucker. Der Patient mit dem höheren Zuckerprozentsatz hat also den besseren Befund. Zur heißen Jahreszeit und bei Verschicken mit der Post ist es zweckmäßig, dem Harn zur Konservierung einige Kristalle Thymol zuzusetzen.

Um die erste Begutachtung vollständig zu machen, ist es notwendig, den Patienten nach Beendigung des Harnsammelns nüchtern zu lassen und ihn in ein Laboratorium zur Blutzuckerbestimmung zu schicken. Wenn wir von einer gewöhnlichen Blutzuckerbestimmung reden, so ist damit immer eine Bestimmung auf nüchternen Magen bis spätestens 9 Uhr früh gemeint. Finden wir bei dieser Untersuchung Zucker im 24-Stundenharn und einen Nüchternblutzucker, der deutlich über dem höchsten Normalwert von 120 mg% liegt, dann ist die Diagnose „Diabetes" in der Regel sichergestellt. Auf die Bewertung der erhaltenen Befunde kommen wir später noch zurück. Es soll hier nochmals hervorgehoben werden, daß wir auch in der Sprechstunde ohne Blutzuckerbestimmung die Diabetesdiagnose stellen können, wenn wir neben einer positiven Zuckerprobe im Harn bei dem Patienten echte diabetische Symptome (Polydipsie, Polyurie, Gewichtsabnahme) vorfinden. Eine Ausnahme von dieser Regel der Bestimmung der Zuckerausscheidung im 24-Stundenharn bei gemischter Kost bilden 1. die Fälle, die bereits anderwärts diätetisch vorbehandelt wurden, 2. ganz schwere komagefährdete Fälle, die sofort mit Insulin behandelt werden müssen, und 3. Fälle mit Komplikationen, bei denen eine sofortige Einleitung der Behandlung indiziert ist.

Zum Schluß möchten wir nochmals hervorheben, *daß quantitative Harnanalysen auf Zucker grundsätzlich im 24-Stundenharn ausgeführt werden sollen* und nicht, wie dies leider noch vielfach geschieht, im Morgenharn. Wir wollen ja durch die Analyse erfahren, wieviel Zucker der Kranke bei einer bestimmten Kost mit seinem Harn verliert. Daß der Morgenharn, der zu einer Zeit fehlender Nahrungsaufnahme gebildet wird, uns darüber keine Aufschlüsse geben kann, ist wohl selbstverständlich.

b) Untersuchung des Harnes und des Blutes.

Nylanderprobe: 9 Teile Harn werden mit 1 Teil Nylanders Reagens versetzt und unter ständigem Schütteln über einer Gas- oder Spiritusflamme 2 Minuten gekocht. Die dabei auftretende Trübung rührt von Phosphaten her und ist eine normale Erscheinung. Bleibt die Flüssigkeit gelb, dann ist die Anwesenheit von Traubenzucker mit Sicherheit auszuschließen. Bildet sich ein tiefschwarzer Niederschlag, der von metallischem Wismut herrührt, dann ist Zucker vorhanden. Tritt Braunfärbung auf, mit Absetzen eines schwarzen Niederschlages beim Stehenlassen, dann sind Spuren Zucker (unter 0,1%) vorhanden. Es ist wichtig, darauf hinzuweisen, daß die Nylanderprobe auch bei Fehlen von Traubenzucker im Harn positiv ausfallen kann. Fruchtzucker (Lävulose), Milchzucker (Laktose), Pentosen, Glykuronsäuren, Chrysophansäure, Eiweiß reduzieren ebenfalls die Nylanderlösung. Daher kommt es, daß nach Genuß von gewissen Abführmitteln (Rheum, Senna) durch Ausscheidung von Chrysophansäure (der Harn färbt sich bei Zusatz von Nylander in der Kälte rot) oder nach Salol, Antipyrin, Salizylsäure, Pyramidon, Terpentin, Kampfer, Sulfonal, Trional usw., durch Bildung von gepaarten Glykuronsäuren eine positive (meist nur schwache) Nylanderprobe auftritt.

Nachweis von Ketonkörpern (Azetessigsäure, Azeton, β-Oxybuttersäure) im Harn. Beim Vorhandensein praktisch bedeutsamer Mengen von Ketonkörpern im Blut und Harn enthält die Atemluft immer soviel Azeton, daß es durch den Geruch nachgewiesen werden kann. Bei fehlendem Azetongeruch der Atemluft kann der Kundige eine praktisch bedeutsame Azidose ausschließen. Zum qualitativen Nachweis der Ketonkörper im Harn verwenden wir vor allem die Langesche und die Gerhardtsche Probe.

Langesche Modifikation der Legalschen Probe: 5—10 ccm Harn werden mit etwa $^1/_2$ ccm Eisessig versetzt, einige

Tropfen frisch bereiteter, konzentrierter Nitroprussidnatriumlösung hinzugefügt und mit einigen Kubikzentimeter Ammoniak überschichtet. Bei positivem Ausfall der Probe entsteht an der Berührungsstelle ein tiefvioletter Ring. Nach Einnahme gewisser Abführmittel (Rheum, Istizin, Phenolphthalin, Aloe) tritt ebenfalls eine Rot- bis Violettfärbung bei der Probe auf, was zu Täuschungen Anlaß geben kann (Fischer). Eine Kontrollprobe mit alleinigem Zusatz von Ammoniak, der in solchen Harnen die Verfärbung bereits bewirkt, schützt vor Irrtümern. Die Langesche Probe wurde bisher als Reagens auf Azeton angesehen. Nach den sorgfältigen Untersuchungen von Lorber (Biochem. Zeitschr. 1927, 181, S. 366) zeigt diese Probe in erster Linie Azetessigsäure in geringen Mengen an, während die in pathologischen Harnen vorkommenden Azetonmengen häufig mit der Probe nicht reagieren. Die Angaben von Lorber wurden von Horkheimer und Fischer bestätigt. Auf meine Veranlassung von Herrn Dr. K. Überrack vorgenommene Untersuchungen mit Zusatz einer gestellten Azetonlösung zu Normalharnen ergaben einen deutlich positiven Ausfall der Langeschen Probe erst bei einer Konzentration von 0,08—0,1 g% Azeton. Eine derartige Konzentration von präformiertem Azeton wird aber nur bei einer schweren Azidose zu erwarten sein. Bei einer durchschnittlichen Harnmenge von 2000 ccm in 24 Stunden würde bei einer Konzentration von 0,08—0,1 g% 1,6—2 g Gesamtazeton ausgeschieden, was einer mittelschweren Azidose entspricht. Da im Harn neben dem Azeton immer Azetessigsäure, und zwar in frischen Harnen reichlicher als Azeton vorhanden ist, so wird die Menge an präformiertem Azeton bei den mittelschweren Azidosen zu gering sein, um mit der Langeschen Probe eine deutliche Reaktion zu ergeben. Diese Probe, die in den einschlägigen Lehrbüchern als Azetonprobe angegeben ist, zeigt Azeton nur in höherer Konzentration, wie sie nur bei schweren Azidosen vorkommt, an und ist hingegen eine sehr empfindliche Probe auf Azetessigsäure. Damit wird allerdings der praktische Wert dieser Probe als einfaches und sehr empfindliches Reagens zum Nachweis einer Azidose im Harn in keiner Weise beeinträchtigt. Will man Azeton im Harn allein nachweisen, dann verwendet man am besten die Lorbersche Modifikation der Jodoformprobe in einer Abänderung von Fischer: 3 ccm Harn werden mit 1,5 ccm Natronlauge versetzt und filtriert. Das Filtrat wird zu gleichen Teilen mit n/10 Jodlösung versetzt. In Normalharnen beobachtet man dabei höchstens eine geringe

Opaleszenz infolge der darin enthaltenen minimalen Spuren von Azeton. Bei einem Azetongehalt von 0,05% tritt bereits eine deutliche Trübung auf, bei höherem Azetongehalt entsteht sofort völlige Undurchsichtigkeit. Für den qualitativen Nachder β-Oxybuttersäure haben wir derzeit keine einfache Methode zur Verfügung.

Gerhardtsche Probe: 5—10 ccm Harn werden mit 20 bis 30 Tropfen 10% Eisenchloridlösung versetzt. Bei Vorhandensein von Azetessigsäure tritt eine bordeauxrote Farbe auf. Ein stärkerer Niederschlag von Eisenphosphat, der die Probe stört, muß abfiltriert oder durch einen Überschuß des Reagens zur Lösung gebracht werden. Diese Probe fällt auch nach dem Gebrauch gewisser Medikamente (Antipyrin, Salizylsäure, Phenazetin usw.) positiv aus. Um einen eventuellen Irrtum zu vermeiden, macht man eine Kontrollprobe: 5—10 ccm Harn werden einige Minuten (3—5′) gekocht und nach dem Erkalten mit Eisenchloridlösung versetzt. War die erste positive Probe durch Azetessigsäure bedingt, dann darf die Rotfärbung nicht mehr eintreten oder sie ist bedeutend schwächer, da die Azetessigsäure durch Kochen zerstört wird. War sie durch Medikamente bedingt, dann ist nach dem Kochen die Rotfärbung gleich stark oder sogar noch stärker.

Die Gerhardtsche Probe zeigt ebenfalls Azetessigsäure an, jedoch ist sie wesentlich weniger empfindlich als die Langesche Probe. Bei geringer Azidose mit Gesamtazetonwerten von 0,3—0,5 g im 24-Stundenharn fällt sie meist negativ aus und wird erst bei stärkerer Azidose positiv. Daraus geht hervor, daß die Gerhardtsche Probe besonders für die Sprechstunde von großer Bedeutung ist, da ihr positiver Ausfall immer eine schwerere Azidose anzeigt, die für unser therapeutisches Vorgehen unbedingt beachtet werden muß.

Quantitative Harnuntersuchung auf Zucker: In größeren Städten wird der Arzt diese Untersuchungen den chemischen Laboratorien überlassen. Für den Landarzt empfehlen wir die Untersuchung mit dem Polarimeter, die auf 0,05% genau ist, oder die für praktische Zwecke genügend genaue Methode mit dem „Glykurator". Dieser billige und einfach zu hantierende Apparat hat den Nachteil, daß die beigegebene Reagenslösung nicht sehr lang haltbar ist. Auf die Technik der Untersuchung gehen wir nicht ein, da die von den Firmen mitgegebenen Gebrauchsanweisungen vollständig genügen.

Die Bestimmung des Blutzuckers: Diese Untersuchung erfordert als Mikromethode, die mit wenigen Tropfen Blut arbeitet, große Sorgfalt und große Erfahrung. Der Praktiker wird daher gut tun, diese Untersuchung grundsätzlich den chemischen Laboratorien zu überlassen, da falsche Blutzuckerwerte viel schlechter als gar keine sind. Für den Landarzt, der über chemische Technik und Zeit verfügt, kommt die Untersuchung mit dem Blutzuckerkolorimeter von Crecelius und Seifert in Frage, das von den Zeiß-Ikonwerken mit Gebrauchsanweisung geliefert wird.

c) Die renale Glykosurie und die Schwangerschaftsglykosurie.

Als renale Glykosurie oder Diabetes renalis wird ein Zustandsbild bezeichnet, das durch Ausscheidung von Traubenzucker im Harn bei völlig normalem Verhalten des Blutzuckers in nüchternem Zustand und nach Nahrungszufuhr gekennzeichnet ist. Während bei Normalen erst bei Blutzuckerwerten über 180 mg% Zucker in den Harn übertritt, ist für diese Fälle eine niedrige Nierenschwelle charakteristisch, d. h., die Nieren lassen bei viel tieferen Blutzuckerwerten bereits Zucker in den Harn übergehen. Die klinische Wertung der renalen Glykosurie ist heute noch umstritten. Ältere Autoren vertreten den Standpunkt, daß die Abgrenzung gegen den echten Pankreasdiabetes nicht möglich ist. Für diese Anschauung wird die Tatsache ins Treffen geführt, daß es Fälle gibt, bei denen nach einem monatelangen Vorstadium von renaler Glykosurie, ein echter hyperglykämischer Diabetes auftritt. Dieses Verhalten findet man besonders im Kindesalter. Beim Erwachsenen fällt dieses Übergehen einer normoglykämischen Glykosurie in einen echten Diabetes häufig in den Zeitraum nach dem 50. Lebensjahr. Bei diesen Fällen ist der Einwand naheliegend, daß es sich nicht um ein Übergehen einer renalen Glykosurie in einen Diabetes handelt, sondern daß sich zu einer vielleicht zeitlebens bestandenen renalen Glykosurie, ein echter Diabetes hinzugesellt hat, der in keinem ursächlichen Zusammenhang mit der vorangehenden renalen Glykosurie steht. Es steht heute fest, daß es Menschen mit Jahrzehnte dauernder Glykosurie gibt, bei denen sich der Blutzucker völlig normal verhält. Bei diesen Fällen müssen wir die Zuckerausscheidung als eine harmlose Stoffwechselanomalie auffassen und vom echten Pankreasdiabetes abgrenzen. Das klinische Verhalten dieser Fälle ist sehr charakteristisch und legt auch ohne Blutzuckerbestimmung den Verdacht auf renale Glykosurie nahe. Es handelt sich häufig um nervöse, neurasthenische Individuen. Es fehlen alle diabetischen Symptome. Entzug der Kohlehydrate führt zu rapidem Abnehmen des Körpergewichtes mit oft unerträglicher Steigerung der neurasthenischen Symptome. Übergang auf Normalkost, die der schlecht beratene Patient in seiner Verzweiflung gewöhnlich selbst durchführt, bessert diese Erscheinungen rasch und führt zur Wiederherstellung des ursprünglichen Körpergewichtes. Dieses Verhalten ist ungemein charakteristisch. Dazu kommt noch, daß die Glykosurie durch Einschränkung der Kohlehydrate nur wenig beeinflußt wird und bei den aus-

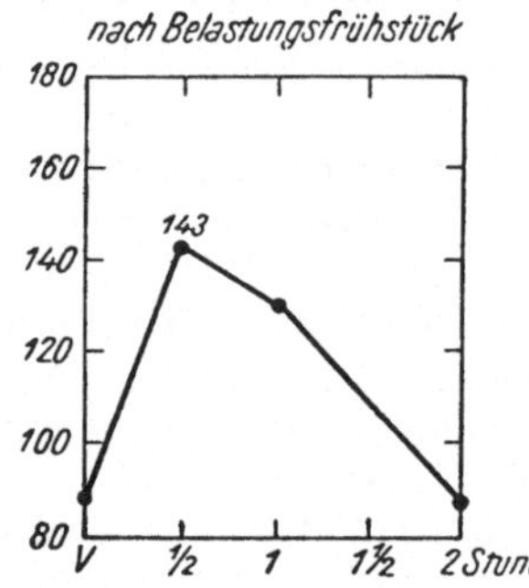

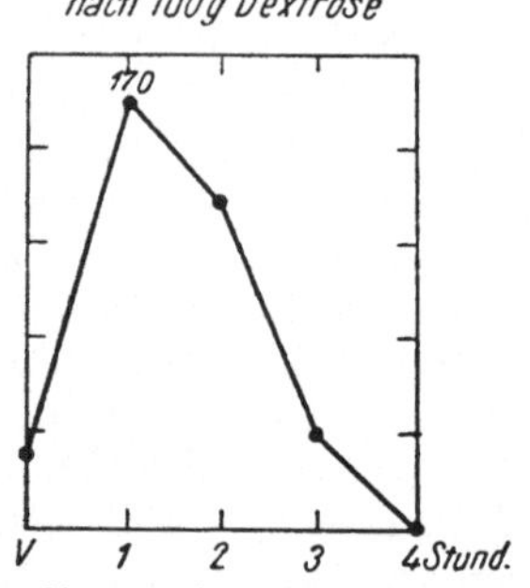

Harn: 0 0,88 % 0,66 % 0,88 % 0,77 % 0,11 %, 2,75 % 3,3 % 2,09 % 0,11 %

Abb. 5. Renale Glykosurie.

gesprochenen Fällen, auch bei völligem Entzug derselben, nicht ganz verschwindet. Insulinzufuhr führt wie beim Gesunden rasch zu hypoglykämischen Erscheinungen. Ein wenig verläßliches Symptom ist die geringe Höhe der Glykosurie, die meist nur einige Zehntelprozent in der normalen 24-Stundenmenge beträgt. Es gibt aber auch jahrelang beobachtete Fälle von reiner renaler Glykosurie mit 3—4 und mehr Prozent Zucker, mit einem Zuckerverlust von 80 g und darüber im 24-Stundenharn. Wenn demnach der Verdacht auf renale Glykosurie nach dem klinischen Verhalten mit ziemlicher Sicherheit gestellt werden kann, so erfordert die einwandfreie Diagnose immer genaue Untersuchungen mit Belastungsproben und Bestimmung der Bl. Z. K. Wir verwenden zur Diagnosestellung die Belastung mit 50—100 g Dextrose mit stündlicher Untersuchung von Harn und Blutzucker durch 4 Stunden oder die Untersuchung mit dem „Belastungsfrühstück“ (2 Tassen Tee mit je 2 großen Würfeln Zucker, also etwa 25—30 g Rohrzucker und 2 Semmeln) mit halbstündiger Untersuchung von Harn und Blutzucker durch 2 Stunden. Um klare und verwertbare Resultate zu erhalten, muß diesen Belastungsproben eine mindestens 3tägige Ernährung mit gemischter, zuckerhaltiger Normalkost vorangehen. Die folgenden beiden Kurven zeigen das typische Verhalten der renalen Glykosurie bei diesen Proben (Abb. 5).

Bei zweifelhaftem Ausfall der Untersuchung ist eine Wiederholung nach einigen Wochen, bzw. Ergänzung der Untersuchung durch andere Proben (Brotbelastung, Traugott-Staub-Versuch) notwendig (siehe auch später „Diagnose des beginnenden Diabetes").

In der Praxis gehen wir folgendermaßen vor: Haben wir durch die Untersuchung die einwandfreie Diagnose renale Glykosurie sichergestellt, dann klären wir den Patienten auf, daß er augenblicklich keinen „Diabetes" hat und bei einer normalen zuckerhaltigen Kost leben soll. Von irgend einer Beschränkung der Kost ist dann unbedingt Abstand zu nehmen. Wir sagen dem Patienten weiters, daß diese Störung mitunter zeitlebens völlig harmlos bleibt, daß aber manchmal daraus ein echter Diabetes hervorgehen kann. Aus diesem Grunde weisen wir den Patienten an, alle 3 Monate den 24-Stundenharn und den Nüchternblutzucker kontrollieren zu lassen, bzw. sich beim Auftreten irgend welcher für Diabetes verdächtiger Symptome jederzeit sofort zu melden. Wenn bei einer etwa 2jährigen Kontrolle der Zustand der Glykosurie und der Nüchternblutzucker unverändert bleibt und wiederholte Belastungsproben normal ausgefallen sind, dann kann man das Kontrollintervall auf $^1/_2$—1 Jahr vergrößern. Wenn die erste Untersuchung kein eindeutiges Resultat ergeben hat und der Verdacht auf eine Kombination mit echtem Diabetes vorliegt, dann schalten wir zunächst nur den Zucker in der Kost aus. Sinkt darauf das Körpergewicht rasch ab und wird der Patient sehr nervös, dann geben wir neuerlich zuckerhaltige Normalkost und wiederholen die Belastungsprobe. Es gibt Fälle, bei denen trotz großer Erfahrung nur nach monate- und jahrelanger genauester Beobachtung eine einwandfreie Diagnose möglich ist. Für die richtige Versorgung solcher Fälle gibt es auch kein allgemeingültiges Schema.

Die Schwangerschafts-Glykosurie. Bei manchen Frauen kommt es bereits in den ersten Monaten der Gravidität zum Auftreten von Zucker im Harn. Die Glykosurie dauert während der ganzen Schwangerschaft an und verschwindet gewöhnlich schlagartig nach der Geburt. Das Verhalten des Blutzuckers ist völlig normal. Es handelt sich also um eine typische renale Glykosurie. Bei wiederholten Schwangerschaften tritt die

Glykosurie immer wieder auf. Bezüglich der Diagnose und Behandlung, bzw. „Nichtbehandlung“, gilt alles, was über die renale Glykosurie gesagt wurde. Es soll hier nur noch darauf hingewiesen werden, daß auch der echte Diabetes nicht selten erstmalig während einer Schwangerschaft in Erscheinung tritt, was offenbar mit der erhöhten Belastung des Organismus in dieser Zeit in Zusammenhang steht.

d) Die Diagnose des beginnenden Diabetes und der Mischformen mit renaler Glykosurie.

Die Diagnose der ersten Anfänge eines Diabetes, des Diabetes levissimus, ist unter Umständen schwierig und mangels einer genügenden Erfahrung noch nicht eindeutig festgelegt. Es mag heute vorkommen, daß das Ergebnis einer Belastungsprobe von dem einen Spezialisten noch als normal angesehen wird, während der andere bereits einen beginnenden Diabetes daraus ableitet. Wer Recht gehabt hat, entscheidet dann immer erst der weitere Verlauf und die weitere Beobachtung. Wir übergehen daher die Frage der Feststellung eines Diabetesverdachtes und begnügen uns hier nur mit jenen Fällen, bei denen wir bei richtigem Vorgehen bereits die Diagnose sicherstellen können, während uns bei unrichtigem Vorgehen der Nachweis des Diabetes entgeht. Bei diesen frühen Formen des Diabetes wird gewöhnlich nur nach zuckerreichen Mahlzeiten etwas Zucker ausgeschieden. Während der Nacht und während des größten Teiles des Tages ist der Harn zuckerfrei. Im 24-Stundenharn, den wir sonst grundsätzlich für die Untersuchung auf Zucker verwenden, wird kein Zucker gefunden, da die Zuckerkonzentration durch Mischung von zuckerfreiem Harn mit dem spärlichen zuckerhaltigen Harn so gering ist, daß sie dem Nachweis entgeht. Der Nüchternblutzucker ist bei solchen Fällen häufig normal. Eine weitverbreitete Gewohnheit unter den Ärzten ist, daß sie bei Feststellung einer positiven Zuckerprobe im Harn den Patienten veranlassen, einen „Morgenharn“ im Laboratorium untersuchen zu lassen. Nun ist gerade der Morgenharn, der während der Nacht in einer Zeit fehlender Nahrungsaufnahme produziert wird, am allerwenigsten geeignet, uns im allgemeinen und speziell aber beim beginnenden Diabetes Aufschluß über die Zuckerausscheidung im Harn zu geben. Dieser Nachtharn wird beim Diabetes levissimus gewöhnlich zuckerfrei sein, und wenn der Arzt noch einen normalen Nüchternblutzuckerwert von dem Laboratorium bekommt, dann wird er fälschlicherweise einen Diabetes ausschließen und den Patienten erst mit einem manifesten Diabetes mit mehreren Prozenten Zucker wiedersehen. Wir weisen daher bei Verdacht auf Diabetes den Kranken an, in der Früh seine Blase zu entleeren und dann das „Belastungsfrühstück" (2 Schalen Tee mit je 2 großen Würfeln Zucker und 2 Semmeln) zu sich zu nehmen. Der 2 Stunden nach diesem Frühstück gelassene Harn wird mit Nylander untersucht. Fällt diese und eine analoge Probe nach einem zuckerreichen Mittagessen bei mehrmaliger Untersuchung im Verlauf einiger Wochen negativ aus, dann wird der Praktiker einen Diabetes auch ohne Blutzuckerproben ausschließen können. Wird bei dieser Art von Untersuchung Zucker gefunden, dann veranlassen wir eine der früher erwähnten Belastungsproben mit Bestimmung der Bl. Z. K. Für praktische Zwecke genügt in der Regel die Untersuchung nach dem Belastungsfrühstück mit halbstündiger Untersuchung von Harn und Blutzucker. Die folgende Kurve zeigt ein für Diabetes beweisendes Verhalten (Abb. 6).

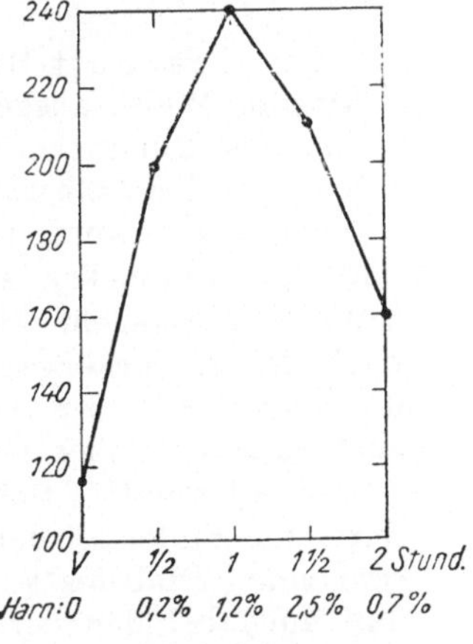

Abb. 6. Belastungsfrühstück bei Diabetes levis.

Beweisend für Diabetes ist der hohe Gipfel der Kurve (240 mg%), der verschleppte Ablauf mit beträchtlich über dem Nüchternwert gelegenen 2-Stundenwert (160 mg%) und die Zuckerausscheidung im Harn. Weitere in Gebrauch befindliche Untersuchungen sind die schon erwähnte Belastung mit 50 bis 100 g Traubenzucker, die ansteigende Weißbrotbelastung nach von Noorden und der Traugott-Staubversuch.

Die Brotbelastungsprobe wird folgendermaßen durchgeführt: Blutzuckerbestimmung nüchtern und danach Zufuhr von 25 g Weißbrot, weitere Blutzuckerbestimmung und Harnuntersuchung stündlich durch 5 Stunden. Nach jeder Blutzuckerabnahme Erhöhung der Weißbrotzufuhr um 25 g bis zu 100 g in der 4. Stunde. Vgl. das folgende Beispiel.

Die nicht eingeklammerten Werte sind normal, alle Harne sind negativ. Die eingeklammerten Befunde sind für Diabetes beweisend. Nach v. Noorden scheidet der Gesunde bei dieser Probe niemals Zucker im Harn aus, so daß allein schon eine positive Zuckerprobe den Verdacht auf Diabetes rechtfertigt.

Brotbelastungsprobe.

	Blutzucker	Harn
Nüchtern, 25 g Weißbrot	110 mg% (115)	neg (neg)
1 Stunde, 50 g Weißbrot	120 mg% (140)	neg (neg)
2 Stunden, 75 g Weißbrot	125 mg% (160)	neg (neg)
3 Stunden, 100 g Weißbrot	160 mg% (190)	neg (pos)
4 Stunden	130 mg% (220)	neg (pos)
5 Stunden	115 mg% (180)	neg (pos)

Der Traugott-Staubsche Versuch wird gewöhnlich in folgender Weise ausgeführt: Der Patient erhält nach Bestimmung des Blutzuckers 50 g Traubenzucker, Blut- und Harnzucker werden halbstündlich untersucht. $1^1/_2$ Stunden nach der 1. Zuckergabe werden nochmals 50 g Traubenzucker gegeben und der Blutzucker wieder halbstündlich durch weitere zwei Stunden untersucht. Beim Normalen ist der Blutzuckeranstieg nach der 2. Zuckergabe nur sehr gering und erreicht niemals die Höhe des ersten Anstieges. Beim Diabetiker ist der 2. Blutzuckeranstieg höher wie der erste.

Eine besondere Schwierigkeit für die Diagnose bilden mitunter die Fälle, bei denen eine renale Glykosurie mit einem beginnenden Diabetes kombiniert ist. Es ist eine alte Erfahrung, daß auch bei den bereits ausgesprochenen Diabetesfällen, die schon mehrere Prozent Zucker im 24-Stundenharn und erhöhten Nüchternblutzucker haben, in der ersten Zeit eine auffallend niedrige Nierenschwelle gefunden werden kann. Dieses Verhalten ist besonders bei jugendlichen Diabetikern und bei Kindern anzutreffen. Es sind Fälle beobachtet worden, die zunächst fast völlig das Verhalten der renalen Glykosurie zeigen und nur geringe Abnormitäten der Bl. Z. K. auf eine gleichzeitige echte diabetische Störung hinweisen. Nach einigen Wochen oder Monaten tritt dann erst der Pankreasdiabetes voll in Erscheinung. Die niedrige Nierenschwelle bleibt dann noch einige Zeit erhalten, verschwindet aber bei längerer Dauer des Diabetes mitunter vollständig. Auf der andern Seite steht aber fest, daß sich bei jahrelang genau kontrollierten Fällen von renaler Glykosurie zeitweise auf echten Diabetes verdächtige Bl. Z. K. finden, ohne daß es im weiteren Verlauf zum Ausbruch eines Diabetes kommt. Wir wollten diese Schwierigkeiten hier nur andeuten, ohne uns weiter mit diesen Problemen abzugeben.

e) Andere Formen nichtdiabetischer Zuckerausscheidung.

Es ist für den Praktiker wichtig, zu wissen, daß es Formen von Zuckerausscheidung im Harn gibt, die zu Verwechslungen mit echtem Diabetes Anlaß geben können.

Alimentäre Glykosurie, Mit diesem Namen wird jene Form der Glykosurie bezeichnet, die nach zuckerreichen Mahlzeiten auftritt, ohne daß ein Diabetes vorhanden ist und im weiteren Verlauf entsteht. Alimentäre Glykosurie finden wir häufig bei Menschen mit labilem vegetativem Nervensystem und besonders beim Basedow. Bei den Belastungsproben finden wir einen steilen und hohen Blutzuckeranstieg. Es ist klar, daß die Abgrenzung der alimentären Glykosurie vom beginnenden Diabetes oft schwierig und nur durch langandauernde Beobachtung möglich ist.

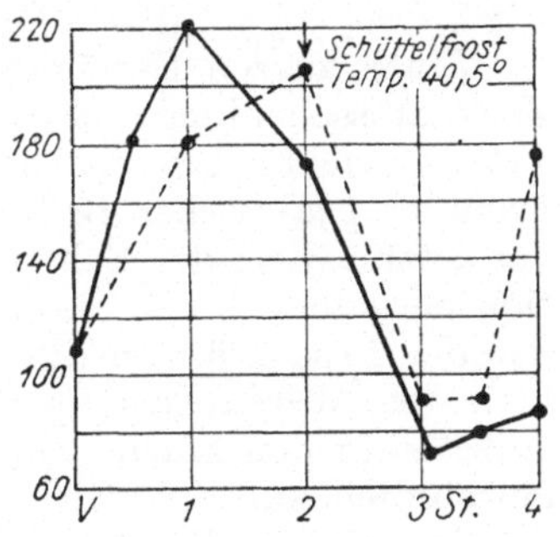

Abb. 7.
(Aus Depisch u. Hasenöhrl: Klin. Wschr. 1929, Nr. 5.)

Die infektiöse Hyperglykämie und Glykosurie. Bei fieberhaften Erkrankungen, besonders bei Pneumonie, sind hohe Nüchternblutzuckerwerte (bis gegen 200 mg%) und pathologische Bl. Z. K. nach Belastung schon lang bekannt. Mitunter, aber selten, kommt es auch zur Zuckerausscheidung im Harn. Die ältere Auffassung geht dahin, diese Erscheinung mit einer Schädigung des Inselorgans durch den infektiösen Prozeß in Beziehung zu bringen. Es spricht aber heute vieles dafür, daß an dieser vorübergehenden Störung der Bl. Z. K. eine Aktivierung der G. R. maßgebend beteiligt ist. Ich verfüge über eine sehr lehrreiche Beobachtung bei einem Fall von Tabes während einer Malariakur. Eine im anfallsfreien Intervall bestimmte Bl. Z. K. nach 100 g Dextrose war völlig normal. Eine Wiederholung der Kurve am Anfallstage zeigte ein ganz eigenartiges Verhalten. Der Schüttelfrost setzte 2 Stunden nach Beginn der Zuckerbelastung ein. Der erste Teil der Kurve bis zur 3. Stunde war normal. $3^1/_2$ Stunden nach Beginn der Belastung stieg der Blutzucker neuerlich steil bis auf nahe 180 mg% an. Ähnliche Beobachtungen liegen auch von anderer Seite vor (Abb. 7).

Dieser zweite Blutzuckeranstieg kann kaum mit einer Schädigung des Inselorgans, sondern wohl nur durch eine zentralbedingte Zuckerausschüttung in der Leber, also mit einer Reizung der G. R. erklärt werden. Auf einem ähnlichen zentral-nervösen Weg dürften auch die nach Schädeltraumen und schweren psychischen Erregungen auftretenden Hyperglykämien zustande kommen. Ähnlich dürften auch die Hyperglykämie und die Glykosurie nach Schlaganfällen und nach Kohlenoxydgasvergiftung zu erklären sein. Bei der Entstehung der letzteren scheinen aber noch andere Momente (Schädigung der peripheren Zuckerverbrennung) eine Rolle zu spielen, weshalb sie gewöhnlich den „komplexen Hyperglykämien" zugezählt wird.

Einer kurzen Erwähnung bedürfen noch jene Formen von Zuckerausscheidung im Harn, bei denen es sich nicht um Traubenzucker, sondern um andere Zuckerarten handelt. Von größerer praktischer Bedeutung ist die *Laktosurie.* Sie tritt in der letzten Zeit der Schwangerschaft und während der Laktationsperiode auf und ist durch den Übertritt von Milchzucker aus der Brustdrüse in die Zirkulation zu erklären. Da im Blut kein den Milchzucker spaltendes Ferment vorhanden ist, tritt derselbe in den Harn über. Zu stärkerer Laktosurie kommt es gewöhnlich nur bei Milchstauung infolge zu starker Milchproduktion, bei Stillunfähigkeit wegen Mastitis oder Rhagaden und besonders beim plötzlichen Absetzen des Kindes. Der Milchzucker gibt mit den gewöhnlichen Reduktionsproben (Nylander, Fehling usw.) ein positives Resultat, er dreht ebenso wie Traubenzucker nach rechts, kann also bei der qualitativen und quantitativen Bestimmung mit Dextrose verwechselt werden. Zur Differenzierung gegen Traubenzucker kann man die Gärungsprobe verwenden, da der Milchzucker nicht vergärt. Die Probe soll aber nicht über 18 Stunden dauern, da nach dieser Zeit gärfähige Galaktose entstehen kann. Das Verhalten des Blutzuckers ist völlig normal. Die Laktosurie kann während der ganzen Stillperiode bestehen, verschwindet aber wenige Tage nach dem Abstillen. Dieses typische Verhalten wird im Verein mit dem Fehlen von diabetischen Symptomen und dem normalen Blutzucker, Fehldiagnosen leicht vermeiden lassen. Ich habe einen Fall in Erinnerung, bei dem eine puerperale Laktosurie an einer internen Station fälschlich (ohne Blutzuckerbestimmung) als Diabetes angesehen und die Patientin durch einige Monate unnötig mit einer strengen Diät gequält wurde.

Die *Lävulosurie*, Die Ausscheidung von Fruchtzucker kann in zwei Formen auftreten, als reine Lävulosurie und kombiniert mit Glykosurie. Die reine Lävulosurie ist als eine sehr seltene harmlose Stoffwechselanomalie aufzufassen. Häufiger ist die gleichzeitige Ausscheidung von Fruchtzucker und Traubenzucker, entweder in der Form, daß beide Stoffe nur in geringen Mengen im Harn erscheinen, oder bei schwerem Diabetes neben großen Mengen von Dextrose auch verschieden große Mengen von Lävulose ausgeschieden werden. Die Lävulose gibt mit den üblichen Reduktionsproben positive Reaktion, vergärt und dreht die Ebene des polarisierten Lichtes nach links. Sie kann mit der Seliwanoffschen Probe nachgewiesen werden.

Die *Pentosurie.* Die Ausscheidung von Zucker mit 5 Kohlenstoffatomen ist ebenfalls als eine harmlose Stoffwechselanomalie zu werten, die mitunter zur Verwechslung mit Diabetes Anlaß geben kann. Die Pentosen reduzieren die Nylanderlösung nur schwach, zeigen eine starke Phenylhydrazinprobe und können durch die Orcinprobe nachgewiesen werden.

Zusammenfassung.

Bevor wir das Kapitel über die Diagnose des Diabetes abschließen, möchten wir das für die Praxis Wichtigste zusammenfassen:

Eine positive Zuckerprobe im Harn ist *nicht* gleichbedeutend mit der Diagnose Diabetes. Diese Diagnose ist nur dann ohne weitere Untersuchungen zu stellen, wenn echte diabetische Symptome, wie Polydipsie, Polyurie und Gewichtsabnahme bei reichlicher Nahrungsaufnahme ausgesprochen vorhanden sind. Zur Sicherung der Diagnose und gleichzeitig zur ersten Untersuchung des Zustandes wird ohne Änderung der Kost eine quantitative Analyse des gemessenen 24-Stundenharnes und eine Bestimmung des Nüchternblutzuckers veranlaßt. Ist Zucker im Harn vorhanden und der Blutzucker deutlich erhöht, dann ist die Diagnose Diabetes sichergestellt. Bei negativem 24-Stundenharn und normalem Blutzucker darf die Möglichkeit eines beginnenden Diabetes levissimus zunächst nicht ausgeschlossen werden. Durch wiederholte Untersuchung von Teilportionen des Harnes nach zuckerreichen Mahlzeiten (z. B. 2 Stunden nach Belastungsfrühstück) und durch die erwähnten Belastungsproben mit Bl. Z. K. muß die Situation geklärt werden. Der Arzt forsche dann auch nach, ob die von ihm erstmalig gefundene positive Zuckerprobe nicht durch Einnahme von Medikamenten vorgetäuscht war. Ist Zucker im Harn vorhanden und der Nüchternblutzucker normal oder sogar auffallend niedrig, dann besteht der Verdacht auf das Vorhandensein einer renalen Glykosurie. Die Diagnose kann nur durch die Belastungsproben sichergestellt werden. Rapide Gewichtsabnahme und starke nervöse Beschwerden bei Entzug der Kohlehydrate, rascher Gewichtsanstieg und Besserung der Beschwerden bei Übergang auf Normalkost, spricht für renale Glykosurie. Bei positivem Zuckerbefund im Harn während der Schwangerschaft und in der Laktationsperiode, denke man bei Fehlen von diabetischen Symptomen immer an die Schwangerschaftsglykosurie und die Laktosurie und bewahre sich und die Patienten durch richtiges Vorgehen vor Fehldiagnosen. Fälle mit zeitweilig oder dauernd positiven Zuckerproben bei normalem Verhalten des Blutzuckers sind nicht nur auf renale Glykosurie, sondern auch auf Lävulosurie und Pentosurie verdächtig und können nur durch gewisse Spezialuntersuchungen diagnostisch geklärt werden.

Zur Erläuterung des Gesagten wollen wir noch einige ausgewählte

praktische Beispiele

anführen:

Fall 1. 53jähr. Frau mit Diabetes levis. Seit einigen Wochen Schwindel und nervöse Beschwerden. Der Hausarzt hat in der Sprechstunde Zucker gefunden. In einem Nachmittagsharn wurden 0,3% Zucker gefunden. Die Untersuchung bei zuckerhaltiger Normalkost ergab: 24-Stundenharn zuckerfrei, Blutzucker 143 mg%. Verordnung, Normalkost ohne Zucker. Kontrolluntersuchung nach 4 Wochen: Harn zuckerfrei, Blutzucker 128 mg%. Verordnung bleibt. $^3/_4$ Jahre später kommt die Pat. mit einem juckenden Genitalekzem. Die Vorschrift wurde in der letzten Zeit durchbrochen und zeitweise süße Mehlspeisen gegessen. Befund: 1,6%—24,7 g Zucker, Azeton 0. Blutzucker 270 mg%. Es handelt sich um die typische Verschlechterung eines leichten Diabetes durch Genuß zuckerhaltiger Speisen.

Fall 2. 30jähr. Mann mit beginnendem Diabetes. Bei dem erblich belasteten Pat. (Mutter und ein Bruder desselben Diabetes) wurde vom Hausarzt 2mal im Nachmittagsharn etwas Zucker gefunden. Morgenharn zuckerfrei. Keine diabetischen Symptome, nur Klagen über Nervosität und schlechteren Schlaf. Analyse des 24-Stundenharnes bei zuckerarmer Normalkost ergibt 0,2%—3 g, Azeton 0. Blutzucker 115 mg%. Untersuchung mit Belastungsfrühstück: Blutzucker nüchtern 110 mg%, nach $^1/_2$ St. 180 mg%, 1 St. 255 mg%, $1^1/_2$ St. 195 mg%, 2 St. 140 mg%. Nüchternharn negativ, in allen anderen Harnportionen geringe Mengen von Zucker. Nach dem 24-Stundenharnbefund und dem normalen Nüchternblutzucker hätte man an renale Glykosurie denken können, durch den Ausfall der Belastungsprobe war die Diagnose Diabetes sichergestellt.

Fall 3. 50jähr. Mann mit typischer renaler Glykosurie. Vor 26 Jahren wurde erstmalig Zucker im Harn gefunden. Nie diabetische Symptome. Wiederholte Harnanalysen bis in die letzte Zeit ergaben bei normaler Ernährung 0,2—1% Zucker (10—15 g). Mehrmals verordnete Diätkuren verursachten immer rapiden Gewichtssturz und Zunahme der neurasthenischen Beschwerden. Der Blutzucker wurde nie untersucht. Nach Belastung mit 100 g Dextrose fand sich eine normale Kurve: nüchtern 105 mg%, 1 St. 182 mg%, 2 St. 123 mg%, 3 St. 72 mg%, 4 St. 80 mg%. Harn in der 1., 2. und 3. St. positiv (0,4—3,5%). Die lange Dauer der Glykosurie, das Fehlen diabetischer Symptome, die normale Belastungskurve, lassen im Verein mit der typischen Reaktion auf Kohlehydratentzug die Diagnose renale Glykosurie stellen.

Fall 4. 59jähr. Frau mit schwerer renaler Glykosurie und Basedow. Seit 12 Jahren Zucker im Harn nachgewiesen. Die Werte schwanken im 24-Stundenharn bei normaler Kost zwischen 3 und 4% mit einer Zuckerausscheidung von 70—90 g. Grundumsatz zwischen + 30—40%. Die Pat. war immer sehr nervös, hatte aber nie diabetische Symptome. Auf Kohlehydratentzug erfolgte ein rapider Gewichtssturz mit unerträglicher Steigerung der nervösen Symptome. Radium- und Röntgenbestrahlung der Schilddrüse besserte vorübergehend die Basedowerscheinungen, hatte aber auf die Glykosurie keinen Einfluß. Die Blutzuckerkurve nach Zuckerbelastung fiel immer normal aus, ebenso ergab die im Verlauf der Jahre wiederholt durchgeführte Kontrolle des Nüchternblutzuckers Werte zwischen 100 und 110 mg%. Eine vor 2 Jahren erfolgte Strumektomie brachte die Basedowerscheinungen zum Verschwinden, ohne daß sich an der Glykosurie etwas änderte. Vor 2 Monaten kam die Pat. mit ihrer 26jähr. Tochter, die über eine ganze Reihe nervöser Erscheinungen klagte. Es fand sich eine Vergrößerung des rechten Schilddrüsenlappens, aber sonst kein organischer Befund. Eine Harnanalyse ergab 0,55% Zucker (8,8 g). Der Blutzucker betrug 107 mg%. Eine Belastungsprobe konnte aus äußeren Gründen nicht durchgeführt werden, doch ist mit großer Wahrscheinlichkeit anzunehmen, daß bei der Tochter eine vererbte renale Glykosurie vorhanden ist.

Fall 5. 51jähr. Mann mit typischer renaler Glykosurie im Beginn und Übergang in echten Diabetes. Der nervöse Pat. gab bei der ersten Beratung an, daß vor einem halben Jahr erstmalig Zucker im Harn bei ihm gefunden wurde. Bei Normalkost schwankte die Zuckerausscheidung zwischen 0,88 und 1,22%. Auf Diät ging der Zucker auf 0,1—0,2% zurück, verschwand aber nicht vollständig, wobei aber das Gewicht stark abnahm. Diabetische Symptome fehlten vollständig. Die Blutzuckerkurve nach Belastungsfrühstück ergab den für renale Glykosurie typischen Befund: Blutzucker nüchtern 89 mg%, $^1/_2$ St. 143 mg%, 1 St. 143 mg%, 2 St. 89 mg%. Harn nüchtern 0,88%, $^1/_2$ St. 0,66%, 1 St. 0,88%, 2 St. 0,77%. Dem Pat. wurde gesagt, daß augenblicklich eine harmlose Form von Zuckerausscheidung vorliege, daß er bei Normalkost leben könne, aber wegen der Möglichkeit eines Überganges in echten Diabetes alle 3 Monate mit einer Harnanalyse und einem Blutzuckerbefund erscheinen müsse. Der Pat. kam erst nach $1^1/_2$ Jahren Jahren wieder mit der Angabe, daß vor 3 Wochen ziemlich plötzlich vermehrter Durst, größere Harnmengen und Hautjucken aufgetreten seien. Die Untersuchung ergab 5,5% Zucker mit 110 g im 24-Stundenharn, der Blutzucker betrug 264 mg%. Aus der typischen renalen Glykosurie war demnach im Verlauf von $1^1/_2$ Jahren ein echter insulärer Diabetes entstanden.

Fall 6. 37jähr. Frau mit Schwangerschaftsglykosurie. 1921 erste Gravidität. Im 4. Monat der Schwangerschaft wurde Zucker im Harn nachgewiesen und der Pat. eine strenge kohlehydratarme Kost verordnet, worauf das Gewicht im Verein mit einem Schwangerschaftserbrechen um 12 kg abnahm. Frühgeburt im 7. Monat. 1923 wieder gravid. Es wurde Zucker im Harn gefunden und neuerlich strenge Kost verordnet, die von der Pat. mit Ausnahme der Enthaltung von Zucker nicht eingehalten wurde. Abermals Frühgeburt im 7. Monat. 1924 neuerliche Gravidität und Zucker im Harn. Da auf strenge Diät reichlich Azeton im Harn gefunden wurde, kam es zur künstlichen Unterbrechung der Schwangerschaft im 2. Monat. Der Pat. wurde gesagt, daß die Unterbrechung wegen „Lebensgefahr" notwendig sei. 1931 und 1936 spontaner Abortus im 3. Monat. 14 Tage vor dem letzten Abortus ergab eine Harnanalyse 0,3% (6 g) im 24-Stundenharn. Der Pat. wurde eine Insulinbehandlung (!) empfohlen. In diesem Zeitpunkt wurde mir die Pat. zur Begutachtung zugewiesen. Der 24-Stundenharn war (1 Monat nach dem letzten Abortus) zuckerfrei. Die Untersuchung mit Belastungsfrühstück ergab folgende Werte: Blutzucker nüchtern 104 mg%, $^1/_2$ St. 154 mg%, 1 St. 145 mg%, $1^1/_2$ St. 141 mg%, 2 St. 127 mg%. Im Harn war in den Teilportionen Spuren Zucker vorhanden. Die Pat. wird mit Rücksicht auf den etwas „verschleppten" Ablauf der Blutzuckerkurve noch weiter kontrolliert werden, doch ist mit Rücksicht auf das Auftreten der Glykosurie immer während der Gravidität und das Verschwinden nach derselben, sowie mit Rücksicht auf die lange Dauer (15 Jahre) der Störung eine Schwangerschaftsglykosurie anzunehmen. Die mehrmals verordnete strenge Diät, die künstliche Unterbrechung der Schwangerschaft, sowie der Vorschlag einer Insulinbehandlung müssen als bedauerliche ärztliche Kunstfehler gewertet werden.

3. Die diätetische Behandlung des Diabetes. Wege und Ziele der Behandlung.

Wir haben im allgemeinen Teile bereits ausgeführt, daß wir zwischen der insulären Schonungsbehandlung (Sch. B.) und der Gegenregulationsbehandlung (G. R. B.) unterscheiden. Die Sch. B. wird mit verschieden starker Beschränkung der Zuckerbildner (KH. und Eiweiß) bei relativ reichlicher Fettzufuhr, die G. R. B. mit relativ hoher Zufuhr von Zuckerbildnern bei starker Fettbeschränkung durchgeführt. Die alten Kohlehydratkuren (Haferkur und gemischte Mehlfrüchtekur), die kohlehydrat- und fettreich aber arm an Eiweiß sind, wirken nach den eigenen Untersuchungen als G. R. B. Die ungünstige Wirkung des Fettes auf die G. R. wird bei niedriger Eiweißzufuhr durch den reichlichen Gehalt an Kohlehydraten überkompensiert. Wir haben auch schon früher erwähnt, daß die Sch. B. und G. R. B. nicht immer streng zu trennende Behandlungsprinzipien darstellen, da wir z. B. bei einer Sch. B. durch Beschränkung des Fettes gleichzeitig dem G. R.-Prinzip Rechnung tragen können und umgekehrt, mit einer typischen G. R. B. auch gleichzeitig eine Sch. B. durchführen, wenn der Pat. vor Einleitung der Behandlung bei einer normalen Kost gelebt hat. Ziel der Behandlung ist immer die Regelung des gestörten Zuckerhaushaltes und letzten Endes die Besserung der Funktion des Inselorgans, gleichgültig, ob wir primär das Schonungsprinzip in den Vordergrund stellen, oder unter einer gewissen Außerachtlassung der Schonung primär dem G. R.-Prinzip Rechnung tragen. Unsere Behandlung ist demnach im weiteren Sinne immer eine Sch. B. Bei der Darstellung der Behandlung des Diabetes gehen wir daher nicht von einer strengen Trennung von Sch. B. und G. R. B. aus, sondern von den bei der ersten Begutachtung gewonnenen Befunden. Dieses Vorgehen wird den tatsächlichen Verhältnissen in der Praxis am meisten gerecht. Nach unseren früheren Ausführungen gehen wir ja so vor, daß wir ohne Änderung der Kost eine Analyse im 24-Stundenharn und eine Nüchternblutzuckerbestimmung machen lassen. Wir haben dann zwei Befunde in der Hand und müssen uns entscheiden, was wir nun weiter machen. Unser Handeln richtet sich dann nach verschiedenen Gesichtspunkten. Zunächst darnach, ob wir wenig oder viel Zucker im Harn haben, ob Azeton vorhanden ist oder nicht und ob eine mäßige oder stärkere Erhöhung des Blutzuckers besteht. Weiters ist wichtig, bei welcher Kost diese Befunde erhoben wurden. Hat der Pat. bei zuckerhaltiger Normalkost gelebt, dann wird uns ein ungünstiger Harn- und Blutzuckerbefund weniger Sorge machen, als wenn bereits ein strengeres Diätregime eingehalten wurde. Von besonderer Bedeutung für unser Vorgehen ist der Ernährungszustand. Wir streben bei der Behandlung immer einen normalen Ernährungszustand an. Übergewichtige Kranke werden von vornherein immer abgemagert, untergewichtige Pat. auf ein normales Körpergewicht gebracht. Nur im Beginn der Behandlung ist es erlaubt, bei normal ernährten oder untergewichtigen Kranken noch einige Kilogramm Körpergewicht zu opfern, soweit dies zur Erzielung eines durchgreifenden Erfolges nötig ist und ohne stärkere Störung des Allgemeinbefindens durchgeführt werden kann. Wichtig ist auch das Alter des Pat. Jugendliche Diabetiker haben eine stärkere Neigung zur Azidose, ältere und besonders fettleibige Menschen verhalten sich häufig entgegengesetzt. Schließlich bedürfen alle Komplikationen des Diabetes einer besonderen Beachtung. Bei ernsteren Komplikationen, wie fieberhaften Erkrankungen (Furunkulose, Karbunkel, Phlegmone, Gangrän), rein chirurgischen Erkrankungen (wie Appendizitis) usw. greifen wir auch bei leichteren Befunden gewöhnlich sofort zum Insulin. Bei weniger ernsten Komplikationen (Pruritus, Ekzem usw.) behandeln wir von vornherein radikaler, als wir dies sonst nach den vorliegenden Befunden tun würden. Als letztes Ziel der Behandlung streben wir die rasche und dauernde Ordnung des Zuckerhaushaltes mit einer dem Gesunden nicht wesentlich nachstehenden Kohlehydrattoleranz und eine völlig normale körperliche und geistige Leistungsfähigkeit an. Dies bedeutet, daß sich ein richtig behandelter Diabetiker mit Ausnahme der dauernden und strengsten Enthaltung von Zucker und allen zuckerhaltigen Speisen und Getränken weder in der Ernährung noch in den Lebensgewohnheiten von einem Gesunden unterscheiden soll. Dieses Idealziel der Behandlung wird aber in der Regel nur bei den frischen Fällen und nur dann erreicht, wenn es dem Arzt gelingt, den Kranken zur gewissenhaften und dauernden Einhaltung der Verordnung zu bringen. Das Nichterreichen dieses Zieles hängt, abgesehen von den schwersten jugendlichen Diabetikern, fast nie mit der anfänglichen Schwere der Stoffwechselstörung zusammen, sondern fast immer mit der Durchbrechung der Behandlung durch grobe Diätfehler mit zuckerhaltigen Speisen und Getränken. Zum Schlusse noch einige Worte über den Kaloriengehalt der Kost. Kliniken und große Krankenhäuser können sich zur Schulung der Ärzte und des Pflegepersonales mit Kalorienberechnungen abgeben. Für den Kranken und für den Arzt in der Praxis sind sie entbehrlich. Sie kommen nur in gewissem Ausmaß beim Diabetes der Kleinkinder in Betracht. Es ist oft grotesk zu sehen, wie sich ein gewissenhafter Praktiker mit der Kalorienberechnung einer Diätverordnung abgemüht hat und bei seinem Pat. durch Jahre hindurch nur den Morgenharn untersuchen ließ, und leider der Kranke dabei infolge sonstiger mangelhafter Belehrung die gröbsten Diätfehler gemacht hat. Für die Praxis genügt es, den Nahrungsbedarf mit gutem ärztlichen Blick grob zu schätzen und sich im weiteren Verlauf der Behandlung nach dem Hunger des Pat. und vor allem nach dem Verhalten des Körpergewichtes zu richten. Auf diese Weise werden wir den tatsächlichen Verhältnissen viel besser gerecht als mit einer Kalorienberechnung, deren Wert bei allen sonstigen Fehlerquellen auch durch die individuell verschiedene Ausnützung der Nahrung sehr in Frage gestellt wird. Wenn wir nun zur Darstellung der Behandlung des Diabetes übergehen, so müssen wir noch eines sagen. Um ein guter Diabetestherapeut zu sein, genügt es nicht, daß man über eine gewisse Menge von Kenntnissen verfügt, man muß auch imstande sein, sich in jeden einzelnen Kranken einzufühlen, um mit seiner Verordnung das Richtige zu treffen und einen praktisch guten Erfolg zu erreichen. Die theoretisch beste Diätverordnung nützt dem Kranken nicht, wenn wir von ihm mehr an Energie und Ausdauer verlangen, als er leisten kann. Diese auf das einzelne Individuum abgestimmte Beratung stellt bei jeder Therapie und besonders beim Diabetes den Höhepunkt ärztlicher Kunst dar und kann nur durch große Erfahrung erworben werden.

a) Die Behandlung leichtester diabetischer Stoffwechselstörung durch bloßen Entzug des Zuckers.

Wir verstehen darunter jene Fälle, die bei normaler zuckerhaltiger Kost nur wenige Gramm Zucker im 24-Stundenharn ausscheiden oder zeitweise zuckerfrei sind und deren Blutzucker nur wenig erhöht ist. Wir wollen gleich am Beginn unserer Darstellung festlegen, daß wir uns mit dem Ausdruck leichte oder schwere diabetische Stoffwechselstörung nur auf den im Beginn der Behandlung erhobenen Befund beziehen und damit nichts über den leichten oder schweren Charakter des Diabetes aussagen können. Erheben wir einen solchen leichten Befund bei einem jugendlichen, erblich mit Diabetes belasteten Menschen, dann wissen wir, daß wir es in der Regel mit dem Beginn einer im weiteren Verlauf sehr ernsten Erkrankung zu tun haben, die dauernde und sorgfältigste Überwachung nötig macht. Finden wir hingegen diesen Befund bei einem alten Menschen, dann werden wir es meist mit einem auch im weiteren Verlauf gutartigen Altersdiabetes zu tun haben. Wir kommen auf die Klassifizierung der verschiedenen Diabetesfälle später noch genau zurück. Praktische Beispiele:

Fall 7. 58jähr. Frau mit leichter Adipositas. Vor kurzem wurde erstmalig Zucker im Harn nachgewiesen. Keine diabetischen Symptome. Befund bei zuckerhaltiger Normalkost 0,3%—5 g, Azeton 0, Blutzucker 145 mg%. Verordnung: Normale Kost mit strenger Ausschaltung von Zucker und zuckerhaltigen Speisen. Kontrolle nach 4 Wochen ergibt Harn zuckerfrei, Blutzucker 126 mg%. Körpergewicht hat um 2 kg abgenommen. Verordnung bleibt. Kontrolle nach 6 Wochen: Harn zuckerfrei, Blutzucker 114 mg%. Abnahme um 1,2 kg. Die Pat. wird angewiesen, sich weiterhin streng an das Zuckerverbot zu halten, da sonst ein Rückfall eintritt. Die Kontrollen im folgenden halben Jahr ergaben ständige Zuckerfreiheit des Harns und normale Blutzuckerwerte. Nach einem Jahr erscheint die Pat. mit der Klage über Jucken im Unterleib. Sie hat in den letzten Wochen auf Zureden von Verwandten wieder süße Mehlspeisen gegessen. Befund: 0,7%—12,5 g, Azeton 0, Blutzucker 163 mg%. Es handelt sich um die typische Verschlechterung eines leichten Diabetes nach Genuß von gezuckerten Speisen. Durch neuerliches Verbot von Zucker mit entsprechender Belehrung in 4 Wochen zuckerfrei. Der Blutzucker wird diesmal erst im Verlauf von 4 Monaten normal.

Fall 8. 75jähr. Mann mit Hypertonie und leichtem Altersdiabetes. Vor 5 und vor 3 Jahren wurde bereits etwas Zucker im Harn nachgewiesen. Der Pat. hat bisher normal weitergelebt. In den letzten Monaten zunehmendes Hautjucken. Befund bei Normalkost: Im Harn 0,2%—3,6 g Zucker, Azeton 0, Blutzucker 170 mg%. Auf vollständige Ausschaltung des Zuckers nach 4 Wochen Harn zuckerfrei, Blutzucker 138 mg%. Hautjucken hat nachgelassen. Bei gleicher Verordnung in den nächsten Monaten Harn immer zuckerfrei, Blutzucker zwischen 120 und 130 mg%.

Fall 9. 15jähr. Knabe mit beginnendem Diabetes. Mutter vor 10 Jahren an Diabetes gestorben. Vor wenigen Tagen wurde erstmalig Zucker im Harn nachgewiesen. Befund bei Normalkost: 0,3%—4,5 g, Azeton 0, Blutzucker 128 mg%. Die Blutzuckerkurve nach Belastungsfrühstück zeigt bereits den für Diabetes typischen Verlauf: Gipfel der Kurve nach 1 St. 254 mg%, nach 2 St. noch 145 mg%. Verordnung: Strenges Verbot von Zucker und zuckerhaltigen Speisen, von süßem Obst und Bier (wegen des Malzzuckergehaltes). Nach 4 Wochen Harn zuckerfrei, Blutzucker 114 mg%. Der Junge wird über die Diagnose und die Gefahr des Zuckergenusses genauest aufgeklärt und alle 4 Wochen zur Kontrolle bestellt. Der verständige und besorgte Vater unterstützt die Behandlung in jeder Weise. In den folgenden 4 Monaten ist der Harn andauernd zuckerfrei, der Blutzucker unter 120 mg%. Im Sommer kommt der Pat. (ohne den Vater) zu Verwandten aufs Land, wo der Pat. schließlich überredet wird, auch süße Speisen zu sich zu nehmen. Nach 14 Tagen treten ziemlich plötzlich schwere diabetische Erscheinungen, Durst, vermehrte Harnmenge und rasche Gewichtsabnahme auf. Eine Harnanalyse ergibt 7,2%—252 g Zucker, Azeton leicht vermehrt. Der Pat. muß schließlich mit Insulin behandelt werden.

b) Die Begutachtung und Behandlung mit einer Probe- oder Standardkost.

Wenn wir unbehandelte Diabetiker bei gemischter Kost untersuchen oder vorbehandelte Fälle, die ihre Diät nicht eingehalten haben, dann bekommen wir zunächst oft schwere Befunde in die Hand. Im weiteren Verlauf stellt sich dann nicht selten heraus, daß es sich um leicht zu beherrschende Fälle handelt, die nur durch längerdauernde Überlastung des Zuckerhaushaltes in einen schlechten Zustand gekommen sind. Es hat sich daher als zweckmäßig erwiesen, alle Fälle, soweit nicht Gefahr eines Komas besteht oder eine Komplikation vorhanden ist, zunächst auf eine Standardkost (St. K.) zu setzen und erst nach den bei dieser Kost erhobenen Befunden die Entscheidung für die weitere Behandlung zu fällen. Diese Verordnung hat den weiteren Vorteil, daß sie den Pat. mit den Prinzipien der Diätbehandlung vertraut macht und, da sie eine gewisse Menge von Kohlehydraten enthält, einen Übergang von der freien Ernährung zu den strengeren Kuren darstellt. Schließlich bietet diese Kost infolge ihres Kohlehydratgehaltes bei den schwereren Fällen einen gewissen Schutz vor dem Auftreten einer schweren Azidose oder eines Komas, einem Ereignis, das man nach dem brüsken und völligen Entzug der Kohlehydrate öfter zu sehen bekommt. Es ist meist üblich, diese St. K. in einer fixen Zusammensetzung zu verordnen, gleichgültig, ob es sich um leichte oder schwere Menschen mit geringerem oder höherem Kalorienbedarf handelt. Wir sind gewohnt, uns bereits bei dieser Diät in gewissen Grenzen den Bedürfnissen des einzelnen Falles anzupassen. Wir richten uns dabei nicht nur nach dem grob geschätzten Nahrungsbedarf, sondern auch nach der Notwendigkeit, Gewichtsabnahme oder -zunahme zu erreichen, und schließlich nach der zu bekämpfenden Gefahr einer ernsteren Azidose. Dem Nahrungsbedarf tragen wir durch Variation des Eiweißgehaltes (Fleisch, Ei, Käse) und des Fettgehaltes Rechnung, der Gewichtszunahme oder -abnahme vor allem durch verschieden hohen Fettgehalt und der Azidosegefahr durch starke Reduktion des Fettes und eventuell gleichzeitige Erhöhung des Kohlehydratgehaltes. Wir variieren demnach vor allem den Eiweiß- und Fettgehalt der Kost und nur ausnahmsweise auch den Kohlehydratgehalt.

Die Standardkost hat folgende Zusammensetzung:

	Umrechnungstabelle:
150 g Fleisch zubereitet gewogen (80—300 g)	
1—2 Eier (30—50 g Käse od. 100 g Topfen)	* 1 Semmel =
1/4 l Milch	= 40 g Weißbrot
Gemüse nach Hunger bis 800 g	= 50 g Schwarzbrot, Grahambrot
3 Semmeln *	= 30 g von Reis, Grieß, Mehl, Haferflocken, Teigwaren, Brösel (roh gewogen)
120 g Fett (20—150 g), *Koch- und Aufstrichfett zusammen*	= 120 g Kartoffel (roh oder gekocht gewogen)
Tee, Kaffee, klare Suppe (1/4 l Wein)	= ca. 250—300 g saures Obst.
1—2 Luftbrote	

Die nichteingeklammerten Werte ergeben die gewöhnliche Zusammensetzung der Kost, die in Klammern angegebenen Zahlen zeigen die Grenzen an, innerhalb welcher wir den Eiweiß- und Fettgehalt verändern. Wir verordnen die Mehlfrüchte angepaßt an die Wiener Verhältnisse in Form von Semmeln. Dieses nicht sehr wissenschaftliche Vorgehen hat in der Praxis den großen Vorteil, daß wir wenig willigen oder minderintelligenten Kranken die gewichtsmäßige Bestimmung der Nahrung erleichtern und damit eine wichtige Vorbedingung zur Einhaltung unserer Vorschrift schaffen. Wer gewohnt ist, im Sinne v. Noordens mit der exakteren Weißbroteinheit (1 WBE. = 20 g Weißbrot) zu rechnen, wird sich leicht zurechtfinden, da 1 Semmel = 40 g Weißbrot, also 2 WBE. entspricht. Wir geben bei unserer Verordnung jedem Kranken eine primitive Umrechnungstabelle mit, die es ermöglicht, die Semmeln gegen andere Nahrungsmittel gewichtsmäßig umzutauschen. Auch diese Tabelle erhebt keinen Anspruch auf wissenschaftliche Genauigkeit, sie gibt auch absichtlich nur die praktisch wichtigsten Tauschobjekte an. Auf diese Weise kann der Arzt und der Kranke die Tauschtabelle aber leicht auswendig im Kopf behalten, was für die Behandlung von großer Bedeutung ist. Der Arzt verordnet den Kohlehydratgehalt der Kost immer in Form von Semmeln (oder WBE.) und überläßt es dem Pat., sich im Rahmen der Umrechnungstabelle für jeden Tag die ihm zusagenden Nahrungsmittel auszuwählen. Dieses Vorgehen schafft klare Verhältnisse, ermöglicht die für eine natürliche Ernährung notwendige Abwechslung und bietet auch eine gewisse Gewähr, daß unsere Verordnung auch tatsächlich eingehalten wird. Die größte Ungenauigkeit in der Umrechnungstabelle ist beim Obst vorhanden. Die Menge von 250—300 g als Gegenwert einer Semmel bezieht sich vor allem auf säuerliche Äpfel, Orangen, Pfirsiche, Sauerkirschen. Von säuerlichen Beerenfrüchten (Wald-, Ananaserdbeere, Preiselbeere, Brombeere, Johannisbeere) sind die Umrechnungswerte höher (zirka 400 g). Da der Zuckergehalt der Früchte großen Schwankungen unterworfen ist, halten wir uns mit dem Umrechnungswert gerne etwas tiefer. Dazu kommt noch, daß bei etwas süßeren Früchten der Zuckergehalt unabhängig von dem Kohlehydratgehalt, offenbar durch die stärkere Reizwirkung oder raschere Resorption, schädlich wirken kann. Aus diesem Grund schalten wir die ausgesprochen süßen Früchte (Zwetschken, Bananen, Weintrauben usw.) vollständig aus. Die äußerst zuckerarme Grape fruit kann in Mengen von 1—2 Stück täglich gewöhnlich ohne Schaden gegeben werden. Wir müssen nun noch einige Erläuterungen über die anderen Bestandteile der St. K. geben. Unter Fleisch verstehen wir alle bei uns üblichen Sorten von weißem und schwarzem Fleisch: Rind-, Kalb-, Schweinefleisch, Wild, Geflügel, Schinken, Fische auch in Konserven (Sardinen, Makrelen usw.). Bei fettarmer Kost darf nur mageres Fleisch verwendet werden. Bezüglich des Käses überlassen wir mit Rücksicht auf die geringe Menge von 30—50 g in der Regel dem Pat. vollständig freie Wahl, bei der fettarmen St. K. gestatten wir aber nur den fettarmen Topfen (= Quark) oder Olmützer Quargel. Bezüglich der Gemüse erlauben wir bis zu zirka 800 g, in zubereitetem Zustand gewogen, wobei wir im Beginn der Behandlung die kohlehydratreichen Gemüse (Hülsenfrüchte, Rüben, Sellerie, schwarzer Rettich) ausschalten. Ausnahmsweise können rote Rüben ohne Saft und Sellerie bei Wegschütten des Kochwassers in geringen Mengen gegeben werden. Als erlaubte Gemüse bewilligen wir: Die grünen Salate, Gurken, auch Salz- und Essiggurken, Kochsalat (= Mangold), Spinat, Tomaten, Kohl, Kohlsprossen, Spargel, Blumenkohl, Schnittbohnen, Sauerkraut usw. Der Kohlehydratgehalt der Gemüse kann (muß aber nicht immer) durch öfteres Wechseln des Kochwassers beträchtlich vermindert werden. Unter Kaffee verstehen wir reinen Bohnenkaffee, eventuell den koffeinfreien Hagkaffee; Feigenkaffee und Malzkaffee sind verboten. Bezüglich der Diabetikernährmittel, die in großem Umfange und großer Auswahl erzeugt und ständig durch neue Präparate vermehrt werden, müssen einige offene Worte gesagt werden. Diese Industrie, die auf der Herstellung von möglichst kohlehydratarmen aber dadurch gewöhnlich eiweißreichen Broten, Mehlen u. dgl. beruht, geht auf eine Zeit zurück, in der man das Wesen der Diabetesbehandlung in einem weitestgehenden Entzug der Kohlehydrate bei freiem Eiweiß- und Fettverzehr erblickte. Heute, wo wir wissen, daß nicht nur der Kohlehydrat-, sondern auch der Eiweiß- und Fettgehalt der Kost von Bedeutung ist, kann den verschiedenen Eiweißbroten und -mehlen nur mehr eine sehr beschränkte Lebensberechtigung zuerkannt werden. Es muß jedenfalls mit dem weitverbreiteten Irrtum gründlich aufgeräumt werden, daß diese Diabetikernährmittel für den Zuckerkranken unschädlich und daher in beliebiger Menge erlaubt sind. Wir verwenden diese Erzeugnisse nur in sehr geringem Ausmaß und gewöhnlich nur im Beginn der Behandlung. Gute Dienste erweist uns häufig das Luftbrot, das infolge seines geringen Gewichtes als Belastung in einer Menge von 1—2 Stück täglich keine Rolle spielt und das aus Sojamehl erzeugte *Diabrot oder Neubrot.*[1] Diese Sojamehlbrote sind sehr kohlehydratarm, aber reich an Eiweiß und Fett, was bei der Behandlung einkalkuliert werden muß. Eine Semmel entspricht zirka 160 g (2 Abschnitten) von diesen entsprechend 80 g eingekerbten Broten. Manchmal erlauben wir auch 10—20 g Aleuronatmehl zum Stauben der Gemüse. Einen gewissen Wert können auch die Diabetikerkompotte beanspruchen, da sie aus unreifen Früchten und durch mehrmaliges Wegschütten des Kochwassers sehr zuckerarm erzeugt werden können. Von der Verwendung von Diabetikerbäckereien, Schokolade usw. raten wir ab, da mit diesen Dingen nur der Hang zu Süßigkeiten unnötig erhalten und gefördert wird. Wir erschweren es damit dem Pat., die für jede erfolgreiche Behandlung unerläßliche Vorbedingung — die dauernde Enthaltung von Zucker und zuckerhaltigen Speisen — einzuhalten.

Und nun noch einige Worte über die Verteilung der Nahrungsmittel auf die einzelnen Mahlzeiten. Hierfür ist wichtig, zu wissen, daß der Zuckerkranke erfahrungsgemäß eine stärkere Belastung am Morgen am schlechtesten verträgt. Wir verteilen die Nahrung meist wie folgt:

---

[1] In Wien erzeugt von den Hammerbrotwerken und von der Firma August Fritz.

		Verteilung der Mehlfrüchte:
früh:	Kaffee od. Tee mit $^1/_8$ l Milch, $^1/_2$ Semmel, Butter	$^1/_2$ oder 0 Semmel
vorm.:	1 Ei, Luftbrot, Butter	0 $^1/_2$ Semmel
Mittag:	Suppe mit Ei, 80 g Fleisch, Gemüse, 1 Semmel (Käse)	1 1 Semmel
nachm.:	wie früh	$^1/_2$ $^1/_2$ Semmel
abend:	wie mittags, nur 70 g Fleisch (Käse).	1 1 Semmel.

Wir können auch früh nur Luftbrot geben und die halbe Semmel am Vormittag. Wir gehen nun zur Beschreibung der Anwendung der Standardkost über.

Die Begutachtung bei Standardkost.

Wir setzen mit den früher erwähnten Einschränkungen gewöhnlich alle Fälle zunächst auf zirka 1 Woche auf St. K., auch jene Fälle, die eine strenge kohlehydratarme Kost eingehalten haben. Wir erleben da manchmal merkwürdige und erfreuliche Überraschungen. Wir sehen nicht nur, daß Fälle, die bei gemischter Kost oder nicht eingehaltener Diät ernste Befunde hatten, sich als ganz leicht entpuppen, sondern daß Pat., die monatelang bei einer angeblich kohlehydratärmsten Kost gelebt haben und ständig Zucker im Harn hatten, bei St. K. im Befund besser oder sogar zuckerfrei werden. Es stellt sich dann oft hinterher heraus, daß solche Kranke alle möglichen Speisen im guten Glauben oder auf direkten ärztlichen Rat zu sich genommen haben, die ihren Zuckerhaushalt unnötig stark belasteten. Ein besonders lehrreiches Beispiel in dieser Beziehung ist der folgende Fall.

Fall 10. 28jähr. Mann mit Beginn der Diabeteserscheinungen vor 3 Monaten. Damals bei Normalkost 5%—100 g Zucker, Azeton 0; Blutzucker nicht bestimmt. Auf eine vom Arzt verordnete, angeblich strengste Kost, die der gewissenhafte Pat. genau eingehalten hat, ging die Zuckerausscheidung zunächst bis auf 1,2%—18 g Zucker zurück, stieg aber im weiteren Verlauf wieder ständig an. Wenige Tage vor Eintritt in die Beobachtung waren 6,5%—195,5 g, ohne Azeton nachgewiesen worden. Es schien sich demnach um einen schweren, rasch progredienten Fall zu handeln, der nur durch Insulin am Leben erhalten werden konnte. Nach wenigen Tagen St. K. war der Pat. aber zuckerfrei, der Blutzucker betrug 182 mg% und sank im weiteren Verlauf rasch bis zu Normalwerten ab, wobei sich eine recht beträchtliche Kohlehydrattoleranz herausstellte. Die nachträgliche Anamnese ergab folgende Aufklärung: Dem Pat. war vom Arzt „Grahambrot“ in beliebiger Menge erlaubt worden. Anfangs machte er von dieser Erlaubnis nur mäßigen Gebrauch, steigerte aber später diesen Konsum immer mehr, bis er schließlich zirka *1 kg Grahambrot* täglich verzehrte. 1 kg Grahambrot entspricht im Kohlehydratgehalt 20 Semmeln und damit etwa dem doppelten Kohlehydratgehalt einer normalen Kost. Es hat sich also um einen leichten Diabetesfall gehandelt, der nur durch irrtümlich und im guten Glauben erfolgte schwere Überlastung einen schweren Befund gezeigt hat.

Neben dem Grahambrot, das merkwürdigerweise auch heute noch von vielen Ärzten als für den Zuckerkranken unschädlich angesehen wird, spielen bei manchen Fällen auch die Diabetesnährmittel eine ähnliche Rolle.

Wir verordnen die St. K. gewöhnlich auf 1 Woche und veranlassen dann eine Analyse des 24-Stundenharnes und des Blutzuckers. Unter Umständen dehnen wir diese Zeit noch weiter aus und entscheiden uns erst später für die einzuschlagende Behandlung. Leichte Fälle werden bei St. K. gewöhnlich in 1—2 Wochen zuckerfrei, der Blutzucker sinkt beträchtlich unter 200 mg%, und wir können ohne weitere Maßnahme die Kost aufbauen. Fälle, die bei St. K. etwa bis zu 50 g Zucker ausscheiden und azetonfrei sind, eignen sich (mit Ausnahme der Fettsüchtigen) für die typische Schonungsbehandlung. Ist die Zuckerausscheidung höher und etwas Azeton vorhanden, so warten wir gewöhnlich noch weitere 1—2 Wochen ab, um zu sehen, ob sich nicht doch die Möglichkeit einer rein diätetischen Behandlung ergibt. Fälle mit Zuckerausscheidung über 80 g und eventuell reichlich Azeton sind in der Regel nur mit sehr rigorosen, länger dauernden Diätkuren zu beherrschen und werden meist von vornherein der Insulinbehandlung zugeführt. Die angegebenen Grenzwerte beanspruchen natürlich keine absolute Gültigkeit und stellen nur eine gewisse aus der Praxis gewonnene Richtlinie für unser therapeutisches Handeln dar.

Die Behandlung leichterer Fälle mit Standardkost.

Fälle, die bei St. K. bereits zuckerfrei werden, unterziehen wir gewöhnlich keiner weiteren Behandlung, sondern bauen durch langsames Ansteigen der Kohlehydratzufuhr unter ständiger Kontrolle von Harn- und Blutzucker die Kost auf. Wir beginnen mit dem Anstieg der Kohlehydratzufuhr gewöhnlich schon bei Nüchternblutzuckerwerten von 150—160 mg%, ausnahmsweise sogar bei höheren Werten. Dieses Vorgehen steht mit dem Schonungsprinzip in Widerspruch, da wir für eine ideale Schonung des Inselorgans unbedingt normale Nüchtern-

und Tagesblutzuckerwerte abwarten müßten. Wir lassen uns dabei aber von der Vorstellung leiten, daß wir bei einer gewissen Schonung des Inselorgans durch Erhöhung der Kohlehydratzufuhr eventuell die G. R. günstig beeinflussen und auf diesem Wege eine weitere Besserung des Zuckerhaushaltes erreichen. Die praktischen Erfahrungen sprechen für die Richtigkeit dieser Anschauung, da gewöhnlich mit dem Ansteigen der Kohlehydratzufuhr unter diesen Bedingungen kein Ansteigen, sondern meist ein Gleichbleiben oder sogar weiteres Absinken des Blutzuckers festzustellen ist. Wir geben nun wieder einige Beispiele.

Fall 11. 50jähr. Frau. Vor zirka 4 Wochen wurde erstmalig Zucker im Harn gefunden. Jucken und Brennen im Bereich des Genitales. Bisher keine Behandlung. Bei zuckerhaltiger Normalkost am 16. X. 1934 5,2%—110,5 g Zucker, Azeton 0, Blutzucker 306 mg%. K. G. 85 kg, kräftiger Körperbau, etwas fettleibig. Es wird St. K. mit 50 g Fett verordnet. Am 26. X. 0,5%—8,75 g, Azeton 0. Bleibt bei St. K. 9. XI. 1,6%—12 g, Azeton +. Hat einen Schnupfen mitgemacht. Ermahnung, die Diät genau einzuhalten. 23. XI. Harn zuckerfrei. Erhöhung der Kost um 500 g saure Äpfel (= + 2 Semmeln). 21. XII. zuckerfrei. + 1 Semmel. Die Pat. hat jetzt 4 Semmeln und 1/2 kg Äpfel, also 6 Semmelwerte. 25. I. 1935. Harn Spuren Zucker. Diät nicht genau. Bleibt bei gleicher Verordnung. 26. II. zuckerfrei. + 1 Semmel (7 Semmeln). 25. III. zuckerfrei. Blutzucker 146 mg%. + 1 Semmel (8 Semmeln). 26. IV. zuckerfrei. 10. V. zuckerfrei, Blutzucker 148 mg%. + 1 Semmel (9 Semmeln). 7. VI. zuckerfrei, Blutzucker 139 mg%. + 1 Semmel (10 Semmeln). 2. VII. zuckerfrei, Blutzucker 131 mg%. Verordnung: Normalkost mit strengster und dauernder Ausschaltung von Zucker. Die Pat. bleibt weiterhin zuckerfrei. Blutzucker am 8. X. 159 mg%, am 22. XI. 152 mg%. Das K. G. hat bis zum Mai 1935 um 18 kg auf 67 kg abgenommen und ist bis zur letzten Kontrolle bis auf 73 kg angestiegen. Die Pat. wird angewiesen, durch Beschränkung der Fettzufuhr einen weiteren Gewichtsanstieg zu verhindern.

Fall 12. 42jähr. Mann. Vor 3 Wochen sind ziemlich plötzlich diabetische Erscheinungen (großer Durst, vermehrte Harnmenge, Gewichtsabnahme) aufgetreten. Der Pat. ist mager (54 kg) und bietet den typischen Eindruck des akut einsetzenden, schweren Diabetes mit trockener Haut und deutlichem Azetongeruch aus dem Mund. Erster Befund bei Normalkost, ohne Zucker am 6. XI. 1934: 7,3%—237,25 g, Azeton +, Blutzucker 247 mg%. Verordnung: St. K. mit 30 g Fett. Die geringe Fettmenge wird mit Rücksicht auf die Gefahr eines Komas gegeben und der Pat. außerdem angewiesen, sich bei Auftreten einer Magenverstimmung, von Mattigkeit oder Kopfschmerz, sofort einzufinden. 16. XI. 1,2%—18 g, Azeton +. Der Pat. klagt über starkes Hungergefühl.

Deshalb wird die Fettmenge auf 50 g erhöht und zur Behebung der Azidose eine Semmel (4 Semmeln) mehr gegeben. 30. XI. zuckerfrei. Steigerung der Fettmenge auf 100 g. Der Pat. bleibt bei gleicher Kost zuckerfrei (18. XII., 4. I. 1935). 15. I. zuckerfrei. Blutzucker 119 mg%. Erhöhung der Kost um 2 Semmeln (6 Semmeln). 29. I. zuckerfrei, Blutzucker 114 mg%. Steigerung um weitere 2 Semmeln (8 Semmeln). 19. II. zuckerfrei, Blutzucker 123 mg%. Bleibt bei 8 Semmeln. 19. III. 0,6%—7,5 g, Azeton Spur? Hat die Verordnung manchmal überschritten und Aufregungen mitgemacht. Verminderung der K. H. auf 6 Semmeln. 12. IV. 0,1%—1,25 g, Azeton 0. Bleibt bei 6 Semmeln. 26. IV. zuckerfrei. Bleibt. 15. V. 1,2%—13,5 g, Azeton 0, Blutzucker 148 mg%. Diät wieder nicht genau eingehalten und außerdem Aschantinüsse gegessen. Ermahnung und Belehrung. 7. VI. zuckerfrei. 25. VI. zuckerfrei, Blutzucker 140 mg%. 6. IX. zuckerfrei. 13. IX. zuckerfrei, Blutzucker 129 mg%. Kohlehydrate zwischen 6 und 7 Semmelwerten. Bleibt in den nächsten Monaten zuckerfrei, Blutzucker zwischen 146 und 170 mg%. Letzte Kontrolle 28. II. 1936. Das K. G. ist auf 56 kg angestiegen.

Es handelt sich um einen akut einsetzenden Diabetes mit schwerem Anfangsbefund, der bei St. K. Zuckerfreiheit des Harnes und normalen Blutzucker und im weiteren Verlauf eine hohe Kohlehydrattoleranz erreicht. Durch Überschreitung der Verordnung kommt es zu einem Rückfall, von dem sich der Pat. in den nächsten Monaten nicht ganz erholt. Der Fall ist prognostisch ernst zu beurteilen, da bei der starken Neigung zur Progredienz jeder weitere Diätfehler den Zustand so verschlechtern kann, daß das Leben nur durch Insulin zu erhalten sein wird.

Fall 13. 61jähr. Mann. Vor 2 Monaten wurde erstmalig Zucker nachgewiesen (über 5%). Wurde auf Diätbehandlung von anderer Seite zunächst zuckerfrei, in der letzten Zeit zwischen 2 und 2,2%, Azeton +. Verordnung St. K. mit 120 g Fett. Nach einer Woche am 3. IV. 1930 0,1%—1,5 g, Azeton 0, Blutzucker aus äußeren Gründen nicht untersucht. 6. V. Zucker Spur, Azeton leicht vermehrt. Erhöhung der Kost um 2 Semmeln (5 Semmeln). 23. VI. Harn zuckerfrei. 13. VIII. zuckerfrei. 27. VIII. zuckerfrei, Blutzucker 142 mg%. + 1 Semmel (6 Semmeln). Bleibt weiter zuckerfrei. Blutzucker im Oktober 142 mg%, im November 114 mg%. 22. XII. Harn zuckerfrei, Blutzucker 100 mg%. Verordnung: Normalkost mit strenger Ausschaltung von Zucker. 6. V. 1931 andauernd zuckerfrei. Blutzucker am späteren Vormittag 82 mg%. Das K. G. hat von 96,4 (kräftiger Mann) bei gleichzeitiger Entwässerung auf 90,7 kg abgenommen.

c) Behandlung mit Standardkost, verschärft durch Gemüsetage.

Manches Mal erweist es sich als zweckmäßig, die Entzuckerung unter St. K. durch Einschaltung von strengeren Schontagen zu beschleunigen. Wir geben am Gemüsetag folgende Kost.

	Verteilung:	
3 Eier	früh:	$^{1}/_{8}$ l Obers in Kaffee oder Tee, Luftbrot, Butter
2 Eidotter	vorm.:	0
$^{1}/_{4}$ l Obers (= Sahne)	Mittag:	Suppe mit 1 Dotter, 2 Eier, Gemüse, Luftbrot
Gemüse bis 800 g	nachm.:	wie früh
120 g Fett (50—150 g)	abend:	wie mittags, nur 1 Ei.
Tee, Kaffee, klare Suppe		
$^{1}/_{4}$ l Wein		
1—2 Luftbrote.		

Wir geben diese Gemüsetage meist jeden 4. Tag, später nur einmal pro Woche und lassen sie schließlich bei sehr hoher Toleranz wieder weg. Wir führen ein Beispiel an:

Fall 14. 48jähr. Mann. Zirka 14 Tage vor Eintritt in die Behandlung vermehrter Durst und große Harnmenge plötzlich aufgetreten. Gewicht hat von 99 auf 95 kg abgenommen (großer, kräftiger Mann). Bei zuckerhaltiger Normalkost am 10. IV. 1933 7,15%—280 g, Azeton Spur. Verordnung: St. K. mit 120 g Fett. 18. IV. 2,64%—21 g, Azeton Spur. K. G. auf 91,9 abgesunken. Verordnung: St. K. weiter und jeden 4. Tag Gemüsetag mit 150 g Fett. 27. IV. 0,66%—9,9 g, Azeton geringste Spuren. Blutzucker 154 mg%. 18. V. Harn zucker- und azetonfrei. 6. VI. zuckerfrei. Blutzucker 100 mg%. K. G. 91 kg. Verordnung: Nur 1 Gemüsetag pro Woche und Steigerung der Kohlehydrate um 2 Semmeln (5 Semmeln). 21. VI. zuckerfrei. Blutzucker 111 mg%. Steigerung um 2 Semmeln (7 Semmeln). 2. VII. zuckerfrei. Steigerung um 2 Semmeln (9 Semmeln). 13. VII. zuckerfrei. Blutzucker 125 mg%. K. G. 91,8 kg. 4. I. immer zuckerfrei. Blutzucker 118 mg%. Verordnung: Normalkost ohne Zucker mit zirka 10 Semmelwerten. 7. VI. 1935 andauernd zuckerfrei. Blutzucker 114 mg%. K. G. 93,9 kg. Vollkommenes Wohlbefinden.

Aus den angeführten Beispielen geht hervor, daß wir allein mit der St. K. auch bei Fällen mit sehr ernstem Ausgangsbefund mitunter ausgezeichnete therapeutische Resultate erzielen können und nicht selten sogar das höchste Ziel der diätetischen Behandlung — die Freigabe der Kost bei strengster und dauernder Ausschaltung des Zuckers — erreichen. Die noch größere Bedeutung der St. K. liegt aber darin, daß wir bei einer Beobachtung von 1—2 Wochen in der Lage sind, uns ein Urteil zu bilden, wie wir den betreffenden Fall am besten behandeln. Wir schalten durch die genaue gewichtsmäßige Verschreibung der Kost die vielen Fehlerquellen für die Beurteilung aus, die durch unzweckmäßige Behandlung und durch Nichteinhalten der Vorschriften gegeben sind. Wir sehen auch, zu welch grundfalschen Schlüssen man kommen müßte, wenn man einen unbehandelten oder schlechtbehandelten Diabetiker auf St. K.

setzt und ihm gleichzeitig irgend einen Diabetikertee oder eines der anderen zahlreichen unwirksamen Mittel, die beim Diabetes empfohlen werden, geben würde. Die scheinbar zauberhafte Wirkung dieser Mittel beruht auf der gleichzeitigen Einhaltung einer Art St. K., wie sie in den den Diabetikertees meist beigegebenen Belehrungen am Schluß angeführt ist.

d) Die typische Schonungsbehandlung mit Eiweißkost und eingeschalteten Gemüsetagen.

Unter Eiweißkost (früher als strenge Kost bezeichnet) verstehen wir eine Diät, die Fleisch, Ei, Käse, Obers (= Sahne), Gemüse, Fett und Luftbrot in genau angegebener Menge enthält. Wenn wir bei der St. K. die 3 Semmeln weglassen, dann haben wir die gewöhnlich verwendete Eiweißkost vor uns. Wir können nun den Eiweiß- und Fettgehalt ebenso wie bei der St. K. variieren und uns so den speziellen Bedürfnissen des einzelnen Falles anpassen. Bei manchen Fällen erweist es sich als zweckmäßig, neben dem Luftbrot eine Menge von 80—160 g *Dia- oder Neubrot* zu geben. Die Zusammensetzung des Gemüsetages haben wir bereits angegeben. Wenn wir Gemüsetage verwenden, machen wir den Pat. immer darauf aufmerksam, daß er den Harn für die Analyse am Tag vor einem Gemüsetag zu sammeln beginnt und der Blutzucker nach Beendigung des Sammelns, also am Morgen des betreffenden Gemüsetages bestimmt wird. Dieses Vorgehen ist leicht verständlich, da wir die Befunde vom theoretisch ungünstigsten Tag haben wollen. Analysen vom Gemüsetag oder dem darauffolgenden Tag würden leicht zu Fehlschlüssen führen. Ist die Entzuckerung eingetreten und der Blutzucker auf Werte von etwa 150 bis 160 mg% abgesunken, dann beginnen wir durch ansteigende Zulagen von Semmeln unter ständiger Kontrolle von Harn und Blutzucker die Kost möglichst weit aufzubauen. Die Kohlehydratzulagen werden nur an den Fleischtagen gegeben. Solange der Blutzucker gleichbleibt oder absinkt, steigern wir von Monat zu Monat die Kohlehydratzufuhr und unterbrechen die Steigerung nur, wenn der Blutzucker stärker ansteigt. Bei neuerlichem Absinken des Blutzuckers setzen wir die Steigerung der Kohlehydratzufuhr wieder fort. Bei einer richtig durchgeführten Toleranzprüfung, wie dieser Vorgang bezeichnet wird, soll es nicht mehr zum Auftreten von Zucker kommen. Die Prüfung wird abgebrochen, wenn es zu einer gewissen nicht zu hohen Einstellung des Nüchternblutzuckers gekommen ist.

Wenn möglich, streben wir bei allen Fällen eine der zuckerfreien Normalkost nahekommende Diät an. Über das Vorgehen im einzelnen Falle unterrichten die folgenden Beispiele:

Fall 15. 48jähr. Mann. Seit einigen Wochen vermehrter Durst, größere Harnmenge, Gewichtsabnahme um $3^1/_2$ kg. Von anderer Seite veranlaßte Harnanalyse ergab 7,7% Zucker, Spuren von Azeton, Blutzucker 307 mg%. Untersuchung bei Normalkost am 7. VI. 1934: 7,04%—193 g, Azeton reichlich. K. G. 69 kg bei normalem Ernährungszustand. Verordnung: St. K. mit 60 g Fett und einer Zulage von 250 g Obst (wegen der Azidose). 16. VI. 5,28%—79,2 g, Azeton 0, Blutzucker 236 mg%. K. G. 68,1 kg. Dem Pat. wird Insulinbehandlung vorgeschlagen, aber auf die dringende Bitte, doch noch weitere Diätbehandlung zu versuchen, davon Abstand genommen. Verordnung: Weiter St. K. das Fett wird mit Rücksicht auf den großen Hunger und die Abnahme des K. G. auf 80—100 g erhöht. 4. VII. 0,88%—8,8 g, Azeton 0, K. G. 67 kg. Verordnung: St. K. bleibt, jeder 4. Tag Gemüsetag mit 150 g Fett. Pat. muß auf einige Zeit verreisen, verspricht aber die Kost genauestens einzuhalten. 14. XI. 0,22%—4,4 g, Azeton 0, Blutzucker 171 mg%. K. G. 73,8 kg. Verordnung: Eiweißkost mit 160 g Diabrot und 120 g Fett, jeder 4. Tag Gemüsetag. 20. XII. Harn zuckerfrei, Blutzucker 146 mg%. K. G. 71,5 kg. Erhöhung der Kost um eine, nach 14 Tagen um 2 Semmeln. 29. I. 1935 Harn zuckerfrei, Blutzucker 143 mg%, K. G. 71,5 kg. Steigerung um weitere 2 Semmeln (4 Semmeln). 11. III. 0,11%—1,98 g, Azeton 0, Blutzucker 157 mg%, K. G. 72,3 kg. Die Kost wurde zeitweise etwas überschritten und die Gemüsetage nicht genau eingehalten. Belehrung und Ermahnung. Kost bleibt. 15. IV. Harn zuckerfrei, Blutzucker 154 mg%, K. G. 70,3 kg. Steigerung um 1 Semmel (5 Semmeln) und nur mehr 1 Gemüsetag pro Woche. 23. V. zuckerfrei, Blutzucker 143 mg%, K. G. 70,3 kg. Steigerung um 1 Semmel (6 Semmeln). 2. VII. zuckerfrei, Blutzucker 161 mg%, K. G. 69,5 kg. Pat. reicht mit der Kost aus und wird mit Rücksicht auf den bevorstehenden Urlaub nicht aufgebessert. 8. VIII. zuckerfrei, Blutzucker 136 mg%, Pat. verreist auf Monate. Kost bleibt. 8. X. zuckerfrei, Blutzucker 136 mg%, K. G. 70,4 kg. Steigerung um 1 Semmel (7 Semmeln). 21. XI. zuckerfrei, Blutzucker 136 mg%, K. G. 69,8 kg. Steigerung um 1 Semmel (8 Semmeln). 3. I. 1936 zuckerfrei, Blutzucker 161 mg%, K. G. 69,3 kg. 4. II. zuckerfrei, Blutzucker 125 mg%. Der Gemüsetag wird weggelassen. Da der Pat. neben 8 Semmeln 160 g Diabrot zu sich nimmt, beträgt die Gesamtbelastung 9 Semmelwerte, was dem Kohlehydratgehalt einer normalen Kost annähernd entspricht. Mit Rücksicht auf den ursprünglich schweren Befund wird vorläufig von der Freigabe der Kost Abstand genommen.

Es handelt sich um einen akut einsetzenden Diabetes mit schwerem Ausgangsbefund bei Normalkost und einem zunächst wenig günstigen Befund bei St. K., so daß die Anzeige zur Insulinbehandlung gegeben schien. Da bei St. K., verschärft durch Gemüsetage, die völlige Entzuckerung ausblieb, wurde eine typische Sch. B. durchgeführt. Nach erreichter Entzuckerung konnte die Kost bis zu einem annähernd normalen Kohlehydratgehalt aufgebaut werden. Dieser erfreuliche Erfolg war nur durch die mustergültige Disziplin des intelligenten Pat. zu erreichen.

Als Gegenstück führen wir den folgenden Fall an, wo die Diätbehandlung durch fortgesetzte Diätfehler unmöglich gemacht wurde und die Pat. nur durch Insulin am Leben erhalten werden konnte.

Fall 16. 44jähr. Frau. 1932 während einer Gelbsucht erstmalig Zucker im Harn, später wieder zuckerfrei. Keine genauere Untersuchung. Eintritt in die Behandlung 1 Jahr später, am 6. XI. 1933. Seit 6 Wochen vermehrter Durst, große Harnmenge, Jucken im Unterleib. Analyse einer Teilportion des Harnes hatte 7,2% Zucker und etwas Azeton bei Normalkost ergeben. Es handelt sich um eine nervöse, etwas fettleibige Dame. Verordnung: St. K. mit 50 g Fett (wegen der Azidose und der Fettleibigkeit) und 80 g Diabrot. 14. XI. 6%—135 g, Azeton sehr leicht vermehrt, Blutzucker 286 mg%. Da die Pat. mit aufgehobenen Händen bittet, die vorgeschlagene Insulinbehandlung hinauszuschieben, wird bei gleicher Kost abgewartet. 21. XI. 4,4%—88 g, Azeton 0, 1,1 kg abgenommen. Verordnung: Eiweißkost mit 200 g Fleisch, 100 g Käse, 120 g Diabrot und 50 g Fett. Jeder 4. Tag Gemüsetag mit 100 g Fett. 28. XI. 3,2%—64 g, Azeton 0,23 g. Verordnung bleibt. 6. XII. 0,8%—14 g, Azeton Spur, K. G. 68,4 kg (nicht mehr abgenommen). Erhöhung der Kost um 40 g auf 160 g Diabrot. 20. XII. Zucker in Spuren, Azeton 0. Zulage von 250 g Obst. 3. I. 1934 Zucker in Spuren, Azeton 0, Blutzucker 182 mg%. Steigerung um 40 g Diabrot (200 g). 20. I. zuckerfrei. Belehrung über die Notwendigkeit, die Kost genau einzuhalten. 31. I. 0,4%—8 g, Azeton 0, Blutzucker 159 mg%. Hat süßes Kompott und Zucker gegessen! Auf die neuerliche ernste Belehrung und Ermahnung erwidert die Pat. lächelnd: „Ich habe gedacht, das bisserl kann doch nicht schaden." Im Februar zuckerfrei. 15. III. 1,5%—24 g, Azeton 0, Blutzucker 272 mg%. Hat wieder mit der gleichen Erklärung von gezuckerten Speisen genascht. Neuerliche Ermahnung und Ankündigung, daß bei Fortsetzen der Diätfehler die weitere Behandlung abgelehnt werden müßte. 11. IV. 1,7%—38,2 g, Azeton 0, Blutzucker 278 mg%. Die Pat. hat die Diät wieder überschritten und auch süße Speisen genascht. Belehrung des Mannes und neuerlicher Vorschlag einer Insulinbehandlung, der abgelehnt wird. Die Pat. geht wegen rheumatischer Beschwerden in ein Bad, durchbricht weiter die Vorschriften und muß nach einiger Zeit mit einem schweren Befund und Komagefahr in ein Krankenhaus aufgenommen werden, wo die Einstellung auf Insulin durchgeführt wird. Die Pat. ist seither Dauerinsulinpatientin, hatte anfangs nur Spuren Zucker, in der letzten Zeit infolge ständiger Diätüberschreitungen um 3% (50—70 g) ohne Azeton.

Es handelt sich um einen mittelschweren zur Progredienz neigenden Fall, bei dem die diätetische Behandlung durch fortgesetzte Diätfehler unmöglich gemacht wurde. Die weitere Prognose ist trotz der Insulinbehandlung infolge der Disziplinlosigkeit der Kranken unsicher.

Fall 17. 52jähr. Frau. Mai 1931 erstmalig Zucker nachgewiesen (6,1%), nach kurzer Behandlung von anderer Seite 0,1%. Letzter Befund (hatte bei einer angeblich sehr strengen Diät [250 g Fleisch, 4—5 Eier, Obers, 8 Stück Diabetikerzwieback, reichlich Litonbrot, reichlich Fett und etwas Diabetikerkompott]) über 1%. Die Pat. kann diese eintönige Kost nicht mehr aushalten. Eintritt in die Behandlung am 27. X. 1931. Verordnung: St. K. mit 120 g Fett. Die Pat. ist in normalem Ernährungszustand (K. G. 61 kg). 6. XI. 0,7%—10,5 g, Azeton 0, Blutzucker 180 mg%. Verordnung: Eiweißkost abwechselnd mit Gemüsetagen. 26. XI. zuckerfrei, Blutzucker 156 mg%, K. G. 60 kg. Erhöhung der Kost zunächst um 1 Semmel, später um 2 Semmeln. 22. XII. zuckerfrei, Blutzucker 191 mg%, K. G. 59,1 kg. Hat die Verordnung einige Male etwas überschritten. Belehrung und Ermahnung. Verordnung bleibt. 7. I. 1932 zuckerfrei, Blutzucker 120 mg%. Steigerung um 3 Semmeln bis 5 Semmeln im Verlauf von 3 Wochen. 28. I. zuckerfrei, Blutzucker 150 mg%. Bleibt bei 5 Semmeln. 24. II. zuckerfrei, Blutzucker 190 mg%. Kleine Ungenauigkeiten in der Kost. Reduktion um 1 Semmel auf 4 Semmeln. Die Pat. bleibt in den folgenden Jahren unter ständiger Kontrolle, sie vermeidet den Zucker vollständig, leistet sich aber immer wieder kleine Diätüberschreitungen. Sie wird bei Eiweißkost mit 4—7 Semmeln gehalten, der Fettgehalt je nach dem Verhalten des K. G. jeweils auf 80 g reduziert. Der Harn ist meist negativ, bei Diätüberschreitung oder interkurrenten Erkrankungen werden vorübergehend geringe Zuckermengen (5—20 g) ausgeschieden, der Blutzucker bewegt sich zwischen 150—220 mg%. Die Pat. fühlt sich dauernd wohl und ist körperlich und geistig voll leistungsfähig.

Es handelt sich um einen leichteren, wenig zur Progredienz neigenden Fall, bei dem die Diätbehandlung anfangs durch unzweckmäßige Überlastung mit Diabetikernährmitteln zu scheitern drohte. Unter einer typischen Schonkur tritt rasche Entzuckerung und schließlich eine genügende Toleranz ein. Ein idealer Behandlungserfolg wird durch immer wiederkehrende Diätüberschreitungen wohl verhindert, doch ist das praktische Ergebnis im Verlauf von 4 Jahren zufriedenstellend.

Fall 18. 55jähr. Mann. Erstmalig Nachweis von Zucker Mitte 1929 (1,95% bei Normalkost). Wurde bei Behandlung von anderer Seite nie zuckerfrei. Letzter Befund am 2. I. 1932 4% in einer Teilportion. Keine Blutzuckeranalysen. Hatte immer bei einer sehr eiweiß- und fettreichen Kost mit reichlich Diabetikernährmitteln gelebt und zeitweise auch gezuckerte Speisen gekostet. 4. I. 1932. Verordnung: St. K. mit 150 g Fett. Großer kräftiger Mann mit einem Körpergewicht von 95 kg. 14. I. 0,55%—11 g, Azeton 0, Blutzucker 161 mg%. Verordnung: Eiweißkost mit 250 g Fleisch, 2 Eier, 100 g Käse, 150 g Fett usw. und jeden 4. Tag Gemüsetag. 29. I. zuckerfrei, Blutzucker 146 mg%. Steigerung der Kost um 2 Semmeln. 12. II. zuckerfrei, Blutzucker 139 mg%. Steigerung um 2 Semmeln (4 Semmeln). 11. III. zuckerfrei, Blutzucker

168 mg%. Steigerung um 1 Semmel (5 Semmeln). 8. IV. zuckerfrei, Blutzucker 146 mg%. Steigerung um 1 Semmel (6 Semmeln). 6. V. zuckerfrei, Blutzucker 150 mg%. Steigerung um 1 Semmel (7 Semmeln). 3. VI. 0,11%—1,98 g, Azeton 0, Blutzucker 164 mg%. Reduktion auf 5 Semmeln. K. G. 93,5 kg. 13. VI. zuckerfrei, bleibt bei 5 Semmeln. 27. VI. zuckerfrei, Blutzucker 154 mg%. In den folgenden Monaten immer zuckerfrei, Blutzucker zwischen 150—160 mg%. Das K. G. sinkt ständig ab. 9. XII. zuckerfrei, Blutzucker 125 mg%, K. G. 88,8 kg. Steigerung um 1 Semmel (6 Semmeln). 9. I. 1933 zuckerfrei, Blutzucker 143 mg%. Steigerung um 1 Semmel (7 Semmeln). 8. II. zuckerfrei, Blutzucker 161 mg%, K. G. 89,8 kg. Hat im Gasthaus gegessen. Ermahnung und Belehrung. 3. III. zuckerfrei, Blutzucker 146 mg%. Steigerung um 1 Semmel (8 Semmeln). 7. IV. zuckerfrei, Blutzucker 164 mg%, K. G. 88,8 kg. Bleibt bei 8 Semmeln. 5. V. Harn zuckerfrei, Blutzucker 125 mg%. Steigerung um 1 Semmel (9 Semmeln). 2. VI. zuckerfrei, Blutzucker 146 mg%, K. G. 87,8 kg. Der Pat. wird alle 4—6 Wochen weiterkontrolliert, der Harn bleibt zuckerfrei, nur nach komplizierenden Erkrankungen kommt es vorübergehend zu geringer Glykosurie. Die Blutzuckerwerte bewegen sich zwischen 140—203 mg%. Das K. G. ist stationär, leichte Gewichtsanstiege werden durch vorübergehende Fettreduktion (130 g statt 150—160 g) behoben. Letzte Kontrolle am 9. III. 1936. Harn zuckerfrei. Blutzucker 150 mg%. Andauernd vollkommenes Wohlbefinden und volle Leistungsfähigkeit. Von einer Freigabe der Kost wird Abstand genommen, da der Pat. von Haus aus ein „starker Esser“ ist und die Gefahr einer Überlastung des Stoffwechsels besteht.

Es handelt sich um das typische Beispiel eines leichten Falles, der bei unzweckmäßiger Behandlung nicht zuckerfrei wird, infolge der langdauernden einseitigen Ernährung Diätfehler macht und im Verlauf von $1^1/_2$ Jahren progredient ist. Unter einer Schonungsbehandlung tritt rasch Entzuckerung und sehr hohe Kohlehydrattoleranz auf, die einer normalen Ernährung nahekommt.

e) Verschärfte Formen der Schonungsbehandlung.

Bei Beginn der Behandlung kann es sich bei schwereren Ausgangsbefunden oder bei Vorliegen von Komplikationen als zweckmäßig erweisen, auch radikalere diätetische Methoden in Anwendung zu bringen, falls man aus irgend welchen Gründen eine Insulinbehandlung nicht durchführen kann oder will. Eine derartig verschärfte Behandlung soll heute aber immer auf ganz kurze Zeit durchgeführt werden, und wenn ein durchgreifender Erfolg ausbleibt, doch bald zum Insulin gegriffen werden. Wir verwenden dazu den Hungertag, die knappe, fettarme Eiweißkost und im Eiweiß- und Fettgehalt reduzierte Gemüsetage. Am Hungertag bleibt der Pat. im Bett und erhält nur Flüssigkeit in Form von klarer, abgefetteter Suppe, Tee, schwarzen Kaffee, Wein und etwas Kognak. Bei der knappen Eiweißkost geben wir nur 80—100 g Fleisch, 1—2 Eier, $^1/_8$—$^1/_4$ l Obers und 30—100 g Fett. Am reduzierten Gemüsetag geben wir: 0—2 Eier, $^1/_8$—$^1/_4$ l Obers, Gemüse bis 1000 g, 30 bis 100 g Fett, Tee, Kaffee, klare Suppe, 1—2 Luftbrote und eventuell $^1/_4$ l Wein. Wir leiten dann die Behandlung durch einen Hungertag ein, geben anschließend einen reduzierten Gemüsetag und anschließend knappe Eiweißkost, abwechselnd mit strengeren Gemüsetagen. Wird der Pat. bei diesem Regime nicht rasch zuckerfrei, dann gehen wir am besten sofort zur Insulintherapie über. Vor der Entdeckung des Insulins mußte solchen verschärften Kuren eine große Bedeutung zuerkannt werden. Sie können heute auch bei Anstaltsbehandlungen in größerem Maße angewendet werden. Für die ambulante Behandlung kommen sie aber nur in sehr beschränktem Ausmaße in Frage und sollen nur von erfahrenen Ärzten angewendet werden. Am meisten eignen sich fettleibige Kranke, z. B. Frauen, mit einem stark juckenden Genitalekzem für diese Therapie. Die starken Beschwerden durch den Juckreiz sorgen dafür, daß solche einschneidende Verordnungen auch tatsächlich zu Hause eingehalten werden. Von einer Anführung von Beispielen sehen wir ab, da sich der weitere Verlauf solcher Fälle nach erreichter Entzuckerung analog der gewöhnlichen Sch. B. abspielt.

f) Die Gegenregulationsbehandlung.

Wir verwenden für die typische G. R. B. fast ausschließlich eiweiß- und kohlehydratreiche, aber sehr fettarme Kostformen. Das Hauptanwendungsgebiet erstreckt sich auf die ausgesprochen fettleibigen Diabetiker, die abgemagert werden sollen. Bei den leichteren Fällen schwindet Hand in Hand mit der fortschreitenden Abmagerung auch der Zucker im Harn, und der Blutzucker nähert sich der Norm. Wollen wir G. R. B. betreiben und den Körperbestand erhalten oder Gewichtszunahme erreichen, dann treten die alten, fettreichen Kohlehydratkuren in ihr Recht. Ihr Anwendungsgebiet erstreckt sich vor allem auf die mageren, jugendlichen und schweren Diabetesfälle, die wir aber heute lieber mit Insulin behandeln.

Gegenregulationsbehandlung bei fettsüchtigen Fällen in Form einer Abmagerungskur.

Wir verwenden dabei eine Kost etwa folgender Zusammensetzung: 200—300 g Fleisch, 2 Eier, 30—50 g Käse und 100 bis

200 g Topfen, $^1/_4$ l Milch, 3—5 Semmeln, 20—50 g Fett, das übrige wie bei der St. K. Ist Zuckerfreiheit eingetreten und der Blutzucker entsprechend abgesunken, dann erhöhen wir unter ständiger Kontrolle des K. G. den Kohlehydratgehalt. Die Dauerverordnung ist immer fettarm. Tritt bei der ursprünglichen Verordnung die Entzuckerung nicht ein, dann tragen wir dem Sch.-Prinzip durch Einschaltung von Gemüsetagen und durch eventuelle Reduktion des Kohlehydrat- und Eiweißgehaltes ebenfalls Rechnung. Je schwerer der Diabetes ist, desto mehr berücksichtigen wir das Sch.-Prinzip, indem wir anfangs fettarme Eiweißkost und Hungertage verwenden. Wir bringen nun einige Beispiele.

Fall 19. 35jähr. Mann. Vor 14 Tagen akutes Einsetzen diabetischer Erscheinungen. Im „Morgenharn" wurde 7,2% Zucker gefunden und der Pat. auf eine fettreiche Eiweißkost mit Aleuronatbrot gesetzt. Vor 4 Jahren wurde der Pat. wegen eines Gewerbe-Ekzems an den Händen mit Arsen behandelt und nahm daraufhin in einem Jahr um 28 kg an Gewicht zu. In den letzten Jahren weitere Zunahme um 4 kg. 18. XI. 1935. Untermittelgroßer Mann mit ausgesprochener Adipositas. K. G. 90,8 kg. Leichter Azetongeruch. Wird zuerst auf der vom Hausarzt verordneten Kost belassen. 20. XI. 0,3%—6 g, 0,096 g, Azeton, Blutzucker 170 mg%. Verordnung: 250 g Fleisch, 2 Eier, 50 g Käse, 100 g Topfen, $^1/_4$ l Milch, 3 Semmeln, 50 g Fett, das übrige wie bei St. K. 4. XII. zuckerfrei, Blutzucker 138 mg%, K. G. 87,9 kg. Steigerung um 1 Semmel (4 Semmeln) und 20 g Aleuronatmehl. 3. I. 1936 zuckerfrei, Blutzucker 172 mg%, K. G. 85,3 kg. Hat mehr Fleisch und Fett gegessen. Ermahnung. Steigerung um 1 Semmel (5 Semmeln). 31. I. zuckerfrei, Blutzucker 117 mg%, K. G. 81,1 kg. Steigerung um 2 Semmeln (7 Semmeln). 6. III. zuckerfrei, Blutzucker 117 mg%, K. G. 79,5 kg. Verordnung: Fleisch auf 300 g erhöht, sonst Normalkost mit zirka 8—10 Semmelwerten und wenig Fett bei strengster Ausschaltung von Zucker. 28. IV. zuckerfrei, Blutzucker 124 mg%, K. G. 79,7 kg.

Es handelt sich um einen akut einsetzenden Diabetes bei einem jungen, fettsüchtigen Mann, bei dem sich die Fettsucht im Anschluß an eine Arsenkur rapid entwickelt hat. Unter einer fettreichen Schonkost scheidet der Pat. geringe Mengen von Zucker und Azeton aus. Durch eine fettarme Kost mit höherem Zuckerwert wird rasch Entzuckerung, Senkung des Blutzuckers und schließlich eine der Normalkost entsprechende Toleranz erreicht, wobei das Körpergewicht in nicht ganz 4 Monaten um über 11 kg reduziert wird.

Fall 20. 37jähr. Frau. In den letzten 7 Jahren starke Gewichtszunahme, vor 3 Jahren Furunkulose. Vor zirka 1 Monat wurde gelegentlich einer grippösen Erkrankung erstmalig Zucker gefunden. Bei zuckerhaltiger Normalkost am 12. II. 1935 1,6%—40 g, Azeton 0, Blutzucker 143 mg%, K. G. 104,3 kg (mittelgroße Frau). Verordnung: 250 g Fleisch,

2 Eier, 30 g Käse, 100 g Topfen, 5 Semmeln, 40 g Fett, sonst wie bei St. K. 12. III. zuckerfrei, K. G. 97,7 kg. Steigerung um 2 Semmeln (7 Semmeln) in Form von 500 g Obst. 12. IV. zuckerfrei, K. G. 96,1 kg. 15. V. 2%—30 g, Azeton 0, K. G. 93 kg. Hat süße Mehlspeisen gegessen. Ermahnung. 14. VI. zuckerfrei, K. G. 87,8 kg. 28. VI. zuckerfrei, Blutzucker 113 mg%, K. G. 87,5 kg. Verordnung: Normalkost ohne Zucker mit 40 g Fett. 6. IX. zuckerfrei, K. G. 81,7 kg. Steigerung der Fettmenge um 20 g (60 g). 22. XI. zuckerfrei, Blutzucker 111 mg%, K. G. 80,5 kg. Während der ganzen Kur bestes Wohlbefinden.

Es handelt sich um einen leichten Diabetes bei höhergradiger Fettsucht, der zufällig entdeckt wurde. Unter einer typischen Abmagerungskur tritt rasche Entzuckerung, Senkung des Blutzuckers zur Norm und so hohe Kohlehydrattoleranz auf, daß normale Kost ohne Zucker vertragen wird. Das Körpergewicht nimmt während der 9 Monate dauernden Behandlung um über 23 kg ab. Die Pat. fühlt sich ausgezeichnet.

Fall 21. 50jähr. Frau. Seit Jahren Hautjucken und Jucken in der Scheide. Vor 2 Jahren wurde der Harn untersucht und kein Zucker gefunden. Die Mutter und ein Bruder der Pat. leiden an Diabetes, auch eine Schwester soll zuckerkrank sein. Die Pat. ist seit der Jugend fettleibig, das höchste Gewicht soll 167 kg betragen haben. Körpergröße 170 cm. Vor kurzem wurde bei einer neuerlichen Harnuntersuchung erstmalig Zucker gefunden. Großer Durst und vermehrte Harnmenge. 2. X. 1934 bei zuckerhaltiger Normalkost 3,5%—157,5 g, Azeton 0, K. G. 129,5 kg. Verordnung: 1 Hungertag und nachher eiweißreiche Kost mit 4 Semmeln und 30 g Fett. 5. X. 2,2%—44 g, Azeton Spur. 12. X. 1,1%—24,7 g, Azeton positiv, K. G. 126,1 kg. 30. X. 0,4%8 g, Azeton 0, K. G. 124,4 kg. 27. XI. zuckerfrei, K. G. 121,8 kg. 11. I. 1935 zuckerfrei, K. G. 116,7 kg. Steigerung um 2 Semmeln (6 Semmeln). Durch 1 Monat Wurst gegessen und dadurch die Fettmenge überschritten. Ermahnung. 15. X. zuckerfrei, Blutzucker 124 mg%, K. G. 107,4 kg. Die Pat. bleibt in den nächsten Monaten zuckerfrei. Das Gewicht geht nicht weiter herunter. Die Blutzuckerwerte schwanken zwischen 130—150 mg%. Letzte Kontrolle am 7. II. 1936. Zuckerfrei, Blutzucker 148 mg%, K. G. 107 kg.

Es handelt sich um einen Fall von hochgradiger Fettsucht mit einem mittelschweren Befund bei der 1. Untersuchung. Durch die Entfettungskur wird rasch Entzuckerung und Senkung des Körpergewichtes um 22,5 kg. erzielt.

Fall 22. 56jähr. Mann. Seit 1925 wurde wiederholt Zucker im Harn nachgewiesen (bis 0,54%). Keine Blutzuckeranalysen und keine Diätverordnung. Im Juni 1934 nach reichlichem Genuß von süßen Speisen und Bier während eines Urlaubes vermehrter Durst, größere Harnmenge. Bei vollständigem Entzug der Kohlehydrate und reichlichem Eiweiß- und Fettverzehr 3,74%, Blutzucker 221 mg%. Eintritt in die Behandlung am 22. VI. 1934. Kräftiger, mittelgroßer und etwas fettleibiger Herr. K. G. 93,1 kg. Verordnung: 250 g Fleisch, 2 Eier, 50 g Käse, 100 g Topfen, 3 Semmeln, 50 g Fett, sonst wie bei St. K. 2. VII. 0,11%—2,09 g, Azeton 0, Blutzucker 171 mg%, K. G. 91,3 kg. 1. VIII.

0,11%—1,2 g, Azeton 0. 20. VIII. Zucker in Spuren, Blutzucker 139 mg%, K. G. 87,8 kg. Steigerung um 1 Semmel (4 Semmeln). 24. IX. zuckerfrei, Blutzucker 143 mg%, K. G. 87,1 kg. Steigerung um 1 Semmel (5 Semmeln). 26. X. Harn zuckerfrei, Blutzucker 139 mg%, K. G. 87,6 kg (um 0,5 kg angestiegen). Steigerung um 1. Semmel (6 Semmeln), Fett um 10 g auf 40 g vermindert. 12. XII. zuckerfrei, Blutzucker 125 mg%, K. G. 86,8 kg. Steigerung um 1 Semmel (7 Semmeln). 17. I. 1935 zuckerfrei, Blutzucker 146 mg%, K. G. 89,2 kg (hat mehr Fett gegessen). Ermahnung. 26. II. zuckerfrei, Blutzucker 132 mg%, K. G. 86 kg. Steigerung um 1 Semmel (8 Semmeln). Bei dieser Kost bleibt der Pat. in den folgenden Monaten dauernd zuckerfrei und nimmt weiterhin noch etwas an Gewicht ab. 20. XII. zuckerfrei, Blutzucker 129 mg%, K. G. 83,7 kg. Verordnung: Normalkost ohne Zucker mit Beschränkung der Fettzufuhr auf zirka 40 g. 26. II. 1936 zuckerfrei, Blutzucker 121 mg%, K. G. 86,6 kg. Vollkommenes Wohlbefinden während der ganzen Beobachtungszeit.

Es handelt sich um einen durch 9 Jahre stationären leichten Diabetes, der nach reichlichem Zuckergenuß eine ernste Verschlechterung seines Zustandes bekam. Der Pat. wäre von Anfang an durch Entzug des Zuckers und mäßige Fettbeschränkung leicht zu behandeln gewesen. Eine unrichtigerweise verordnete Schonkur mit reichlich Eiweiß und Fett, die möglicherweise auch nicht genau eingehalten wurde, führt nicht zur Entzuckerung. Unter einer typischen Abmagerungskur kommt es aber rasch zum Schwinden der Glykosurie und schließlich im Verlauf von $1^1/_2$ Jahren zu einem idealen Behandlungserfolg. Das K. G. wird um 9,5 kg vermindert.

Anwendung der G. R. B. bei nichtfettsüchtigen Fällen.

Es gibt Fälle, bei denen wir nach der ganzen Sachlage durch Einleitung der Sch. B. rasche Entzuckerung erwarten und bei denen die vollständige Entzuckerung aber nicht eintritt. Wir vermuten dann, daß an diesem Mißerfolg eine hyperaktive G. R. schuld sein kann und schalten auf eine G. R. B. um. Wir verwenden dazu auch meist die fettarmen, eiweiß- und kohlehydratreichen Kostformen. Beispiele:

Fall 23. 59jähr. Frau. Beginn der Diabeteserscheinungen Mitte 1931. Jucken im Unterleib. Vermehrter Durst. Im Harn 7% Zucker. Bei hausärztlicher Behandlung nie zuckerfrei. Letzter Befund 3,4%. 2. X. 1931. Übermittelgroße Frau in annähernd normalem Ernährungszustand. K. G. 72 kg. Verordnung: St. K. mit 120 g Fett. 14. X. 0,99%—22 g, Azeton 0, Blutzucker 243 mg%. Einleitung einer typischen Schonungskur mit Eiweißkost, abwechselnd mit Gemüsetagen. 9. XI. 0,44%—7,9 g, Azeton in Spuren, Blutzucker 236 mg%, K. G. 71,5 kg. 9. XII. Zwischen 0,22 und 0,33% Zucker, Blutzucker 203 mg%, K. G. 72,1 kg. Nach dem günstigen Befund bei St. K. wäre ein rascher Erfolg der Schonkur zu erwarten gewesen. Da im Verlauf von 2 Monaten die Entzuckerung ausblieb, wurde eine stärkere Gegenregulationskomponente angenommen und zunächst auf eiweißreiche und fettarme Kost umgeschaltet. Verordnung: 300 g Fleisch, 2 Eier, $^1/_4$ l Milch, 200 g Topfen, Gemüse bis 800 g, 20 g Fett, 1—2 Luftbrote. Keine Gemüsetage. 22. XII. 0,11%—negativ, Blutzucker 214 mg%. Erhöhung der Kost um $2^1/_2$ Semmeln. 12. I. 1932 0,33%—5,28 g, Azeton 0, Blutzucker 238 mg%. Seit 4 Tagen Durchfall. Verordnung: Vorübergehend das Gemüse weglassen. 2. II. zuckerfrei, Blutzucker 178 mg%, K. G. 69,5 kg. Steigerung um $1^1/_2$ Semmeln (4 Semmeln). 24. III. zuckerfrei, Blutzucker 146 mg%, K. G. 68,2 kg. Steigerung um 1 Semmel (5 Semmeln). 27. V. zuckerfrei, Blutzucker 146 mg%, K. G. 66,3 kg. 24. VI. zuckerfrei, Blutzucker 157 mg%, K. G. 65,7 kg. 23. VIII. andauernd zuckerfrei, Blutzucker 154 mg%. Verordnung: 250 g Fleisch, 2 Eier, 100 g Käse, $^1/_4$ l Milch, 30 g Fett, 5 Semmeln. Ein Tag pro Woche fleischlos. 29. IX. zuckerfrei, Blutzucker 146 mg%, K. G. 66 kg. 28. X. zuckerfrei, Blutzucker 132 mg%. Steigerung um 1 Semmel (6 Semmeln). 28. XI. zuckerfrei, Blutzucker 157 mg%, K. G. 68,2 kg. 2. I. 1933 zuckerfrei, Blutzucker 132 mg%, K. G. 66,5 kg. Steigerung um 1 Semmel (7 Semmeln). 9. II. Zucker in Spuren (nach Aufregung). 10. III. zuckerfrei, Blutzucker 132 mg%, K. G. 67,1 kg. 12. V. Zucker in Spuren, Blutzucker 136 mg%. 16. VI. 0,11%—2,5 g, Azeton 0, Blutzucker 168 mg%, K. G. 67,2 kg. (Schwere Aufregung nach Bombenexplosion im gegenüberliegenden Haus.) 22. VIII. zuckerfrei, Blutzucker 146 mg%, K. G. 66,2 kg. 6. X. zuckerfrei, Blutzucker 121 mg%, K. G. 66,4 kg. 17. XI. zuckerfrei, Blutzucker 139 mg%. 26. II. 1934 zuckerfrei, Blutzucker 132 mg%. 26. VI. zuckerfrei, Blutzucker 154 mg%, K. G. 67,6 kg. 23. VIII. zuckerfrei, Blutzucker 150 mg%. Während der ganzen Beobachtungszeit Wohlbefinden.

Nach dem Befund bei St. K. handelt es sich um einen leichteren Fall von Diabetes, der vorher nur durch unzweckmäßige Behandlung reichlich Zucker ausschied. Die Sch. B. führt aber im Verlauf von 2 Monaten nicht zu der erwarteten Entzuckerung, weshalb zunächst auf fettarme, eiweißreiche Kost umgeschaltet wird. Dabei wird die Pat. in 14 Tagen zuckerfrei, und bei rasch ansteigender Kohlehydratbelastung sinkt auch der Blutzucker ab, so daß schließlich eine hohe Kohlehydrattoleranz erreicht wird. Die fettarme Kost wird bei diesem Fall zur Dauerkost.

Fall 24. 49jähr. Frau. Seit einigen Monaten Diabetes nachgewiesen und diätetische Behandlung von anderer Seite. In den letzten Tagen große Schwäche, Brechreiz, Kopfschmerzen. Eintritt in die Behandlung am 2. VI. 1929. Wegen eines ausgesprochen subkomatösen Zustandes wird die Pat. bei fettfreier Mehlfrüchtekost mit hohen Dosen Insulin entzuckert. Im Verlauf von 4 Monaten kann das Insulin ganz weggelassen und auf Diätbehandlung übergegangen werden. Die Pat. wird anfangs bei Eiweißkost abwechselnd mit Gemüsetagen gehalten und bei ständiger Zuckerfreiheit des Harnes die Kost auf $4^1/_2$ Semmeln aufgebessert. 1930 und 1931 ist die Pat. bei diesem fettreichen Regime andauernd zuckerfrei. Wiedereintritt in die Behandlung am 16. III. 1932. Die Pat. hat in der letzten Zeit um $3^1/_2$ kg zugenommen, fühlt sich nicht wohl und hat fast ständig Zucker im Harn. K. G. 76,4 gegen 73 kg im Jahre 1931. 0,2%—1,7 g, Azeton 0, Blutzucker 183 mg%. Verordnung: Hungertag und nachher St. K. 25. III. 0,34%—3,9 g, Azeton 0, Blutzucker 194 mg%. Da die Entzuckerung nicht erwartungsgemäß eingetreten ist, wird auf G. R. B. umgeschaltet. Verordnung: 200 g Fleisch, 2 Eier, $^1/_4$ l Milch, 5 Semmeln, 30 g Fett. 20. IV. Zucker in Spuren, Blutzucker 204 mg%, K. G. 74 kg. 12. V. zuckerfrei, Blutzucker 134 mg%, K. G. 73,7 kg. 17. VI. zuckerfrei, Blutzucker 146 mg%, K. G. 71,9 kg. Verordnung bleibt. 12. VII. 1934. War im vergangenen Jahre zuckerfrei. Jetzt 0,1%—0,86 g, Azeton 0, Blutzucker 143 mg%, K. G. 70,9 kg. Hat schwere Aufregungen mitgemacht. 12. II. 1935 3%—45 g, Azeton 0, Blutzucker 208 mg%, K. G. 70,4 kg. Hat einmal von einer Torte gegessen! Ermahnung, die Kost genau einzuhalten. 27. II. 0,7%—10,75 g, Azeton 0, Blutzucker 172 mg%, K. G. 69,6 kg. Verordnung: Bisherige Kost bleibt mit 3 Semmeln und 50 g Fett. 3. IV. Zucker in Spuren, Blutzucker 157 mg%, K. G. 69,6 kg.

Es handelt sich um einen ernsten Diabetesfall, der nach Überwindung eines Subkomas durch 2 Jahre bei fettreicher Ernährung mit mittlerem Kohlehydratgehalt zuckerfrei und bei bestem Wohlbefinden gehalten werden konnte. Eine Verschlechterung der Stoffwechsellage, die gleichzeitig mit einer Zunahme des K. G. um $3^1/_2$ kg einherging, ließ sich nicht im Sinne der Sch. B. durch einen Hungertag und nachfolgende Beschränkung der Kohlehydrate beheben. Es wurde daher auf eine G. R. B. durch Vermehrung der Kohlehydrate und starke Beschränkung des Fettes umgeschaltet. Nun kommt es rasch zur Entzuckerung und Senkung des Blutzuckers unter gleichzeitiger Beseitigung des geringen Übergewichtes. Die Pat. wird bei dem fettarmen Regime durch weitere 3 Jahre bei bestem Wohlbefinden gehalten. Das Gesamtresultat ist besonders beachtenswert, da fast 6 Jahre nach Überwindung eines subkomatösen Zustandes bei rein diätetischer Behandlung vergangen sind.

Unzweckmäßigkeit fettarmer Kost als Dauerverordnung bei manchen Fällen.

Fettarmut wird von manchen Kranken auf die Dauer ebenso unangenehm empfunden, wie Kohlehydratarmut der Kost. Es gibt auch Menschen, die auf die bei einem fettarmen Regime auftretende Gewichtsabnahme sehr ungünstig reagieren. Dies gilt besonders für ältere Diabetiker. 2 Beispiele sollen das Gesagte erläutern.

Fall 25. 50jähr. Frau. Seit 2 Jahren Diabetes nachgewiesen. Bisher keine systematische Behandlung. 9. IX. 1931. Verordnung: St. K. 15. IX. 0,4%—5 g, Azeton 0, Blutzucker 260 mg%, K. G. 70,8 kg. Verordnung: Eiweißkost, abwechselnd mit Gemüsetagen. 19. X. zuckerfrei,

Azeton in Spuren, Blutzucker 213 mg%, K. G. 70,5 kg. Langsame Steigerung der Kost bis auf $2^1/_2$ Semmeln. 17. XI. 0,6%—9 g, Azeton 0, Blutzucker 258 mg%. 21. XII. 0,4%—6 g, Azeton 0, Blutzucker 236 mg%, K. G. 69,3 kg. Umschaltung auf G. R. B.: 300 g Fleisch, 2 Eier, 100 g Käse, $^1/_4$ l Milch, 5 Semmeln, 50 g Fett. 29. I. 1932 0,3%—4 g, Azeton 0, Blutzucker 220 mg%, K. G. 68,7 kg. Da die Pat. die fettarme Kost sehr unangenehm empfindet, wird auf fettreiche Kost mit geringem Zuckerwert umgeschaltet: 150 g Fleisch, 2 Eier, $^1/_4$ l Milch, 3 Semmeln, bis 150 g Fett. Ein Gemüsetag pro Woche. 27. V. Harn in den letzten Monaten immer zuckerfrei, Blutzucker 214 mg%, K. G. 67,7 kg. 23. IX. zuckerfrei, K. G. 70,9 kg. Fühlt sich vollkommen wohl.

Es handelt sich um einen leichteren Fall, der wohl bei der Sch. B. rasch zuckerfrei wird, aber bei geringer Belastung mit Kohlehydraten wieder rasch Zucker ausscheidet. Eine nun eingeschaltete G. R. B. wird von der Pat. sehr unangenehm empfunden, weshalb wieder zu einer fettreichen Kost mit geringerem Zuckerwert zurückgeschritten wird. Bei dieser, der St. K. entsprechenden Diät, wird die Pat. aber rasch zuckerfrei und bleibt es auch in den folgenden Monaten. Die G. R. B. hat sich daher (offenbar durch Dämpfung der erregten G. R.) günstig ausgewirkt, kann aber nicht dauernd angewendet werden, da die Pat. die fettarme Kost auf die Dauer sehr unangenehm empfindet.

Fall 26. 65jähr. Mann. Seit zirka 10 Jahren Diabetes. In den letzten Monaten ohne systematische Behandlung bis 4% Zucker bei subjektivem Wohlbefinden. Wurde vom Hausarzt mit Insulin behandelt, wobei der Zucker auf 0,11% abgesunken ist. Wurde nachher in einem Krankenhaus vom Insulin abgesetzt und mit eiweißreicher, sehr fettarmer Kost behandelt. Dabei ebenfalls Spuren von Zucker (bis 0,11%). Unter der fettarmen Kost nahm der Pat. rapid ab und fühlt sich seither sehr müde und hinfällig, während er seinerzeit bei einer Zuckerausscheidung von 4% vollkommen rüstig und beschwerdefrei war. 22. V. 1931. Verordnung: St. K. mit 150—180 g Fett. 5. VI. zuckerfrei, Blutzucker 143 mg%, K. G. 84,4 kg. Fühlt sich besser. Steigerung der Kost im Verlauf der nächsten Monate bis auf 5 Semmeln. 20. XI. 0,5%—10 g, Azeton 0. Verordnung: Eiweißkost, abwechselnd mit Gemüsetagen. 10. XII. zuckerfrei, Blutzucker 100 mg%, K. G. 81,4 kg. Steigerung bis 5 Semmeln. 12. I. 1932 zuckerfrei, Blutzucker 118 mg%, K. G. 81,7 kg. 25. IV. zuckerfrei, Blutzucker 154 mg%, K. G. 82,3 kg. Fühlt sich wohl, aber noch immer reduzierter Ernährungszustand.

Es handelt sich um einen leichteren, gutartigen Diabetes bei einem älteren Mann. Ohne systematische Behandlung fühlt sich der Kranke trotz einer beträchtlichen Glykosurie vollkommen wohl. Unter einem fettarmen Regime tritt unter rapidem Absinken des Körpergewichtes große Schwäche und Hinfälligkeit auf. Bei einem fettreichen Regime mit mittleren Mengen von Kohlehydraten kann der Pat. schließlich zuckerfrei und bei gutem Körpergewicht gehalten werden. Die fettarme Kost muß in diesem Falle als therapeutischer Mißgriff gewertet werden.

Diese Beobachtung führt uns zur Besprechung jener leichten und gutartigen Diabetesfälle bei älteren Menschen, bei denen wir von den bisher besprochenen Behandlungsgrundsätzen ausnahmsweise und bewußt abweichen.

g) Atypische Behandlung von gutartigem Diabetes älterer Menschen.

Es gibt Diabetesfälle bei älteren Menschen, wo trotz oft beträchtlicher Glykosurie vollkommenes Wohlbefinden besteht und man den Eindruck bekommt, daß wir mit rigorosen Diätkuren mehr Schaden als Nutzen stiften. Der vorher erwähnte Fall gehört zweifellos in diese Gruppe. Während wir bei jüngeren Diabetikern auch um den Preis von vorübergehenden schwereren Entbehrungen unter allen Umständen immer auf die völlige Entzuckerung hinarbeiten und jedes laxe Vorgehen, wie es leider bei vielen Praktikern üblich ist, als schweren Kunstfehler verurteilen, halten wir es bei alten Menschen ausnahmsweise für erlaubt, von diesen bewährten Regeln abzuweichen. Wir begnügen uns dann mitunter damit, eine stärkere Hyperglykämie und Glykosurie nur zu vermindern und steigen auch bei noch zuckerhaltigem Harn mit der Kost an. Richtunggebend für unser Verhalten ist dann neben dem Harn- und Blutzuckerbefund vor allem das subjektive Befinden der Kranken. Wir warnen aber den Praktiker nachdrücklichst davor, die Indikation zu einem derartig atypischen Vorgehen zu oft und zu leichtfertig zu stellen. Wir wissen, daß gerade das subjektive Befinden, das sonst ein zuverlässiger Maßstab für die Richtigkeit unserer Maßnahmen ist, beim Diabetes als Prüfstein der Behandlung versagt. Wenn wir bei einem jugendlichen Diabetiker mit den typischen schweren Symptomen die Zuckerausscheidung von 250 g auf 50—100 g reduzieren, so ist der Pat. sehr häufig völlig beschwerdefrei geworden, er ist dabei aber noch immer schlecht- oder unbehandelt, da sich bei Fortdauer der Glykosurie die Störung im weiteren Verlauf verschlechtern und rasch zum Koma führen würde. Wir heben dieses Verhalten hier ausdrücklich hervor, da wir wissen, daß die Praktiker sehr häufig überhaupt nur eine auf das subjektive Befinden aufgebaute und dann gewöhnlich unzutreffende Behandlung durchführen. Beispiele

Fall 27. 75jähr. Mann. Im Februar 1931 wurde erstmalig Zucker (6%) nachgewiesen. Jetzt unter Behandlung mit Eiweißkost und „Simonsbrot" 3,8%. 27. IV. 1931. Verordnung: St. K. 6. V. 4%—68 g,

Azeton 0, Blutzucker 273 mg%, K. G. 66,6 kg (hat zirka 7 kg abgenommen). Verordnung: Eiweißkost, abwechselnd mit Gemüsetagen. 15. V. 1,3%—13 g, Azeton reichlich, K. G. 66 kg. 29. V. 1,2%—15,6 g, Azeton in Spuren, K. G. 65,8 kg. Der alte Herr klagt über Müdigkeit, großen Hunger und Obstipation. Verordnung: Nur ein Gemüsetag pro Woche und Steigerung der Kost um 100 g Obst. 19. VI. 0,7%—8,4 g, Azeton Spur, K. G. 66,7 kg. 10—20 g Aleuronatmehl zum Stauben der Gemüse. 16. IX. Nach dem Sommerurlaub 0,6%—12 g, Azeton 0, K. G. 61,8 kg. Große Müdigkeit und Schwäche in den Beinen. Steigerung um 1 Semmel. 30. IX. 0,8%—12 g, Azeton 0, K. G. 62,7 kg. Steigerung um 1 Semmel (2 Semmeln und 100 g Obst). 30. X. 1,25%—25 g, Azeton 0, K. G. 63,4 kg. Steigerung um 1 Semmel (3 Semmeln). 9. XII. 0,6%—12 g, Azeton 0, K. G. 65 kg. 15. I. 1932 1,3%—22,1 g, Azeton 0, K. G. 66,4 kg. 18. III. 1,2%—21,6 g, Azeton 0, K. G. 66,9 kg. 10. VI. 1,4%—23,8 g, Azeton 0, K. G. 68,8 kg. Wohlbefinden, kann besser gehen. 23. IX. 0,8%—14,4 g, Azeton 0, Blutzucker 209%, K. G. 70 kg. Blühendes Aussehen, vollkommenes Wohlbefinden. Steigerung um 150 g Obst (3 Semmeln und 250 g Obst). 3. I. 1933 1,8%—32,4 g, Azeton 0, K. G. 71,2 kg. 20. VI. 2,1%—35,7 g, Azeton 0, K. G. 71,9 kg. 11. V. 1934 2,7%—45 g, Azeton 0, K. G. 72,9 kg. 25. IX. 1,6%—28 g, Azeton 0, K. G. 73 kg. 7. II. 1935 2%—38 g, Azeton 0, K. G. 73,8 kg. 26. VI. 2,3%—36,8 g, Azeton 0, Blutzucker 245 mg%, K. G. 71,6 kg. Immer vollkommenes Wohlbefinden und blühendes Aussehen.

Es handelt sich um einen mittelschweren Diabetes bei einem alten Mann, der bei der gewöhnlichen Schonkur nicht zuckerfrei wird und sich bei der knappen Kost müde und schwach fühlt. Es wird daher von jeder Verschärfung der Behandlung abgesehen und trotz der bestehenden Glykosurie die Kost aufgebaut. Dabei steigt wohl die Glykosurie etwas an, der Pat. erholt sich aber zusehends, nimmt 10 kg an Gewicht zu und fühlt sich während der nächsten 4 Jahre vollkommen wohl. Die Stoffwechselstörung bleibt während der ganzen Beobachtungszeit stationär. Rein theoretisch wäre es auch bei diesem Fall indiziert gewesen, die Entzuckerung durch eine Verschärfung der Diätbehandlung oder durch Insulinzufuhr zu erzwingen, praktisch glauben wir aber mit unserem Vorgehen das Richtige getroffen zu haben.

Fall 28. 67jähr. Mann. Gelegentlich einer Augenoperation wurde bereits vor 4 Jahren etwas Zucker im Harn gefunden. Der Nüchternblutzucker war knapp über dem Normalwert. Eine Blutzuckerkurve nach Belastungsfrühstück ergab den für Diabetes charakteristischen Ablauf. Dem Pat. wurde geraten, bei Normalkost ohne Zucker zu leben. Er hielt diese Verordnung einige Zeit ein, nahm aber stark an Gewicht ab und fühlte sich müd und nervös. Er hielt daher das Zuckerverbot nicht mehr ein, nahm wieder an Gewicht zu und fühlte sich vollkommen wohl. 24. X. 1932 bei Normalkost mit reichlich Zucker 0,66%—13,2 g, Azeton 0, Blutzucker 175 mg%. Verordnung: 4 Wochen Normalkost ohne Zucker. 24. XI. Zucker in Spuren, Blutzucker 146 mg%, K. G. 73,4 kg (2 kg abgenommen). Pat. ist sehr nervös geworden, fast jeden

2. Tag Stimmritzenkrampf. Das Zuckerverbot wird aufgehoben. 26. VI. 1933. Während der ganzen Zeit vollkommenes Wohlbefinden. K. G. 79,3 kg. Der von auswärts kommende Pat. hat keine Analyse machen lassen. 13. V. 1935. Hat durch einige Monate große Schmerzen von einer Bursitis in der linken Schulter mit schlaflosen Nächten mitgemacht. 3,52%—60,1 g, Azeton 0, Blutzucker 203 mg%, K. G. 76,4 kg. Keine diabetischen Erscheinungen. Verordnung: Wieder Normalkost ohne Zucker. 17. VII. 2,31%—38,4 g, Azeton 0, Blutzucker 196 mg%. K. G. 75,8 kg. Verordnung bleibt. 2. X. 0,66%—11,2 g, Azeton 0, Blutzucker 175 mg%, K. G. 74,5 kg. Die Bursitisschmerzen unter Radiumbehandlung geschwunden. 22. I. 1936 0,66%—12,2 g, Azeton 0, Blutzucker 171 mg%, K. G. 73,7 kg. Bleibt bei Normalkost ohne Zucker.

Bei dem 67jähr. Pat. wird nach Feststellung eines beginnenden Diabetes zuckerfreie Normalkost verordnet. Da daraufhin Gewichtsabnahme und nervöse Störungen auftreten, kehrt der Pat. zum Zuckergenuß zurück und fühlt sich in den folgenden 4 Jahren vollkommen wohl. Eine Kontrolluntersuchung ergibt nur eine minimale Verschlechterung der Stoffwechselstörung. Neuerliche Verordnung von zuckerfreier Kost führt wieder zu Gewichtsabnahme und nervösen Störungen, so daß das Zuckerverbot nach 4 Wochen aufgehoben wird. Nach weiteren drei Jahren findet sich während eines sehr schmerzhaften Leidens ein ausgesprochener, aber noch immer leichter Diabetes. Der Pat. wird jetzt bei zuckerfreier Normalkost gehalten und behält eine leichte Glykosurie und Hyperglykämie. Der Kranke hat demnach durch 7 Jahre nach eindeutiger Feststellung eines beginnenden Diabetes bei zuckerreicher Normalkost gelebt und dabei nur eine leichte Verschlechterung der Stoffwechselstörung erlitten, die durch einfachen Zuckerentzug in praktisch ausreichender Weise in Schranken gehalten werden konnte.

Fall 29. 66jähr. Frau. Vor 6 Jahren wurde erstmalig Zucker im Harn nachgewiesen (0,1%). Keine Diätverordnung und keine weiteren Untersuchungen. Erst im Mai 1933 (6 Jahre später) wurde wieder untersucht und 0,4%—4,4 g gefunden. 20. XI. 1933. Verordnung: Normalkost mit Zucker. 24. XI. 0,44%—5,72 g, Azeton 0, Blutzucker 225 mg%. Verordnung: Normalkost ohne Zucker. 12. XII. 0,55%—6,6 g, Azeton 0, Blutzucker 175 mg%, K. G. 70,65 kg. Da die Pat. nervös geworden ist und an Gewicht abgenommen hat, wird wieder auf zuckerhaltige Kost übergegangen. 10. I. 1934 0,66%—7,4 g, Azeton 0, Blutzucker 189 mg%, K. G. 71,3 kg. Es wird nochmals der Zucker verboten. 8. III. 0,1%—1,07 g, Azeton 0, Blutzucker 193 mg%, K. G. 69,3 kg. Wieder nervös. Zuckerverbot aufgehoben. 12. IV. 0,99%—10,6 g, Azeton 0, Blutzucker 203 mg%, K. G. 69,5 kg. Nerven besser. Zuckerhaltige Kost bleibt. 8. V. 0,55%—5,9 g, Azeton 0, Blutzucker 236 mg%, K. G. 69,3 kg. 12. VI. 0,22%—2,5 g, Azeton 0, Blutzucker 221 mg%, K. G. 68,8 kg. 12. IX. 0,55%—6,8 g, Azeton 0, Blutzucker 207 mg%, K. G. 67,2 kg. 12. XI. 1,21%—15,1 g, Azeton 0, Blutzucker 221 mg%, K. G. 67,2 kg. Verbot von Zucker. 11. XII. 0,44%—4,7 g, Azeton 0, Blutzucker 193 mg%, K. G. 67,1 kg. 15. I. 1935 1,21%—12,1 g, Azeton 0,

Blutzucker 186 mg%, K. G. 67,5 kg. Hat sehr reichlich Zucker gegessen. Verordnung bleibt. 14. II. 0,55%—6,2 g, Azeton 0, Blutzucker 218 mg%, K. G. 67,5 kg. 12. IV. 0,55%—6,2 g, Azeton 0, Blutzucker 211 mg%, K. G. 67,5 kg. 14. XI. 2,86%—42,9 g, Azeton 0, Blutzucker 236 mg%. Hat absichtlich sehr viel Zucker gegessen! Zuckerverbot. 23. XII 0,77% bis 9,6 g, Azeton 0, K. G. 64,9 kg.

Es handelt sich um eine ältere Frau, die 6 Jahre nach erstmaliger Feststellung von Zucker im Harn trotz zuckerhaltiger Kost nur eine geringe Glykosurie aufwies. Entzug des Zuckers führt zu Gewichtsabnahme und nervösen Erscheinungen und ändert Glykosurie und Hyperglykämie nur wenig. Bei genauer Beobachtung durch über 1 Jahr tritt trotz zuckerhaltiger Kost keine deutliche Verschlechterung des Zustandes auf. Auf eine von der Pat. absichtlich vorgenommene stärkere Belastung mit Zucker wird die Glykosurie höher, geht aber auf Zuckerentzug rasch wieder zurück, wobei allerdings das K. G. stärker abnimmt. Es liegt also ein gutartiger Altersdiabetes vor, der nur geringe Neigung zur Progredienz zeigt.

Es soll hier noch erwähnt werden, daß es auch Diabetiker im mittleren Alter gibt, bei denen trotz einer ständigen Glykosurie die Stoffwechselstörung oft durch viele Jahre vollständig stätionär bleibt und die Kranken sich des besten Wohlbefindens erfreuen. Bei groben Diätüberschreitungen scheiden solche Fälle 5—6% Zucker (150—200 g) aus, bei Einhalten einer Diät geht die Zuckerausscheidung rasch auf geringe Werte zurück. Solche an sich leichte Fälle brüsten sich häufig anderen Leidensgenossen gegenüber, daß sie die ärztlichen Vorschriften nicht beachten und sich trotzdem sehr wohl fühlen, bis sie eines Tages an einer Komplikation, häufig an Gangrän, doch vorzeitig zugrunde gehen. Meist handelt es sich um fettleibige oder wenigstens ursprünglich fette Diabetiker mit einer peripheren Sklerose, bei denen das Inselleiden vermutlich ebenfalls arteriosklerotischen Ursprungs sein dürfte.

h) Über die Mehlfrüchtekuren.

Unter einer Mehlfrüchtekur (= Kohlehydratkur) wird die Behandlung mit einer Kost verstanden, die ausschließlich Kohlehydrate (Hafer, Reis, Grieß, Mehl, Teigwaren, Kartoffeln usw.) und Fett enthält. Das Indikationsgebiet für die Mehlfrüchtekuren ist seit der Entdeckung des Insulins sehr eingeschränkt worden. Ihre ursprüngliche Form, die Haferkur v. Noordens, kann heute nur mehr historisches Interesse beanspruchen. Da wir vor allem durch die Untersuchungen Faltas wissen, daß die anderen Mehlfrüchte dem Hafer bezüglich ihrer Wirkung nicht nachstehen, ist es nicht mehr zu verantworten, einen

Kranken auch nur einen Tag auf einer solchen einseitigen Kost zu halten. Wir verwenden daher ausschließlich die gemischten Mehlfrüchtediäten mit oder ohne Gemüse und je nach Bedarf im Fettgehalt wechselnd. Eine reine Mehlfrüchtekost wenden wir bei akuten Magendarmstörungen, bei manchen Gallenleiden, bei fieberhaften Erkrankungen, postoperativ und bei schwerer Azidose an. Meist wird die Behandlung dann gleichzeitig mit Insulin kombiniert. Wir verordnen den Mehlfrüchtegehalt in Form von Semmeln (5—7), überlassen die Auswahl der Mehlfrüchte dem Pat. nach der Tauschtabelle und bewilligen je nach der Art des Falles $^1/_4$—$^1/_2$ l Milch, Gemüse und klare Suppe. Das Fett wird bei den erwähnten Indikationen entweder ganz ausgeschaltet oder doch sehr beschränkt. Die Mehlfrüchtekost kommt auch nur als ein- oder mehrtägige Schaltdiät zur Anwendung. In ganz seltenen Fällen kann man auch in die Lage kommen, eine langfristige Mehlfrüchtekur durchzuführen. Wir führen zwei diesbezügliche Beispiele an.

Fall 30. 69jähr. Mann. Seit 1925 Diabetes. Auf Diät zuckerfrei, nach Diätfehlern bis zu 5%. 1928 Nierenbeckenentzündung mit hohem Fieber. Damals trotz Diät 3—4%. Eintritt in die Behandlung 7. XI. 1934 bei St. K. 2,34%—24,75 g, Azeton 0,35 g, Blutzucker 265 mg%. Unter Behandlung mit fettarmer, eiweißreicher Kost und 3 Semmeln tritt im Verlauf von 4 Wochen Entzuckerung ein. Die Kost kann schließlich bis 6 Semmeln aufgebaut werden. Bei diesem Regime ist der Pat., der keine Diätfehler mehr begeht, meist zuckerfrei. Bei stärkerer beruflicher Belastung und Aufregungen werden geringe Zuckermengen (0,2—0,4%) ausgeschieden. Am 3. III. 1936 0,2%—2,4 g, Azeton 0, Blutzucker 210 mg%. Am 4. III. erkrankt der Pat. plötzlich mit Frösteln und Fieber über 39°. Der Harn ist trüb und blutig. Es wird unter der Annahme einer Pyelitis sofort Cylotropin venös gegeben und die Kost dem hochfieberhaften Zustand angepaßt. Verordnung: Mehlfrüchte-Gemüsekost mit 7 Semmeln, $^1/_4$ l Milch und sehr wenig Fett (bis maximal 30 g). Bettruhe, täglich Cylotropin-Injektion. 5. III. 0,3% bis 3,6 g, Azeton 0. 6. III. 0,4%—3,2 g, Azeton 0. 7. III. zuckerfrei, afebril. 8. III. Langsamer Übergang auf die gewöhnliche Ernährung.

Es handelt sich um einen gutartigen Diabetes, der trotz jahrelanger Diätfehler so wenig progredient ist, daß unter einer systematischen Behandlung meist Zuckerfreiheit bei ausreichender Ernährung erreicht werden kann. Während einer hochfiebernden Zystopyelitis wird auf 3 Tage eine fettarme Mehlfrüchte-Gemüsekost verordnet, die zu keiner Steigerung der Glykosurie führt, sondern nach der Entfieberung wird der Harn unter diesem Regime zuckerfrei.

Fall 31. 43jähr. Frau. Beginn des Diabetes vor 2 Jahren. Hat bisher bei einer Eiweißkost mit 2 Semmeln gelebt. Es besteht ein schweres Augenleiden. 12. IV. 1934. Bei dieser Kost 5,3%—100,7 g, Azeton positiv, Blutzucker 274 mg%. Verordnung: 120 g Fleisch, 2 Eier, 50 g Käse, $^1/_4$ l Milch, 30 g Fett, 160 g Diabrot, 3 Gemüsetage pro Woche. 20. IV. 6,4%—76,8 g, Azeton 0. Die Gemüsetage ohne Eier. 26. IV. 2,1% bis 21 g, Azeton 0. 7. V. 0,9%—9 g, Azeton reichlich. Verordnung: Mehlfrüchtekost mit 3 Semmeln, $^1/_4$ l Milch, Gemüse bis 800 g, 60—80 g Fett. Jeder 4. Tag Gemüsetag ohne Eier. 15. V. 2,5%—30 g, Azeton 0. 25. V. 1,2%—12 g, Azeton 0. 12. VI. zuckerfrei. Steigerung um 1 Semmel (4 Semmeln). Einmal pro Woche 120 g Fleisch. Die Pat. kann sich öfteren Fleischgenuß schwer leisten und bleibt gerne bei der Verordnung. 18. IX. zuckerfrei, Blutzucker 236 mg%. 14. XII. zuckerfrei. Steigerung um 250 g Obst (5 Semmeln). In den nächsten Monaten immer zuckerfrei, vollkommenes Wohlbefinden. Letzte Kontrolle 20. III. 1936 zuckerfrei, Blutzucker 266 mg%.

Es handelt sich um einen schweren Diabetes, der bei Behandlung von anderer Seite (wahrscheinlich durch Nichteinhaltung der Diät) reichlich Zucker und Azeton ausscheidet. Auf knappe, fettarme Eiweißkost wird die Pat. nicht zuckerfrei, es kommt (offenbar durch höheren Fettgenuß) zu einer stärkeren Azidose. Unter knapper Mehlfrüchte-Gemüsekost, abwechselnd mit strengen Gemüsetagen (ohne Eier) wird die Pat. rasch zuckerfrei und bleibt es in den nächsten 2 Jahren, trotz Erhöhung der Mehlfrüchte auf 5 Semmeln und einmaligem Fleischgenuß in der Woche. Die hohen Blutzuckerwerte bei zuckerfreiem Harn weisen auf eine Erhöhung der Nierenschwelle hin, eine Erscheinung, die für die Mehlfrüchtekost charakteristisch ist.

4. Über die Verhütung und Behandlung der Azidose.

Es gehört zu den wichtigsten Aufgaben der Diätbehandlung, eine bestehende Azidose so rasch wie möglich zu beseitigen und das Auftreten einer Azidose während der Behandlung zu verhüten. Es muß als schwerer Kunstfehler gewertet werden, wenn wir durch ein unrichtiges Vorgehen bei einem Kranken ein Koma erzeugen. Das typische Beispiel für eine solche „Katastrophenbehandlung“, das ich leider wiederholt zu sehen Gelegenheit hatte, ist folgendes: Ein jugendlicher, bisher unbehandelter Diabetes hat bei normaler Kost reichlich Zucker (7—8% mit 200—400 g in 24 Stunden) und etwas Azeton im Harn. Der Arzt leitet in Unkenntnis der drohenden Gefahr sofort eine Sch. B. durch Entzug der Kohlehydrate und reichliche Zufuhr von Eiweiß und Fett ein. In den ersten 1—2 Tagen kann sich der Pat. infolge des Nachlassens des Durstes etwas besser fühlen, dann kommt es rasch zu großer Müdigkeit, Appetitlosigkeit, Brechreiz, und am 3.—4. Tag ist der Pat. komatös. Was ist an dieser Behandlung schlecht und unrichtig gewesen? Wir haben im allgemeinen Teil bereits ausgeführt, daß Entzug der Kohlehydrate und Zufuhr von reichlich Fett die günstigsten Bedingungen zum Auftreten der Azidose schafft. Die hohe Zuckerausscheidung und das Vorhandensein von Azeton bei zuckerhaltiger Normalkost sind ein ernstes Warnungssignal. Dazu kommt, daß jugendliche Diabetiker eine besondere Neigung zur Azidose haben. Wie hätte man bei einem derartigen Fall vorgehen sollen? Entweder, durch sofortige Einleitung einer Insulinbehandlung oder durch Verordnung eines antiazidotischen Regimes. Man leitet dabei die Behandlung zweckmäßig durch einen Hungertag ein und geht dann auf eine fettarme St. K. mit höherem Kohlehydratgehalt über (30—40 g Fett und 4—5 Semmeln) oder verordnet zunächst fettarme Mehlfrüchtegemüsekost abwechselnd mit strengen Gemüsetagen ohne Eier. Die von uns so besonders zur anfänglichen Begutachtung empfohlene St. K. beugt durch ihren Kohlehydratgehalt meist einer stärkeren Azidose vor. Ihre antiazidotische Wirkung wird durch gleichzeitige Reduktion des Fettgehaltes im Bedarfsfalle verstärkt. Wir haben unter den praktischen Beispielen eine ganze Reihe von Fällen (Nr. 12, 15, 16) angeführt, wo wir allein mit dieser Maßnahme eine ernstere Azidose im Beginn der Behandlung vermieden haben. Wie ist nun die Azidose zu beurteilen, die fast regelmäßig während der gewöhnlichen Schonkur mit Eiweißkost und Gemüsetagen im Beginn auftritt? Wir haben früher erwähnt, daß wir für diese Kur nur jene Fälle für geeignet halten, die bei St. K. etwa bis zu 50 g Zucker und kein Azeton ausscheiden. Bei diesen nicht zu schweren Fällen haben wir begründete Aussicht, unter der Schonkur die Glykosurie rasch zu beseitigen und den Blutzucker unter 200 mg% zu senken. Ist die Entzuckerung eingetreten, dann brauchen wir die Azidose nicht mehr fürchten, da sie sich erfahrungsgemäß bei zuckerfreiem Harn in jenen harmlosen Grenzen hält, die wir auch beim Gesunden unter der gleichen Diät beobachten. Diese Azidose verschwindet gewöhnlich bei längerer Dauer der Schonkur von selbst, oder sie wird durch den nach erreichter Entzuckerung immer rasch erfolgenden Aufbau der Kost mit Kohlehydraten in kurzer Zeit beseitigt. Bleibt unter der Schonkur eine stärkere Glykosurie bestehen (etwa 20—40 g) und ist Azeton aufgetreten, dann ist Gefahr im Verzug. Wir verschärfen dann die Sch. B. durch Reduktion des Fettes, schalten eventuell auf eine fettarme G. R. B. um, falls wir es nicht gleich vorziehen, zum Insulin zu greifen. Die Anzeichen einer ernsteren Azidose, die uns immer zu raschem Handeln zwingen, sind folgende: Müdigkeit, Kopfschmerz, schlechter Appetit, Brechreiz, Erbrechen, starker

Azetongeruch und positive Eisenchloridreaktion im Harn. Wir legen dem Praktiker besonders die Beachtung jeder Störung des Appetits nahe, da ihre fehlerhafte Auffassung als gewöhnlicher verdorbener Magen, nicht selten die Gefahr des drohenden Komas übersehen läßt.

5. Über die Erkennung und Bewertung der Diätfehler.

Grobe Diätfehler sind leicht an einer plötzlichen und starken Verschlechterung der Befunde zu erkennen. Die übliche Ausrede der Kranken, mit der sie den Arzt zu täuschen versuchen, sind fast immer „Aufregungen“. Nun gibt es zweifellos Fälle, bei denen Aufregungen zu einer Verschlechterung führen können, die aber gewöhnlich nur geringfügig ist. Wenn ein gewissenhafter Pat., der längere Zeit zuckerfrei war, einige zehntel Prozent Zucker ausscheidet und uns schwere Aufregungen als Ursache der Verschlechterung angibt, so werden wir ihm in der Regel glauben können. Kommt ein wenig verläßlicher Pat., der kurz vor der Entzuckerung stand oder schon zuckerfrei war, mit einem Befund von 3 und mehr Prozent Zucker, dann werden wir auf der Bekanntgabe der ursächlichen Diätfehler bestehen müssen. Dieses Feststellen eines Diätfehlers und die anschließende Belehrung und Ermahnung sind ein wichtiger Bestandteil jeder erfolgreichen Diättherapie. Ein typischer Befund, der sich bei bereits erfahrenen Diabetikern vorfindet, verdient eine besondere Besprechung. Ein längere Zeit zuckerfreier Pat. bringt einen Befund mit mäßigen Zuckermengen (1—2%) und reichlich Azeton. Dieser Befund deutet mit ziemlicher Sicherheit darauf hin, daß der Kranke grobe Diätfehler gemacht hat und aus Angst vor dem schlechten Befund kurz vor der Kontrolluntersuchung die Kohlehydrate ganz weggelassen hat, um seine Fehler wieder auszugleichen. Dadurch ist die ursprünglich viel höhere Zuckerausscheidung wohl abgesunken, aber dafür Azeton aufgetreten. Um den Kranken nicht unnötig Unrecht zu tun, muß man wissen, daß alle Infekte, selbst ein einfacher Schnupfen, Magen-Darmstörungen, Gallensteinanfälle usw., mitunter zu einer beträchtlichen Verschlechterung der Stoffwechsellage führen können.

Was die Bewertung des Schadens eines Diätfehlers anlangt, so hängt dies nicht nur von dem Ausmaß der Überschreitung, sondern vor allem von der Art des Falles ab. Bei einem nicht zur Progredienz neigenden Fall wird eine grobe Diätüberschreitung wohl zu einer stärkeren Glykosurie führen, die aber nach

Einhalten der Vorschrift gewöhnlich rasch wieder verschwindet, ohne einen dauernden Schaden zu hinterlassen. Ganz anders liegen die Dinge bei den zu rascher Progredienz neigenden Fällen, zu denen besonders die jugendlichen Diabetiker gehören. Bei diesen Fällen kann ein einmaliger Diätfehler, der zu starker Glykosurie führt, eine wochenlang dauernde Verschlechterung der Stoffwechsellage zur Folge haben, die trotz rigoroser Maßnahmen meist nicht ganz zu beheben ist. Weitere Diätfehler bewirken oft in erschreckend kurzer Zeit einen völligen Zusammenbruch des Inselorgans, der früher zum Tod führte und heute die Dauerinsulinbehandlung zur Folge hat. *Ich bin mit zunehmender Erfahrung immer mehr zu der Überzeugung gekommen, daß die auf die Dauer meist schlechten Resultate der Diätbehandlung jugendlicher Diabetesfälle nicht so sehr auf die diesen Fällen angeblich innewohnende unaufhaltsame Progredienz zurückzuführen sind, sondern vielmehr vor allem auf die eingestandenen oder nichteingestandenen Diätfehler.* Immer wieder erlebt man in stereotyper Weise, daß ein akut mit schweren Erscheinungen einsetzender Fall unter Diätbehandlung entzuckert und schließlich auf eine hohe Toleranz gebracht wurde. Nach einigen Monaten besten Wohlbefindens kommt der Kranke, unterstützt von Verwandten und Freunden, auf die Idee, daß er vielleicht gar nicht zuckerkrank sei, und versucht wieder, süße Speisen zu essen, worauf bei dem rasch progredienten Fall in kürzester Zeit die Störung in ärgerem Ausmaße einsetzt und dann nicht selten nicht mehr diätetisch beherrscht werden kann. Ein sehr lehrreiches Beispiel hierfür ist der Fall Nr. 46 auf Seite 142. Wollen wir daher bei solchen, meist jugendlichen Fällen einen nachhaltigen Erfolg erreichen, dann müssen wir den Kranken von vornherein und immer wieder darauf aufmerksam machen, daß jeder Diätfehler das Ende der Diätbehandlung bedeuten kann, mag der schon erzielte Erfolg noch so günstig sein.

6. Ist Aglykosurie oder Verminderung der Glykosurie anzustreben?

Wir haben diese Frage schon mehrmals in den vorherigen Abschnitten besprochen, wollen aber mit Rücksicht auf ihre Wichtigkeit nochmals darauf eingehen. Da wir die Schonung und Leistungssteigerung des Inselorgans in den Mittelpunkt der Behandlung stellen, streben wir grundsätzlich immer vollständige und dauernde Zuckerfreiheit des Harnes und günstige

Blutzuckerwerte an. Wir stehen auf dem Standpunkt, daß jede noch so geringe Glykosurie uns anzeigt, daß das Inselorgan seine Aufgabe im Zuckerhaushalt nicht bewältigt und daher überlastet ist, was auf die Dauer schädlich ist. Die Größe dieses Schadens hängt neben dem Ausmaß der Überlastung vor allem von dem Charakter des Diabetes ab. Manche Diabetesfälle können viele Jahre bei einer mäßigen Glykosurie bei bestem Wohlbefinden gehalten werden. Es handelt sich dann um gutartige, stationäre Fälle (vgl. das Kapitel über „atypische Behandlung“). Wenn wir hingegen bei einem jugendlichen zur Progredienz neigenden Fall im Beginn der Behandlung eine leichte Glykosurie bestehen lassen, so müssen wir mit einer raschen Steigerung der Glykosurie und einer nachhaltigen Verschlechterung der Stoffwechsellage rechnen. Aber auch bei den früher erwähnten ganz leichten und stationären Fällen bleibt bei dauernder Glykosurie die Stoffwechselstörung nicht vollständig gleich, es kommt auch bei diesen Fällen mit der Zeit zu einer Verschlechterung des Zustandes. Dieses Fortschreiten ist aber so geringfügig und zieht sich auf so viele Jahre hin, daß wir es ausnahmsweise und bewußt in manchen Fällen vernachlässigen können. Wir halten also daran fest, daß wir grundsätzlich bei allen Fällen vollständige und dauernde Zuckerfreiheit des Harnes und möglichst günstige Blutzuckerwerte anstreben, da wir nur auf diese Weise eine wirkliche Besserung der Inselfunktion und damit Besserung des Leidens auf die Dauer erreichen. Lassen wir eine Glykosurie dauernd bestehen, dann dürfen wir nicht mit einer Besserung des Leidens rechnen, sondern werden je nach der Art des Falles früher oder später immer eine Verschlechterung des Zustandes zu erwarten haben. Auch die G. R. B. steht mit diesen Anschauungen nur scheinbar in Widerspruch. Wir haben früher erwähnt, daß wir bei manchen Fällen, die unter der Sch. B. nicht zuckerfrei werden, trotz bestehender Glykosurie auf eine Kost mit höherem Zuckerwert umschalten. Wir vernachlässigen dann wohl das Sch.-Prinzip und bewirken mit diesem Vorgehen zunächst durch weitere Überlastung des Inselorgans eine Steigerung der Glykosurie. Wir stellen uns aber vor, daß wir durch diese Maßnahme (G. R. B.) die übermäßig erregte G. R. beruhigen und auf diesem Wege schließlich doch dem Inselorgan zu Hilfe kommen, was sich nach einiger Zeit wieder in Zuckerfreiheit des Harnes auswirken muß. Wir lassen die G. R. B. nur bei Erreichung der Zuckerfreiheit zur Dauerbehandlung werden. Tritt unter der G. R. B. die Entzuckerung nicht auf, dann kehren wir wieder zur Sch. B. zurück. Wir sehen daraus, daß wir auch bei der G. R. B. nur im Anfang eine stärkere Überlastung des Inselorgans mit in den Kauf nehmen, aber letzten Endes immer auf die schließliche Entlastung und Funktionssteigerung desselben hinarbeiten.

7. Über die Bewertung des Blutzuckers.

Die folgenden Ausführungen beziehen sich wie bisher nur auf den Nüchternblutzucker. Wir haben früher schon erwähnt, daß die Blutzuckerwerte bei kurzer Dauer des Diabetes im allgemeinen niedriger sind wie bei jahrelanger Dauer des Leidens. Wenn ein unbehandelter Pat. zu uns kommt, der erst seit wenigen Wochen diabetische Erscheinungen hat, dann erwarten wir bei Normalkost eine Zuckerausscheidung von etwa 5—7% (mit etwa 150—300 g) und einen Blutzucker um 200 mg%. Ist bei diesem Harnbefund der Blutzucker wesentlich niedriger (etwa 140—160 mg%), dann schließen wir daraus auf eine niedrige Nierenschwelle, wie sie beim Beginn des Diabetes häufig anzutreffen ist. Ist der Blutzucker wesentlich höher und erreicht er Werte von 300 mg% und darüber, dann zeigt uns dieser Befund in der Regel einen ernstzunehmenden Zustand an. Blutzuckerwerte um 400 mg% sind immer ein Alarmsignal und zeigen uns ein beginnendes oder drohendes Koma an. Bei anfänglichen Blutzuckerwerten bis zu 300 mg% und knapp darüber, muß die Prognose bezüglich des zu erwartenden Erfolges einer Diätbehandlung durchaus nicht ungünstig sein, wie die früher erwähnten Fälle (Nr. 11 und Nr. 15) zeigen. Das weitere Schicksal dieser Fälle wird aber in besonders hohem Maße von dem genauesten Einhalten der ärztlichen Vorschriften abhängen. Umgekehrt darf man aber einem kurzdauernden Diabetesfall mit zunächst niedrigen Blutzuckerwerten durchaus keine von vornherein gute Prognose stellen, da auch solche Fälle im weiteren Verlauf sehr häufig bösartig sind und zu rascher Progredienz neigen. Daraus geht hervor, daß uns die ersten Blutzuckerwerte bei kurzer Dauer des Diabetes nur bei sehr hohen Werten einen ernsten Charakter des Leidens verraten, während relativ niedrige Werte bei hoher Glykosurie nur eine zunächst noch niedrige Nierenschwelle anzeigen, aber uns nichts über den zukünftigen Charakter des Diabetes aussagen. Mit zunehmender Dauer des Leidens rückt die Nierenschwelle in die Höhe. Wir finden dann relativ hohe Blutzuckerwerte bei geringer Glykosurie. Es ist auch nichts

Ungewöhnliches, daß wir bei einem Blutzucker von 250 bis 270 mg% einen zuckerfreien 24-Stundenharn antreffen. Untersucht man bei derartigen Fällen den Harn in kleinen Teilportionen, dann wird man meist doch eine geringe Glykosurie nachweisen können. Die Kranken können sich aber bei Blutzuckerwerten um 300 mg% und mäßiger Glykosurie vollständig wohlfühlen und brauchen von ihrem Diabetes gar nichts zu verspüren. Dieses Verhalten ist nicht nur bei langer Dauer des Diabetes, sondern bei älteren Menschen mit Arteriosklerose anzutreffen. Besonders hohe Nierenschwellen finden sich bei Fällen mit Hypertonie und bei chronischen Nierenleiden. Man kann dann mitunter beobachten, wie mit zunehmender Verschlechterung des Nierenleidens der Diabetes durch Hinaufrücken der Nierenschwelle scheinbar besser wird. Aus dem Gesagten geht hervor, daß für die Beurteilung der Blutzuckerwerte im Beginn der Behandlung eine ganze Reihe von Gesichtspunkten berücksichtigt werden müssen. Trotz dieser Schwierigkeiten der Bewertung lassen wir doch am Behandlungsbeginn immer eine Blutzuckerbestimmung machen, da wir damit die Diabetesdiagnose sichern und darüber hinaus doch gewisse Anhaltspunkte für den bereits erreichten Grad des Leidens bekommen. Während der anschließenden Zeit der Beobachtung genügt uns meist der Harnbefund zur weiteren Orientierung. Wir wissen, daß Hand in Hand mit der Verringerung der Zuckerausscheidung auch der Blutzucker absinkt. Es ist dann für unser Verhalten ziemlich gleichgültig, ob bei noch bestehender Glykosurie der Blutzucker beispielsweise von anfangs 280 mg% auf 240 oder 220 mg% abgesunken ist. Die Sachlage ändert sich aber in dem Augenblicke, wo der Harn zuckerfrei geworden ist. Dann wird der Blutzucker zur unerläßlichen Richtlinie für ein zweckmäßiges Vorgehen. Wir haben früher bereits erwähnt, daß wir gewöhnlich bei Blutzuckerwerten von 150—160 mg% mit der ansteigenden Kohlehydratbelastung beginnen. Steigt der Blutzucker während der Toleranzprüfung über diesen Wert an, dann warten wir ab oder reduzieren die Kohlehydrate und setzen die Steigerung erst dann fort, wenn wieder günstige Blutzuckerwerte aufgetreten sind. Bei länger dauerndem Diabetes beginnen wir die Kohlehydratbelastung manchmal schon bei Blutzuckerwerten um 200 mg%. Bei kurzdauerndem Diabetes ist es besser, die Belastung erst bei niedrigeren Werten, die unter 150 mg% liegen, zu beginnen. Die ständige Kontrolle des Blutzuckers während des Kostaufbaues gibt uns die Möglichkeit, jede stärkere

Überlastung des Inselorgans zu vermeiden, was für den Enderfolg der Behandlung von großer Bedeutung ist. Sind wir bei der Toleranzprüfung bis auf 8—10 Semmelwerte gekommen und ist der Blutzucker knapp über oder unter 120 mg%, dann geben wir die Kost gewöhnlich, bei strengster Ausschaltung von Zucker, frei. Für die Ärzte, denen keine Blutzuckerbestimmungen zur Verfügung stehen, sind die Verhältnisse viel schwieriger. Sie müssen die Toleranzprüfung gewissermaßen „im Dunkeln" durchführen. Für sie bildet die ständige Harnkontrolle das einzige Orientierungsmittel. Sie werden in Unkenntnis der Blutzuckerverhältnisse, den Kostaufbau in manchen Fällen viel zu langsam, in anderen Fällen zu schnell vornehmen und damit Schaden anrichten. Diese Kollegen werden sich an die alte Regel halten müssen, daß sie bei Auftreten von Glykosurie während der Toleranzprüfung 50, höchstens 75% der zuletzt ohne Glykosurie vertragenen Kohlehydratmenge für die Dauerkostverordnung verwenden. Auf die Bedeutung der Blutzuckerbestimmungen im postoperativen Zustand und während der Insulinbehandlung kommen wir später noch ausführlich zurück. Der praktische Wert der Blutzuckerbestimmung liegt also neben der Sicherung der Diagnose vor allem in der Beurteilung des Zustandes nach erreichter Entzuckerung. Die sonstige Bewertung der Blutzuckeranalysen erfordert eine gewisse Erfahrung und die Berücksichtigung der früher erwähnten Faktoren (Dauer des Diabetes, Alter des Pat., Höhe der Glykosurie).

8. Über die Klassifizierung der einzelnen Diabetesfälle.

Jeder Arzt, der sich einige Zeit mit offenen Augen mit dem Diabetes befaßt, wird sehr bald heraus haben, daß zwischen Diabetes und Diabetes enorme Unterschiede bestehen. Es ist auch ein altes Bestreben der Kliniker, brauchbare Gesichtspunkte zur Charakterisierung der einzelnen Diabetesfälle herauszuarbeiten. Die Unterscheidung zwischen dem meist gutartigen Diabetes Fettleibiger und dem bösartigen Diabetes bei mageren Menschen findet sich, wie Falta unlängst ausgeführt hat, schon bei den alten Indern. Eine andere Einteilung bezieht sich auf die Stoffwechsellage. Als leicht wurden jene Fälle bezeichnet, die bei einer Belastung von etwa 100 g Kohlehydrat zuckerfrei waren, als mittelschwere jene, die nur bei völligem Entzug der Kohlehydrate aglykosurisch waren und als schwere Fälle diejenigen, die auch bei kohlehydratfreier Kost ständig Zucker im Harn hatten. Sehr lang bekannt ist die

Bedeutung des Lebensalters, in dem der Diabetes erstmalig auftritt. Je früher der Diabetes in Erscheinung tritt, desto bösartiger ist er in der Regel. Auch die Art des Beginnes ist von Wichtigkeit. Akuter Beginn mit rascher Gewichtsabnahme und schweren Symptomen ist immer ernst zu beurteilen. Ein weiteres wichtiges Charakteristikum ist die verschieden große Neigung zur Progredienz. Von vorwiegend konstitutionellen Gesichtspunkten unterscheiden Schmidt und Lorant zwischen dem asthenischen Unterdruckdiabetes und dem sthenischen Überdruckdiabetes. Die Falta'sche Schule differenziert je nach der Ansprechbarkeit auf Insulin und der verschieden großen Beteiligung des Inselorgans an der Störung, zwischen dem vorwiegend insulären, gut auf Insulin reagierenden und dem insulinresistenten Typ, mit hyperaktiver G.R. Die Hervorhebung eines Diabetes bei Basedow, bei Akromegalie, bei Nebennierenmarktumoren mit Hypertonie usw. kennzeichnet eine weitere Bestrebung, die Besonderheiten mancher Diabetesfälle durch die Beteiligung gewisser Insulinantagonisten speziell hervorzuheben. Die genannten Einteilungsprinzipien des Diabetes decken und ergänzen sich teilweise. Wir begnügen uns daher in der Praxis nicht mit einem Einteilungsschema, sondern ziehen zur Charakteristik jedes Falles alle uns bekannten Momente heran. Unser Urteil, ob wir es im weiteren Sinne des Wortes mit einem leichten oder schweren Fall zu tun haben, kann sich daher nur auf eine langdauernde und sorgfältige Beobachtung gründen. Um die Begutachtung vollständig zu machen, müssen wir dazu noch berücksichtigen, ob wir es mit einem disziplinierten oder nichtdisziplinierten Menschen zu tun haben. Undisziplinierte und nichterziehbare Diabetiker sind fast immer sehr ernst zu beurteilen, da sie durch fortgesetzte Diätfehler jede systematische Behandlung auf die Dauer vereiteln und dadurch entweder am Diabetes oder an einer Komplikation vorzeitig zugrunde gehen.

9. Merksätze für die Praxis.

a) Eine positive Reduktionsprobe des Harnes (Nylander, Fehling, Trommer) genügt nicht immer zur Diagnose „Diabetes". Es kann sich um eine harmlose renale Glykosurie, um andere nichtdiabetische Glykosurien, um Ausscheidung von Laktose, Lävulose und Pentosen usw. handeln.

b) Zur Sicherung der Diagnose veranlaßt man ohne Koständerung eine Analyse des gemessenen 24-Stundenharnes und eine Blutzuckerbestimmung auf nüchternen Magen. Bei zweifelhafter Diagnose müssen Belastungsproben mit Bl. Z. K. gemacht werden.

c) Quantitative Harnanalysen sollen regulär immer im gemessenen 24-Stundenharn gemacht werden. Man bewerte nicht den Prozentgehalt, sondern den in Gramm berechneten Zuckerverlust im 24-Stundenharn.

d) Bei Zuckerausscheidung im Harn während der Schwangerschaft denke man neben dem Diabetes immer an die Schwangerschaftsglykosurie, gegen Ende der Schwangerschaft und während der Stillperiode an die Laktosurie.

e) Erstmalig nachgewiesene Glykosurie und Hyperglykämie während einer fieberhaften oder eitrigen Erkrankung rechtfertigt nicht ohneweiters die Diagnose Diabetes.

f) Die renale Glykosurie, Laktosurie, Lävulosurie, Pentosurie sollen in der Regel nicht „behandelt" werden.

g) Bei sichergestellter Diabetesdiagnose wird die Behandlung bei der Mehrzahl der Fälle durch Verordnung der St. K. eingeleitet. Diese Kost stellt einen Übergang zu strengeren Kuren dar und macht den Kranken mit den Prinzipien der Diätbehandlung vertraut.

h) Man unterlasse es nie, die einzelnen Bestandteile einer Diät gewichtsmäßig aufzuschreiben, wobei auch die „Diabetikernährmittel" nicht ausgenommen werden dürfen.

i) Bei Fällen mit beträchtlicher Glykosurie soll man im Beginn die St. K. fettarm verordnen und eventuell den Kohlehydratgehalt erhöhen, um einer stärkeren Azidose vorzubeugen. Dies gilt besonders für die jugendlichen, akut einsetzenden Fälle.

j) Bei azidotischen Diabetikern sollen fettreiche und kohlehydratarme Kostformen *nicht* verwendet werden, da sie mit Ausnahme der Petrenschen Kost die Azidose begünstigen.

k) Eine stärkere Azidose wird rein diätetisch am wirksamsten durch einen Hungertag mit anschließender fettfreier oder fettarmer Mehlfrüchtekost bekämpft.

l) Mattigkeit, Kopfschmerzen, Appetitmangel, Brechreiz bei einem azidotischen Diabetiker sind meist Frühsymptome eines drohenden Koma diabeticum.

m) Man arbeite bei jedem Fall auf vollständige Zuckerfreiheit und günstige Blutzuckerverhältnisse hin. Bloße Verminderung der Glykosurie genügt bei den zur Progredienz neigenden Fällen trotz Behebung der subjektiven Beschwerden *nicht* zur Verhütung des Fortschreitens des Inselleidens.

n) Nach erreichter Entzuckerung darf man den Pat. nicht sich selbst überlassen, sondern baue dann schrittweise die Kost durch Steigerung der Kohlehydrate auf. Man trachte, wenn möglich, immer, bis auf einen der normalen Ernährung entsprechenden Kohlehydratgehalt zu kommen.

o) Ein Scheitern der Diätbehandlung ist sehr häufig nicht durch die Schwere der Erkrankung, sondern durch grobe Diätfehler bedingt.

p) Kalorienberechnungen sind in der Praxis entbehrlich. Der Arzt verwende seine Zeit zur ständigen Belehrung des Kranken über die katastrophale Wirkung von Diätfehlern.

q) Kommt ein bereits zuckerfreier Kranker wieder mit einem positiven Harnbefund und reichlich Azeton, dann kann man bei Fehlen einer interkurrenten Erkrankung daraus folgenden Schluß ziehen: Der Pat. hat grobe Diätfehler gemacht und aus Angst vor dem schlechten Befund die Kohlehydrate am Sammeltag ganz weggelassen, wodurch die vorher hohe Zuckerausscheidung wohl vermindert wurde, dafür aber Azeton aufgetreten ist.

r) Tritt bei einem Kranken mit mäßiger Glykosurie bei St. K. die Entzuckerung unter der eingeleiteten Schonkur nicht erwartungsgemäß ein, dann denke man an das Vorhandensein einer stärkeren G. R.-Komponente und schalte auf eine G. R. B. um.

s) Fettleibige Diabetiker sollen immer abgemagert, untergewichtige Kranke in einen normalen Ernährungszustand gebracht werden.

t) Fettarme und relativ eiweiß- und kohlehydratreiche Kostformen sind besonders für übergewichtige Fälle geeignet. Mit der Abnahme des K. G. bessert sich schrittweise auch die Störung des Zuckerstoffwechsels.

u) Diabetiker sollen auch bei leichterem Befund dauernd kontrolliert, belehrt und ermahnt werden, da sonst Rückfälle durch Diätfehler nicht zu vermeiden sind.

Zweiter Teil.

Die Insulinbehandlung.

Einleitung.

Seit der Entdeckung des Insulins und seiner Einführung in die Behandlung des Diabetes sind nun über 20 Jahre vergangen, und man kann heute sagen, daß es alles gehalten hat, was man von ihm erwarten konnte. Bei den schweren, diätetisch nicht zu beherrschenden Fällen, bei allen ernsteren Komplikationen, können wir mit Hilfe des Insulins eine lebensrettende und lebenserhaltende, ideale Substitutionstherapie durchführen. Besonders die jugendlichen Diabetiker, vor allem die Kinder mit schwerstem Diabetes, sterben nicht mehr wie früher in wenigen Monaten oder Jahren, sie können bei bestem körperlichen Wohlbefinden und bei voller geistiger und körperlicher Leistungsfähigkeit gehalten werden. Ein zweifelloses Wunder hormonaler Ersatztherapie. Es handelt sich dabei um so eindeutige und erdrückende Tatsachen, daß an ihnen kein Arzt mehr achtlos vorübergehen kann, will er nicht auf Schritt und Tritt schwerste Kunstfehler machen. Die Kenntnis der Indikation und Technik der Insulinbehandlung muß Allgemeingut der Ärzte werden. Es genügt aber nicht, daß der Arzt lernt, richtig mit dem Insulin umzugehen, er muß wissen, daß jeder Krankenversicherte oder von der Gemeinde versorgte Dauerinsulinpatient das Volksvermögen schwer belastet und seinerseits wieder in der Lage ist, das Leiden auf seine Nachkommenschaft weiterzugeben. Das Insulinbudget jedes Landes wird infolge der in den nächsten Generationen immer stärker zunehmenden Zahl der Diabetiker ständig anwachsen und die gesunden Mitglieder der Volksgemeinschaft immer mehr belasten. Die Kenntnis dieser Tatsachen macht es jedem Arzt zur ernsten Pflicht, mit dem Insulin gewissenhaft und sparsam umzugehen und vor allem durch rechtzeitige und richtige Diätbehandlung seine Diabetiker möglichst lang oder dauernd vor dem Insulin zu bewahren. Der Kampf gegen die Zuckerkrankheit als einer drohenden Volksseuche wird in Bälde neben der Ärzteschaft auch alle maßgebenden behördlichen Faktoren auf den Plan rufen müssen. Neben der gründlichen theoretischen und praktischen Ausbildung der Studenten, der Fortbildung der praktischen Ärzte, wird man an einer systematischen Diabetikerfürsorge nicht mehr vorübergehen können. In den folgenden Zeilen soll versucht werden, dem Arzt die wichtigsten Kenntnisse über das Insulin und seine Anwendung in der Praxis zu vermitteln.

1. Die Entdeckung des Insulins.

Schon lange vor der Entdeckung des Insulins wußte man, daß in der Bauchspeicheldrüse ein Stoff gebildet und ins Blut abgegeben wird, der für die Erhaltung des normalen Zuckerstoffwechsels unerläßlich ist. Die Entfernung des Pankreas bewirkt bei Tieren einen schweren, rasch zum Tode führenden Diabetes (Experimenteller Pankreasdiabetes von v. Mering und Minkowski). Die Unterbindung der Ausführungsgänge des Pankreas führt zu einer Atrophie der Drüse, aber nicht zum Auftreten eines Diabetes. In dem atrophischen Drüsenrest bleiben die von Langerhans erstmalig beschriebenen und nach ihm benannten Zellinseln erhalten, die für die innere Sekretion verantwortlich sind. Die Exstirpation des Drüsenrestes löst in gleicher Weise einen Diabetes aus, wie die Entfernung des intakten Organs. Zahlreiche Forscher haben auch versucht, aus tierischem Pankreas das supponierte Hormon zu gewinnen und beim menschlichen Diabetes anzuwenden. Diesem Ziel ist zweifellos G. Zuelzer mit der Herstellung seines „Anticomans" am nächsten gekommen. Dieses Präparat war aber noch so stark verunreinigt, daß es zu Schüttelfrösten mit hohem Fieber und zu lokaler Abszeßbildung führte. Die bei manchen Fällen auftretenden Krämpfe mit Bewußtlosigkeit wurden von Zuelzer nicht als Überdosierungserscheinungen erkannt. 1916 hat Shaffer dem vermuteten innersekretorischen Produkt der Langerhansschen Inseln bereits den Namen „Insulin" gegeben. Die Schwierigkeit, brauchbare Präparate zu bekommen, lag vor allem darin, daß der im Pankreas enthaltene Bauchspeichel das Insulin in kurzer Zeit vernichtet und bei subkutaner Einspritzung zu Nekrosen führt. Angeregt durch eine Publikation von Baron über dieses Thema kam Banting auf die Idee, durch Unterbindung der Ausführungsgänge des

Pankreas die störende äußere Sekretion der Drüse auszuschalten und aus dem Drüsenrest das wirksame innersekretorische Prinzip rein zu gewinnen und zu studieren. Er trug diesen Gedankengang 1921 dem Vorstand des physiologischen Institutes in Toronto, Macleod, vor und begann daraufhin mit dem Mediziner Best die bahnbrechenden Forschungen, die schließlich zur Entdeckung des Insulins führten. Entscheidend für den praktischen Erfolg war die Verwendung der Mikroblutzuckerbestimmung, die es ermöglichte, durch Serienuntersuchung die Wirkung der gewonnenen Extrakte exakt zu beurteilen. Im Verein mit dem Chemiker Collip wurden nun in rascher Folge die chemischen Eigenschaften des Insulins erforscht und eine Methode zur Herstellung gereinigter Präparate aus dem Pankreas von Schlachttieren ausgearbeitet. Durch die exakte Auswertung der Präparate im Tierexperiment war die Möglichkeit für die Anwendung des Insulins beim menschlichen Diabetes im großen Maßstabe gegeben.

2. Die Dosierung des Insulins.

Die im Handel erhältlichen Insulinpräparate werden nach einem internationalen Abkommen in gleicher Weise auf der ganzen Welt dosiert. Der Insulingehalt wird in klinischen oder internationalen (was dasselbe bedeutet) Einheiten angegeben. Die Insulinfläschchen enthalten bei den gebräuchlichen Insulinen 5 ccm bis 10 ccm und stehen in verschiedener Konzentration zur Verfügung. Der Insulingehalt ist immer auf der Etikette angegeben und muß genau beachtet werden. Bei uns sind vor allem 2 Stärken üblich. 1. Das einfach dosierte Insulin enthält in 5 ccm 100 Einheiten (E.) (1 ccm = 20 E.). 2. Das doppeltkonzentrierte Insulin enthält in 5 ccm 200 E. (1 ccm = = 40 E.). Es gibt noch stärkerkonzentrierte Präparate, die in 5 ccm 300 E. (1 ccm = 60 E.) und mehr enthalten, und nur ausnahmsweise, speziell bei der Komabehandlung in Anstalten verwendet werden. Bei den englischen und amerikanischen Präparaten bedeutet „Unit" Einheit. Für die Praxis ist die Dosierung sehr einfach, wenn man von der Signatur des Fläschchens abliest, wieviel E. in 1 ccm enthalten sind. Man kann sich dann sehr rasch orientieren, wieviel E. einem Teilstrich der verwendeten Spritze entsprechen. Bei der 1-ccm-Rekordspritze und Verwendung des einfach dosierten Insulins (1 ccm = 20 E.) bedeutet 1 Teilstrich = 2 E. (die 1-ccm-Spritze ist in 10 Teile unterteilt). Bei Verwendung des doppeltdosierten Insulins (1 ccm = 40 E.) bedeutet 1 Teilstrich 4 E. Bei der 2-ccm-Spritze, die häufig nur 5 Teilstriche auf 1 ccm hat, bedeutet 1 Teilstrich bei einfacher Dosierung 4 E., bei der doppelten Dosierung 8 E. Für die Dauerinsulinpatienten stehen sogenannte Insulin-Einheiten-Spritzen zur Verfügung, die an einer blauen und roten Einteilung (für das einfach- und doppeltkonzentrierte Insulin) die Ablesung der E. direkt ermöglichen. Der Arzt muß sich mit der Dosierung genau auskennen, da er seine Insulinpatienten nicht nur unterrichten, sondern auch von Zeit zu Zeit kontrollieren soll. Wir bestellen dann den Pat. mit seiner Spritze und einem Insulinfläschchen und überzeugen uns, ob er sich wirklich auskennt. Es stellt sich dann mitunter heraus, daß der Pat., ohne es zu wissen, doppeltkonzentriertes Insulin verwendet und sich die doppelte Zahl von E. eingespritzt hat, oder bei einem Wechsel der Spritze (1- auf 2-ccm-Spritze und umgekehrt), bei ausschließlicher Berücksichtigung der Zahl der Teilstriche, einem Irrtum anheimgefallen ist.

3. Über die Technik der Insulinentnahme und -injektion.

Die Insulinfläschchen sind mit einer luftdicht schließenden Gummikappe verschlossen, die vor der Insulinentnahme mit 70% Alkohol gereinigt wird. Man zieht nun die Spritze ungefähr soweit auf, als man Insulin entnehmen will, durchsticht die Gummikappe senkrecht und spritzt die Luft in das Fläschchen. Hierauf wird das Fläschchen so gedreht, daß die Gummikappe unten ist, etwas über die gewünschte Marke aspiriert und schließlich die mitaspirierte Luft und der Überschuß an Insulin bei genau senkrecht gestellter Spritze in das Fläschchen zurückgespritzt. Auf diese Weise bekommt man ohne einen Tropfen Insulinverlust das Insulin luftfrei in die Spritze. Auf das Einspritzen von Luft in das Fläschchen vor der Insulinentnahme soll man nicht vergessen, da man sonst nach mehrmaliger Entnahme nur mehr Schaum herausbekommt und durch das entstandene Vakuum auch der Spritzenstempel in die Höhe gesogen wird. Nun wird die für die Injektion bestimmte Hautpartie mit 70% Alkohol oder Wundbenzin gereinigt (keine Jodtinktur verwenden!) und tief subkutan injiziert. Wird die Injektion oberflächlich subkutan oder gar intrakutan gegeben, dann verursacht sie Schmerzen. Am besten eignen sich für die Injektion die Streckseiten der Oberschenkel sowie die seitliche obere Gesäßgegend. Der Unterarm sollte nie, der

Oberarm nur ausnahmsweise, bei gutentwickeltem Panniculus adiposus, verwendet werden. Bei Dauerinsulinbehandlung müssen nach einigen Jahren auch andere Stellen, die seitliche Oberschenkelregion, die gesamte Gesäßgegend sowie die Bauchhaut zur Injektion herangezogen werden. Um die mechanische Reizung der Haut und den Injektionsschmerz möglichst zu verringern, empfehlen wir Nadeln dünnen Kalibers, die nicht zu biegsam und doch elastisch sind. Am besten bewährt haben sich uns die RF- bzw. in der letzten Zeit die Super-RF-Nadel Nr. 16—18. Wir lassen von Anfängern gewöhnlich das größere Kaliber Nr. 16—17 verwenden, um die Gefahr eines Abbrechens der Nadel zu verringern, gehen aber nach einiger Zeit auf Nr. 18 über. Dünnere Nadeln als Nr. 19 raten wir nicht an, da sie sich leicht verstopfen und zu gebrechlich sind.

Verhalten beim Abbrechen der Injektionsnadel.

Bei den zahlreichen Injektionen der Dauerinsulinpatienten kommt es manchmal vor, daß die Nadel während der Injektion abbricht. Wenn noch ein Teil aus der Haut herausragt, versuche man das abgebrochene Stück sofort herauszuziehen. Dies gelingt aber gewöhnlich nur dann, wenn man den Körper vollständig ruhig hält. Bei der geringsten Bewegung, z. B. beim Weglegen der Spritze, verschwindet der Nadelrest vollständig unter der Hautoberfläche. Dieses Ereignis wird von den Kranken und von vielen Ärzten unnötig überwertet. Es genügt in diesem Falle, einige Tage abzuwarten. Meist hören die leichten Schmerzen an der Injektionsstelle in wenigen Tagen auf und der Pat. spürt nach kurzer Zeit nichts mehr von der Nadel. Ich habe eine ganze Reihe von Pat. in Beobachtung, die seit vielen Jahren 1—2 Nadeln symptomfrei in ihrem Körper haben. Nur bei Andauern der Schmerzen und bei ungünstiger Lage des Nadelrestes in der Nähe von größeren Nerven und Gefäßen kommt ein chirurgischer Eingriff in Frage, der aber nur von einem sehr erfahrenen Operateur in einer Anstalt unter Röntgenkontrolle während der Operation ausgeführt werden soll. Vor einem sofortigen Eingriff unmittelbar nach dem Abbrechen der Nadel muß auf das entschiedenste gewarnt werden, da das anfangs noch sehr bewegliche Bruchstück nur sehr schwer zu finden ist und durch das langdauernde Quetschen des Gewebes während der Operation sehr leicht schwere Wundinfektionen entstehen.

4. Insulinreaktionen im Bereich des Hautorgans.

Im allgemeinen werden die Insulininjektionen bei richtiger Injektionstechnik vollkommen reaktionslos vertragen. Die im Beginn der Insulinära häufigen und schweren Lokalreaktionen sind mit zunehmender Reinigung der Präparate vor allem von Eiweißbeimengungen in den letzten Jahren verschwunden. Es kommen aber auch heute noch gewisse Erscheinungen am Orte der Injektion vor, die jeder Arzt genau kennen soll. Wir besprechen zuerst die anaphylaktischen Reaktionen.

a) Lokale anaphylaktische Reaktion.

Die Kenntnis dieser Erscheinung ist wichtig, da wir sie relativ häufig im Beginn der Insulinbehandlung antreffen und ihre unrichtige Bewertung zu unnötigen Fehldiagnosen und Aufregungen führt. Diese Reaktion tritt gewöhnlich am 8. bis 10. Tag einer erstmaligen Insulinbehandlung auf. Anfangs vertragen die Pat. die Injektionen anstandslos, bis sich eines Tages in dem erwähnten Zeitpunkt einige Zeit nach der Injektion ein Brennen und Jucken an der Injektionsstelle einstellt. Nach einigen Stunden entwickelt sich um die Einstichstelle eine etwa zweischillinggroße Rötung. Die Stelle ist etwas über das normale Hautniveau erhaben und fühlt sich heiß an. Diese lästige Erscheinung tritt in den folgenden Tagen nach jeder weiteren Injektion auf und kann bei empfindlichen Kranken sehr unangenehm empfunden werden. Sie verschwindet aber ohne jede Therapie gewöhnlich in den folgenden 1—2 Wochen und kehrt bei andauernder Insulinbehandlung nicht mehr wieder. Wir klären die Kranken über den vorübergehenden und harmlosen Charakter der Störung auf und verordnen lokale Umschläge mit essigsaurer Tonerde. Wir sorgen in dieser Zeit dafür, daß Spritze und Nadel durch mehrmaliges Durchspülen mit gekochtem Wasser von Alkoholresten befreit werden, oder kochen die Injektionssachen vor jeder Injektion aus. Wir achten weiters auf tiefsubkutane Injektion oder geben vorübergehend die Injektionen intramuskulär. Unter Umständen ist ein Wechsel des Insulinpräparates angezeigt. Manchmal ist es aber nötig, das Abklingen der Erscheinung durch eine Kalktherapie zu beschleunigen. Wir verordnen dann 3mal täglich 1 Teelöffel Kalziumglukonat oder geben durch einige Tage täglich eine intravenöse Kalziuminjektion. Nach dem zeitlichen Auftreten, anschließend an ein symptomfreies Vorstadium und der Art der Lokalreaktion, handelt es sich wohl um eine anaphylaktische Erscheinung, die von den geringen Eiweißbeimengungen ausgelöst wird. Bei intrakutaner Injektion treten analoge Erscheinungen auf.

b) Allgemeine und schwere Insulinanaphylaxie.

In sehr seltenen Fällen wurden schwere anaphylaktische Erscheinungen im Beginn der Behandlung beschrieben, die mit hohem Fieber, allgemeiner Urtikaria, Erbrechen und Durchfällen einhergehen können. Bei diesen Fällen wird Wechsel des Insulinpräparates, intravenöse Kalktherapie, Sympatol und bei den schwersten Formen eine Desensibilisierungsbehandlung empfohlen.

c) Die traumatisch-chemische Lokalreaktion.

Bei längerer Verwendung einer Hautpartie zur Injektion kommt es regelmäßig zu einer Anschwellung und Verhärtung der betreffenden Region, so daß mit der Zeit die Nadel nur mehr schwer eindringen kann. Die betreffende Partie erhebt sich hügelartig über das normale Hautniveau, die Gegend fühlt sich beim Betasten derb an. Läßt man eine solche Gegend wieder monatelang in Ruhe, so bildet sich die Schwellung wieder zurück, die Verhärtung bleibt aber meist bestehen. Mikroskopisch wurde in solchen Hautbezirken nach jahrelangem Aussetzen der Injektion noch reichlich Bindegewebsvermehrung gefunden, mit Bildung von derben, vom Corium gegen die Subkutis ziehenden Strängen mit Anhäufung von Lymphozyten, Histiozyten und Plasmazellen in der Nachbarschaft der Gefäße. Diese Hautreaktion hängt zweifellos mit der mechanischen und chemischen Reizung des Gewebes bei langdauernder Verwendung einer Stelle zur Injektion zusammen. Zu ihrer Verhütung ist öfteres Wechseln der Injektionsstellen dringend zu empfehlen. Die Dauerinsulinpatienten wehren sich aber häufig gegen diese Vorschrift, da in den langverwendeten Bezirken die Haut unempfindlich wird und frische Injektionsstellen mehr schmerzen. Es ist aber wichtig, zu wissen, daß in solchen verhärteten Hautpartien die Insulinresorption oft sehr erschwert ist und mehr Insulin gebraucht wird, wie an Stellen mit guter Resorption.

d) Die lokale Lipodystrophie (Fettschwund).

Bei manchen Menschen kommt es im Bereich der Injektionsstellen zu einem teilweisen oder völligen Schwund des subkutanen Fettgewebes. Nach einer oft nur 2—3 Monate dauernden Verwendung einer Stelle zur Injektion kommt es nach der anfänglichen Anschwellung und Verhärtung zu einem Weichwerden der betreffenden Hautpartie und schließlich zur Bildung einer seichten Grube. Bei Fortdauern der Injektion in diesem Bereich verschwindet das Fettgewebe vollständig, die Grube vertieft sich, und man tastet in ihrem Grunde schließlich durch die dünne, leicht abhebbare Haut die Muskulatur. Der Fettschwund tritt in jedem Lebensalter auf und ist bei Frauen wesentlich häufiger als bei Männern. Er kann sich auch an jeder Körperstelle, an den Oberschenkeln, der Gesäßgegend, am Bauch, am Rücken und an den Armen entwickeln und führt besonders bei Frauen zu einer schweren Entstellung. Außerdem ist der Fettschwund bei Dauerinsulinpatienten mitunter ein sehr unangenehmes Hindernis für die Fortführung der Behandlung. Die Ursache des Fettschwundes ist noch ungeklärt. Seine Entstehung dürfte auf einem durch das Insulin selbst ausgelösten, neurotrophischen Vorgang beruhen. Die beste Behandlung des Fettschwundes ist seine Verhütung durch häufiges Wechseln der Injektionsstellen. Eine Hautpartie sollte nie länger als einen Monat zur Injektion verwendet und dann einige Monate ausgeschaltet werden. Der Fettschwund kann sich vollständig zurückbilden, wenn die betreffende Gegend einige Jahre nicht mehr zur Injektion verwendet wird. Die ersten Zeichen einer Neubildung von Fettgewebe zeigen sich gewöhnlich erst nach einjähriger Schonung. Zur Verhütung des Fettschwundes wurde auch ein Zusatz von Novocain zum Insulin empfohlen. Im Handel sind Insulinpräparate „mit Novocainzusatz“ erhältlich. Bei manchen Fällen verhüten sie ein weiteres Auftreten des Fettschwundes, bei anderen Fällen aber leider nicht.

e) Die lokale Insulinlipomatose.

In den letzten Jahren wurde auch das genaue Gegenstück des Fettschwundes, eine lokale Fettwucherung im Bereich der Injektionsstellen beschrieben. Es bilden sich bei monatelanger Verwendung einer Stelle zur Injektion oft faustgroße, weiche, histologisch aus gewuchertem Fettgewebe bestehende Tumoren. Die Insulinlipomatose gleicht äußerlich ganz der traumatisch-chemischen Lokalreaktion, nur ist bei ersterer das Gewebe weich, bei letzterer hingegen sehr derb. Zur Differenzierung kann man auch die Tatsache heranziehen, daß bei der traumatisch-chemischen Lokalreaktion die Injektionsnadel nur schwer in das verhärtete Gewebe eindringt, was bei der Insulinlipomatose nicht der Fall ist. Die Insulinlipomatose tritt fast ausschließlich bei Kindern auf und ist bei Erwachsenen äußerst selten. Ich habe einen einzigen Fall bei einer 32jährigen Frau obachtet, die durch 8 Jahre die Injektionen im Bereich von 2 handtellergroßen Partien an der Streckseite beider Oberschenkel gegeben hat und bei der es zur Bildung von faustgroßen Lipomen an diesen Stellen gekommen war. Die Haut-

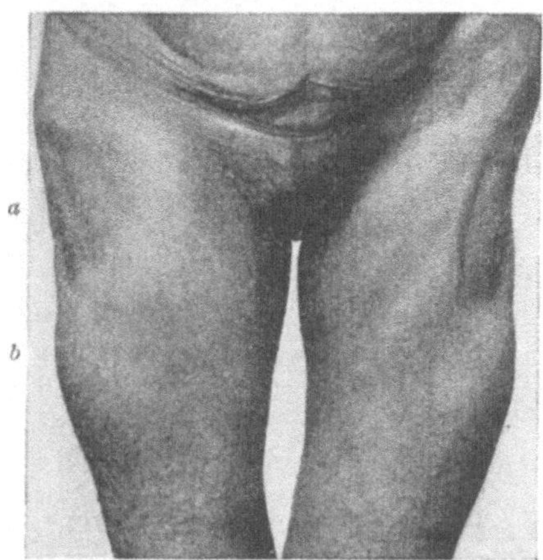

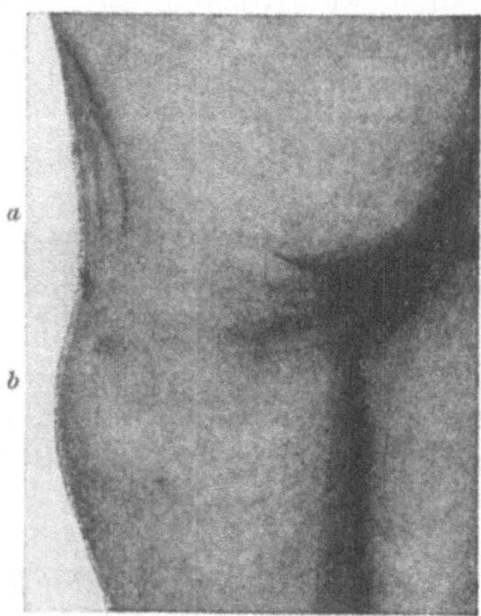

Abb. 8 und 9. Gleichzeitiges Vorkommen von Fettschwund (*a*) und Lipombildung (*b*).

partien waren fast vollständig unempfindlich geworden, und die Injektionsnadel drang unverändert leicht ein. Die Pat. holte sich nur wegen der beim Baden entstellenden Tumoren ärztlichen Rat. Nach zweijährigem Aussetzen der Injektion in dieser Gegend hatten sich die Lipome fast völlig zurückgebildet.[1]) Die Ursache der Insulinlipomatose ist ebenfalls unbekannt, wird aber mit dem Insulin selbst in ursächlichen Zusammenhang gebracht.

[1]) Seither habe ich noch zwei Fälle von Insulinlipomatose beobachtet. Bei einem dieser Fälle hatte sich zunächst ein ausgesprochener Fettschwund entwickelt, zu dem sich später eine deutliche Lipombildung hinzugesellte (Abb. 8 und 9).

5. Der hypoglykämische Symptomenkomplex.

Die genaue Kenntnis der nach Überdosierung von Insulin auftretenden hypoglykämischen Erscheinungen (von Pat. und Ärzten kurz „Hypo“ genannt) ist von größter praktischer Wichtigkeit. Diese Erscheinungen treten bei zu starkem Absinken des Blutzuckers auf subnormale Werte auf, gewöhnlich bei Werten, die um oder unter 80 mg% liegen (hypoglykämische Schwelle). Ausnahmsweise kann es auch bei höheren Blutzuckerwerten (bis zu 120 mg%) schon zu hypoglykämischen Symptomen kommen, und zwar dann, wenn der Blutzucker sehr rasch von einem hohen Ausgangsniveau abgesunken ist. Die wichtigsten hypoglykämischen Erscheinungen im Beginn sind folgende: Blässe des Gesichtes, Schwächegefühl, Zittern, Herzklopfen, Schweißausbruch und Hunger. Für den Arzt ist die Blässe des Gesichtes, das Zittern der gespreizten Finger und das Schwitzen besonders wichtig. Der Puls ist in diesem Zustand gewöhnlich weich und etwas frequent, manchmal hüpfend, steht aber gewöhnlich zu den subjektiven Klagen über starkes Herzklopfen und stärkere Beklemmung in der Herzgegend in Widerspruch. In diesem Zustand genügt gewöhnlich eine mäßige Kohlehydratzufuhr in Form von Obst, Brot, einigen Stück Würfelzucker, um die Erscheinungen in wenigen Minuten zu beheben. Dieses leichte Stadium der „Hypo“ kann ohne Behandlung im Verlauf von $^1/_4$ oder $^1/_2$ Stunde vergehen. Es kann aber auch blitzschnell in ein schwereres Stadium übergehen. Es kommt dann zum Auftreten von außerordentlich mannigfaltigen krankhaften Symptomen, die nicht nur beim einzelnen Kranken, sondern auch bei ein und demselben Pat. sehr verschieden sein können. Manche Kranke reden ununterbrochen, schreien, singen und toben wie Betrunkene, andere starren wie katatone Geisteskranke unbeweglich vor sich hin, verdrehen die Augen, andere wieder lachen oder weinen ununterbrochen. Von neurologischer Seite wurden die verschiedensten zentralen Reiz- und Lähmungssymptome beschrieben. Für die Praxis ist wichtig, daß in diesem Zustand das Bewußtsein getrübt ist, die Kiefer gewöhnlich fest aufeinandergepreßt sind und der Kranke sich meist einer Zufuhr von Zucker widersetzt. Auf lautes Anschreien reagieren die Pat. gewöhnlich noch etwas, versinken aber sofort wieder in die Bewußtseinstrübung zurück. Die Körpermuskulatur ist gespannt, der Schweißausbruch sehr deutlich. In diesem Zustand ist rasches und energisches Handeln nötig. Wenn der

Pat. auf Kommando den Mund nicht mehr öffnet, taucht man einen Würfel Zucker in Wasser, schiebt ihn zwischen Zahnreihe und Wange und zerreibt ihn vorsichtig an der Wangenschleimhaut. Darauf tritt gewöhnlich in 1—2 Minuten eine leichte Besserung auf, so daß man ein Stück Zucker in den Mund schieben kann. Wir kommandieren dann mit lauter Stimme immer wieder: Kauen, schlucken. Unterdessen hat man sich von einer Hilfsperson 5—6 Stück Zucker in Wasser auflösen lassen und gibt dem Pat. vorsichtig, schluckweise zu trinken. Nach dem Aufwachen darf man den Kranken nicht aus dem Auge lassen, da die Bewußtseinstrübung oft nach kurzer Zeit wiederkehrt und durch rechtzeitige Zuckerzufuhr bekämpft werden muß. Am raschesten werden solche schwerere Zustände durch Zuckerinjektion behoben. Man gibt dann 5% Dextroselösung in Mengen von 20, 40 und mehr ccm subkutan oder besser 20% Osmonlösung intravenös. Im Notfall kann man auch die 33- oder 50%ige Osmonlösung verwenden, doch ziehen wir es vor, diese konzentrierten Lösungen mit Aqua dest. auf etwa 20% zu verdünnen, um Venenthrombosen zu vermeiden. Die Wirkung der venösen Injektion ist gewöhnlich schlagartig. Noch während der Injektion öffnet der Pat. meist schon die Augen und erwacht bald vollständig aus der Bewußtlosigkeit. Man gibt dann aber sofort Zucker per os, um einen Rückfall sicher zu vermeiden. Eine Ängstlichkeit, daß man eventuell zuviel Zucker zuführt, ist nicht am Platz, da eine schwerere „Hypo“ unter allen Umständen radikal bekämpft werden muß, und eine auch stärkere Glykosurie in keinem Verhältnis zu den Gefahren der „Hypo“ steht. Dieses mittelschwere Stadium mit bereits getrübtem Bewußtsein kann ebenso wie die leichten Zustände ohne Behandlung vorübergehen. Die Kranken erwachen dann nach einiger Zeit schweißbedeckt aus der Bewußtlosigkeit, fühlen sich sehr müd und zerschlagen, tragen aber keinen weiteren Schaden davon. Gewöhnlich geht aber das mittelschwere Stadium ohne Behandlung rasch in das schwere Stadium über, das als hypoglykämisches Koma bezeichnet wird. Es besteht vollkommene Bewußlosigkeit, es treten tonisch-klonische Krämpfe auf, im weiteren Verlauf wird die Muskulatur aber schlaff, der Puls klein und frequent und unter den Zeichen der Herzschwäche tritt der Tod ein. Während des hypoglykämischen Komas ist die Atmung vertieft, was Anlaß zu der verhängnisvollen Verwechslung mit einem Koma diabeticum geben kann. Im Stadium der Krämpfe ist häufig ein- oder beiderseitiger Babinski nachweisbar. Das hypoglykämische Koma wird sehr häufig bei Kindern angetroffen, bei denen ein rascher Übergang von diabetischem in ein hypoglykämisches Koma im Verlauf von wenigen Stunden nichts Ungewöhnliches ist. Beim Erwachsenen ist es aber glücklicherweise ziemlich selten. Bekannte Anlässe für das Auftreten schwerer hypoglykämischer Zustände sind Durchfälle mit verminderter Resorption der Nahrung, Weglassen und zu spätes Einnehmen von Mahlzeiten, stärkere Muskelarbeit, irrtümliche Überdosierung oder zufällige intravenöse Injektion bei Anstechen einer Vene. Die schwersten, lebensbedrohlichen Zustände werden dann beobachtet, wenn bei Verwechslung einer schweren Hypoglykämie mit einem Koma diabeticum hohe Dosen von Insulin statt Zucker gegeben werden. Ich habe einen derartigen Fall erlebt, der gleichzeitig über die Behandlung schwerer hypoglykämischer Zustände unterrichtet.

Fall 32. 54jähr. Frau. Die Pat. war seit Jahren zuckerkrank und im Spital auf 3mal 30 E. Insulin eingestellt worden und bei diesem Regime immer zuckerfrei. Eines Nachts wurde der Mann der Pat. durch Röcheln und Stöhnen seiner Frau aufgeweckt. Die Frau war schweißbedeckt und tief bewußtlos. Es war 12 Uhr nachts, 4 St. nach der letzten Injektion von 30 E. Insulin. Es lag also zweifellos ein hypoglykämisches Koma vor. Eine von dem Mann gerufene Kollegin diagnostizierte irrtümlich ein Koma diabeticum und verabfolgte der Pat. in den folgenden Stunden 300 E. Insulin teils intravenös, teils subkutan. Der Zustand verschlechterte sich daraufhin immer mehr, so daß der Mann mich in den Morgenstunden antelephonierte und meinen Rat einholte. Ich ordnete die sofortige Überführung ins Spital an. Bei der Aufnahme war die Pat. tief bewußtlos, die Haut feucht, der Katheterharn zuckerfrei. Kein Azetongeruch. Extremitäten schlaff, Puls klein und frequent. Unter der Annahme eines schweren hypoglykämischen Komas wurde sofort intravenös Traubenzucker injiziert, worauf die Pat. für kurze Zeit erwachte, aber nach kurzer Zeit wieder in tiefe Bewußtlosigkeit verfiel, die trotz ständiger venöser und subkutaner Dextroseinjektion 3 St. anhielt. Es wechselten dabei immer wieder Zeiten mit schweren tonisch-klonischen Krämpfen und Zuständen mit völlig schlaffer Lähmung ab. In der Lähmungsphase injizierte ich ununterbrochen mit einem zweiten Kollegen 20% Traubenzucker venös, ein dritter Kollege 10% Dextrose subkutan. Während des Krampfstadiums wurde soweit als möglich subkutan gespritzt. Innerhalb von 3 St. wurden insgesamt 1000 ccm 10% Dextroselösung subkutan und fast ebensoviel 20% Lösung intravenös gegeben. Die Pat. hatte also 100 g Traubenzucker subkutan und fast 200 g venös bekommen. Am Ende der 3. St. erwachte die Pat. endlich und erhielt nun sofort Zucker per os. Eine Blutzuckerbestimmung in diesem Zeitpunkt ergab einen Wert von 68 mg%! Der Puls war nach Einleitung der Zuckerzufuhr während der ganzen Dauer der Bewußtlosigkeit verhältnismäßig gut. Die Pat. fühlte sich noch 1—2 Tage nach Überwindung dieses Zustandes sehr matt und abgeschlagen. Der weitere Verlauf war bis auf einen Abszeß in der Glutäalgegend, der nach Inzision abheilte, komplikationslos.

Diese Beobachtung lehrt, welche verhängnisvollen Folgen die Verwechslung eines hypoglykämischen mit einem diabetischen Koma haben kann. Sie lehrt weiters, daß man bei einem schweren hypoglykämischen Zustand solange ununterbrochen venös und subkutan Traubenzucker zuführen muß, bis die Bewußtlosigkeit endgültig und dauernd geschwunden ist. Wer bei einem hypoglykämischen Koma den Kranken unmittelbar nach dem ersten Erwachen verläßt, handelt unrichtig, da der Kranke in den nächsten Minuten wieder bewußtlos sein kann, ebenso wer bei einem schweren hypoglykämischen Zustand nur zögernd und ungenügend Traubenzucker zuführt.

Für die Diagnose eines hypoglykämischen Zustandes ist die Zeit des Auftretens wichtig. Am häufigsten tritt die Hypo $^1/_2$ Stunde bis 5 Stunden nach der Injektion auf. Früheres und späteres Auftreten kommt vor, ist aber selten. Früheres Auftreten findet sich bei insulinüberempfindlichen Kranken (siehe später) oder bei zufälliger venöser Injektion durch Anstechen eines Gefäßes, späteres Auftreten, bei Injektion in eine verhärtete Hautpartie und bei hoher Insulindosis. Bei unsicherer Diagnose soll sich jeder Arzt an folgende Regel halten: *Findet man einen unter Insulinbehandlung stehenden Kranken bewußtlos vor, dann darf man sich nicht lang mit differentialdiagnostischen Überlegungen aufhalten, sondern gibt auf alle Fälle sofort Traubenzucker venös, selbst dann, wenn zunächst ein hypoglykämischer Zustand unwahrscheinlich erscheint.* Der mögliche Schaden einer unnötigen Zuckerzufuhr ist so gering, daß man sich unbedingt an diese Regel halten soll. Ich führe ein lehrreiches Beispiel an, das ich während meiner Assistentenzeit erlebt habe.

Fall 33. 46jähr. Frau. Die Pat. war vor 3 Monaten mit Diabetes und einer schweren Phlegmone des linken Fußes ins Spital aufgenommen worden. Bei St. K. und 3mal 15 E. Insulin war die Pat. zuckerfrei. Es wurden niemals nennenswerte hypoglykämische Erscheinungen beobachtet. Eines Abends wurde ich um 10 Uhr von dem diensthabenden Arzt dringend zur Pat. gerufen. Die Nachtschwester war durch eine röchelnde Atmung der Kranken aufmerksam geworden, hatte einen schlechten Puls festgestellt und daraufhin den Arzt gerufen. Der erfahrene Kollege hatte unter der Annahme einer von der Phlegmone ausgehenden Lungenembolie bereits Herzmittel gegeben und einen Aderlaß gemacht, beides ohne einen Erfolg. Die Pat. war bewußtlos, zyanotisch, der Puls klein und frequent, es bestand ein ausgesprochenes Lungenödem mit Trachealrasseln, die Haut war feucht. Eine schwere Hypoglykämie als Ursache des Zustandes schien bei der monatelangen Beobachtung ganz unwahrscheinlich. Trotzdem veranlaßte ich eine sofortige venöse Injektion von 20 ccm einer 20%igen Traubenzuckerlösung. Noch während der Injektion erwachte die Pat., hustete einige Male kräftig, der Puls besserte sich schlagartig. Es wurden nun 8 Stück Würfelzucker in Wasser per os gegeben, worauf sich die Kranke bald vollkommen wohl fühlte. Das Lungenödem war verschwunden. Der nach dem Anfall gewonnene Harn war zuckerfrei. Im weiteren Verlauf wurde nie mehr ein ähnlicher Zustand bei unveränderter Insulindosis gefunden. Die Ursache des hypoglykämischen Anfalles konnte nicht aufgeklärt werden, doch dürfte wohl eine irrtümliche Überdosierung vorgekommen sein.

Bei diesem Fall war die Annahme einer Lungenembolie mit nachfolgender Herzschwäche zweifellos sehr naheliegend und eine schwere Hypoglykämie unwahrscheinlich. Die trotzdem gegebene Traubenzuckerinjektion beendete das schwere Zustandsbild aber so schlagartig, daß an dem Vorhandensein einer ursächlichen Hypoglykämie nicht gezweifelt werden kann.

Wenn ein Arzt zu einem bewußtlosen Kranken gerufen wird und erfährt, daß einige Stunden vorher Insulin gegeben wurde, dann hat er die Pflicht, zunächst ohne weitere Überlegung, Traubenzucker venös zu geben. Bei Unwirksamkeit der Zuckerinjektion dürfen erst weitere diagnostische Überlegungen und therapeutische Versuche vorgenommen werden.

6. Über die Unterscheidung von hypoglykämischem und diabetischem Koma.

Die Differenzierung dieser beiden Zustände ist in den meisten Fällen bei aufmerksamer Beobachtung leicht möglich. Die sicherste Unterscheidung erfolgt durch die Blutzuckerbestimmung, die aber meist überhaupt nicht oder nicht rechtzeitig zur Verfügung steht. Auch die Harnuntersuchung kann herangezogen werden, ist aber wenig verläßlich. Bei der schwersten Hypoglykämie kann der Pat. noch alten zuckerhaltigen Harn in der Blase haben, der eine stark positive Reduktionsprobe gibt. Wir müssen uns am Krankenbett daher meist ausschließlich auf die klinischen Symptome verlassen. Beim diabetischen Koma finden wir immer deutlichen Azetongeruch, die typische beschleunigte und vertiefte Kussmaulsche Atmung, trockene Haut und Schleimhäute, schlaffe Muskulatur, fehlende oder abgeschwächte Sehnenreflexe und Hypotonie der Bulbi. Beim hypoglykämischen Koma ist die Symptomatologie je nach dem Stadium verschieden. Jedenfalls fehlt in der Regel der Azetongeruch vollständig, die Atmung kann beschleunigt und vertieft sein, ist aber gewöhnlich uncharakteristisch, die Haut ist feucht, oder wir hören, daß ein starker Schweißausbruch vorhanden war, im Krampfstadium ist die Muskulatur gespannt, die Reflexe sind gesteigert, es besteht ein- oder beiderseitiger Babinski, im Lähmungsstadium ist die Muskulatur schlaff, die Reflexe fehlen, doch erfahren wir eventuell, daß Zuckungen und Krämpfe vorausgegangen sind. Die Bulbi sind nicht hypotonisch. Wenn man sich vor Augen hält, daß es kein Koma diabeticum mit Schweißausbruch oder mit Krämpfen und vermehrter Muskelspannung gibt und diese beiden Erscheinungen für das hypoglykämische Koma typisch sind, dann wird man beide Zustände nicht verwechseln können. Eine gewisse Schwierigkeit in der Unterscheidung kann sich nur im Lähmungsstadium des hypoglykämischen Komas bei beschleunigter und vertiefter Atmung ergeben. Der fehlende Azetongeruch, die eventuell noch feuchte Haut oder der Bericht, daß ein Schweißausbruch und Krämpfe vorhanden waren, wird aber auch in diesem Stadium die Diagnose meist leicht klären. Ist der Arzt über die Diagnose im Zweifel, dann darf niemals Insulin gegeben werden. Entsprechend dem früher erwähnten Grundsatz muß in diesem Fall immer zunächst Traubenzucker zugeführt werden. Der Arzt hat bei solchen Situationen auch die unbedingte Pflicht, gewissenhaft zu erheben, ob einige Stunden vor Eintritt der Bewußtlosigkeit Insulin gegeben wurde. In diesem Falle muß immer eine Hypoglykämie und kein Koma diabeticum angenommen und Zucker gegeben werden.

7. Über die Indikationen der Insulinbehandlung.

Es ist üblich, zwischen absoluten und relativen Indikationen der Insulinbehandlung zu unterscheiden. Wir sprechen von einer absoluten Indikation, wenn die Unterlassung der Insulinbehandlung das Leben des Kranken unmittelbar gefährdet und demnach die Nichtanwendung von Insulin einen schweren Kunstfehler bedeutet. Von einer relativen Indikation sprechen wir bei jenen Fällen, bei denen die Insulinbehandlung unter Umständen sehr wünschenswert, aber nicht unbedingt notwendig ist.

a) Absolute Indikation.

Sie ist gegeben:

a) Beim Koma und Praekoma diabeticum sowie bei allen schweren Fällen mit stärkerer Azidose, die komagefährdet sind.

b) Bei Komplikationen des Diabetes mit Furunkulose, Karbunkel, Phlegmone, mit chirurgischen Erkrankungen, mit langdauernden fieberhaften Krankheiten und mit schweren Magendarmstörungen usw. Die absolute Indikation ist besonders dann gegeben, wenn stärkere Glykosurie und Azidose besteht.

c) Bei jugendlichen, schweren Diabetesfällen vom Typus des insulären Diabetes, die diätetisch nicht mehr entzuckert werden können. Solche Fälle haben eine starke Neigung zur Progredienz und sind daher schon durch das Fortschreiten des Diabetes am Leben bedroht. Außerdem kann jede interkurrente Erkrankung in kürzester Zeit ein Koma auslösen. Dazu kommt noch die besondere Gefährdung durch die Tuberkulose.

d) Schließlich solche schwereren Fälle, die bei alleiniger Diätbehandlung nicht zucker- und azetonfrei und nicht in einem normalen Ernährungs- und Kräftezustand gehalten werden können.

Wir haben die absolute Indikation in verschiedene Punkte unterteilt, um dem Praktiker eine gewisse Abstufung in der Dringlichkeit der Insulinanwendung vor Augen zu führen. Bei allen diesen Fällen ist aber der Arzt verpflichtet, eine Insulinbehandlung einzuleiten.

b) Relative Indikation.

Sie besteht:

a) Bei Fällen, die wohl diätetisch zucker- und azetonfrei sind, deren Toleranz aber sehr gering ist, so daß die Pat. unter der knappen Ernährung leiden und in keinem ganz idealen Ernährungs- und Kräftezustand sind. Bei solchen Fällen wird ein erfahrener Diabetestherapeut die Situation oft noch rein diätetisch meistern, während der weniger Erfahrene zum Insulin greifen muß.

b) Bei unkomplizierten Fällen, die diätetisch wohl azetonaber nicht zuckerfrei gehalten werden können und die keine besondere Neigung zur Progredienz haben. Bei diesen Fällen wird das Alter, der Ernährungs- und Kräftezustand sowie die Möglichkeit oder Unmöglichkeit einer genauen weiteren Kontrolle für oder gegen das Insulin entscheiden. Solche Fälle müssen aber angewiesen werden, sich bei Auftreten irgend einer Komplikation zu melden, da dann jederzeit die dringende Indikation zur Insulinbehandlung gegeben sein kann.

c) Bei frischen Fällen mit leichteren Komplikationen (z. B. Pruritis, Ekzem usw.), bei denen man den eventuellen Erfolg einer Diätbehandlung nicht abwarten will, sondern vorzieht, die Entzuckerung rasch mit Insulin durchzuführen.

d) Bei frischen Fällen, die nach der ganzen Sachlage rein diätetisch zu beherrschen wären, bei denen sich aber die vollständige Entzuckerung hinauszieht. Wir ziehen es dann mitunter vor, statt einer Verschärfung der Diätbehandlung die Entzuckerung durch Insulin bei einer besseren Ernährung durchzuführen. Wir arbeiten dann aber immer darauf hin, das Insulin möglichst bald wieder abzubauen und auf rein diätetische Behandlung überzugehen. Dieses Vorgehen hat den Vorteil, daß der Kranke auf alle Fälle mit der Insulinbehandlung vertraut wird und die Schonung des Inselorgans bei einer ausreichenden Ernährung durchgeführt wird. Wir wenden das Insulin bei dieser Sachlage besonders bei Fällen in reduziertem Ernährungszustand an, die eine weitere Gewichtsabnahme und ein strengeres Diätregime sehr unangenehm empfinden.

e) Bei leichten Fällen mit ernsteren Komplikationen (Furunkel, Karbunkel, Phlegmone usw.), die bei Diätbehandlung zucker- und azetonfrei sind, bei denen wir die Heilung durch gleichzeitige Insulinbehandlung unter Umständen wesentlich beschleunigen können.

Es lassen sich nicht alle Situationen, bei denen wir vor der Entscheidung stehen, ob wir Insulin geben sollen oder nicht, in ein Schema eingliedern. Wir haben daher nur auf die praktisch wichtigsten Möglichkeiten hingewiesen. Dazu kommt noch, daß es Fälle gibt, bei denen die Insulinzufuhr schaden kann, wodurch die Entscheidung für unser Handeln oft sehr schwierig werden kann.

8. Über mögliche Insulinschäden.

Wenn wir im folgenden von Insulinschäden reden, so müssen wir von vornherein betonen, daß diese Schäden nicht dem Insulin an sich zuzuschreiben sind, sondern der von uns geübten Art der Anwendung, die immer nur eine grobe Nachahmung der natürlichen Insulinsekretion darstellt. Die 2- bis 3malige tägliche Insulininjektion führt, wenn sie Zuckerfreiheit des Harnes bewirken soll, leicht zu hypoglykämischen Zuständen, die von manchen gefäßkranken Menschen schlecht vertragen werden. Aber auch ohne hypoglykämische Erscheinungen kann es bei schweren Diabetesfällen nach Einleitung der lebensrettenden Insulinbehandlung, anscheinend durch die rasche Auffüllung der Flüssigkeitsbestände des ausgetrockneten Körpers, zu unliebsamen Zwischenfällen kommen. Die Insulinschäden, die wir im Auge haben, treten besonders bei Menschen mit kranken Gefäßen auf, und zwar bei Coronarsklerose, bei Sklerose der Hirngefäße und bei Nierenkranken und Hypertonikern mit Gefäßschädigungen im Bereich des Augenhintergrundes. Die Hauptgefahr bei den erwähnten Krankheiten bilden die hypoglykämischen Zustände. Im hypoglykämischen Anfall kommt es zu einer Steigerung des Schlag- und Minutenvolumens des Herzens, nach Wiechmann und Koch auch zu einer Senkung des diastolischen Druckes und durch Öffnung der Gefäßschleusen zu einer Beschleunigung des Blutumlaufes. Im E. K. G. wurde nach Insulin Abflachung und Negativwerden der T-Zacke beschrieben.

a) Insulin bei schweren Herzfehlern.

Bei schweren Vitien wurde das Auftreten von paroxysmalem Vorhofflimmern beschrieben. Ich habe einen Fall mit einer unter chronischer Digitalisierung gut kompensierten Mitralstenose beobachtet, wo es bei leichten hypoglykämischen Zuständen regelmäßig zum Auftreten von Vorhofflimmern kam, das mehrere Stunden anhielt. Der während eines solchen Anfalles bestimmte Blutzucker betrug 80 mg%. Nach Verminderung der Insulindosis blieben die hypoglykämischen Anfälle und das Vorhofflimmern aus. Zu besonderer Vorsicht wird bei der Insulinbehandlung von Fällen mit schwerer Aorteninsuffizienz geraten (Senkung des diastolischen Druckes und Verminderung der Coronardurchblutung im hypoglykämischen Anfall).

b) Insulin bei Angina pectoris.

Maßgebende Autoren vertreten die Ansicht, daß bei Angina pectoris die Insulinbehandlung wie bei anderen Diabetikern durchzuführen ist und die bessere Ernährung des Herzmuskels sich günstig auf das Leiden auswirkt. Auf der andern Seite liegen aber Berichte vor, daß nach Insulinzufuhr gehäufte anginöse Anfälle auftreten können. Auch Todesfälle durch Coronarthrombose einige Stunden nach der letzten Insulininjektion sind wiederholt beschrieben worden. Nach den vorliegenden Erfahrungen ist man verpflichtet, mit dem Insulin bei Anginakranken besonders vorsichtig umzugehen. Rasche Blutzuckerstürze durch venöse Insulinzufuhr sowie hypoglykämische Anfälle sollen unbedingt vermieden werden. Wenn möglich, bemühe man sich, mit alleiniger Diätbehandlung auszukommen. Bei dringlicher Indikation der Insulinbehandlung sorge man durch genügenden Kohlehydratgehalt der Kost und nicht zu hohe Dosierung der einzelnen Injektionen für die Vermeidung von hypoglykämischen Anfällen. Es gibt wohl Anginapatienten, die bei hypoglykämischen Anfällen keine anginösen Zustände bekommen. Diese günstigen Fälle sind sogar nach meinen Erfahrungen in der Mehrzahl. Dies darf uns aber nicht davon abhalten, die Hypoglykämie als eine ernste Gefahr für jeden Anginakranken anzusehen. Ist es während einer Insulinbehandlung zu einem anginösen Anfall gekommen, dann soll man sofort Traubenzucker venös geben, da man damit den Anfall oft schlagartig beenden kann. Auch bei sehr schweren, hoffnungslos erscheinenden Zustandsbildern wirkt die venöse Zuckerzufuhr oft noch lebensrettend, wie der folgende Fall lehrt.

Fall 34. Etwa 65jähr. Mann. Seit vielen Jahren Diabetes und Erscheinungen von Angina pectoris mit zunehmender Herzinsuffizienz. Der Pat. wurde in einem Sanatorium mit Insulin behandelt. Eines Tages war der Pat. nach Tisch im Garten und versäumte, die Jause rechtzeitig einzunehmen. Es traten zirka 4 St. nach der Mittagsinjektion leichte hypoglykämische Erscheinungen und während derselben ein schwerer Angina-pectoris-Anfall auf. In kurzer Zeit entwickelte sich unter den Zeichen schwerster Herzinsuffizienz ein Lungenödem, der Puls wurde klein und frequent, die Atmung setzte zeitweise aus. Die Anstaltsärzte erklärten den Zustand für hoffnungslos. Ich fand den Kranken moribund vor. Es bestand tiefe Bewußtlosigkeit, fahle Zyanose, Trachealrasseln, unregelmäßige, zeitweise aussetzende Atmung, der Puls war an der Radialis kaum mehr tastbar, die Haut über der Stirngegend war feucht. Auf eine sofort gegebene venöse Osmoninjektion (40 ccm 33%) mit Coramin-Coffein und einen Aderlaß (200 ccm) besserte sich der Zustand rasch, der Pat. erwachte nach einer Viertelstunde aus der Bewußtlosigkeit, das Lungenödem verschwand. In den folgenden Tagen waren die typischen Zeichen einer Coronarthrombose nachweisbar.

c) Insulin bei zerebraler Arteriosklerose.

Für die Insulinbehandlung derartiger Fälle gelten die gleichen Richtlinien wie sie eben für die Angina pectoris geschildert wurden. Die Mehrzahl der Fälle von Arteriosklerose der Hirngefäße verträgt die Insulinbehandlung bei richtigem Vorgehen sehr gut. Es gibt aber Fälle, bei denen unter der Insulinbehandlung erstmalig und gehäuft apoplektische Insulte und Erweichungsherde auftreten. Besonders gefährlich sind auch hier die hypoglykämischen Anfälle, die unbedingt vermieden werden sollen. Ich habe bei einem alten Mann, der wegen einer feuchten Gangrän einer Zehe mit Insulin behandelt wurde, das Auftreten von 3 verschieden lokalisierten Erweichungsherden im Verlauf von 14 Tagen nach Einleitung der Insulinbehandlung beobachtet. Irgendwelche erkennbare hypoglykämische Erscheinungen waren während der äußerst vorsichtig mit kleinen Dosen durchgeführten Insulinbehandlung nicht beobachtet worden. In der Literatur sind eine ganze Reihe von Fällen mit apoplektischen Insulten 3—5 Stunden nach der letzten Insulininjektion beschrieben worden.

d) Insulin und Auge.

Bei jugendlichen schweren Diabetesfällen vom insulären Typus habe ich bisher vom Insulin nur Gutes bezüglich vorhandener Sehstörungen gesehen. Bei älteren Diabetikern sind nach dem 40. Lebensjahr wiederholt Netzhautblutungen während der Insulinbehandlung beschrieben worden. Es handelt sich um Fälle mit Hypertonie und chronischer Nephritis, bei denen eine Erkrankung der Gefäße, besonders der Netzhautgefäße, angenommen werden muß. Die Veränderungen der Netzhaut beim Diabetes werden nach J. Hirschberg in drei Gruppen eingeteilt: 1. Die Retinitis centralis punctata, die mit der Bildung von charakteristischen weißen Stippchen in der Netzhaut einhergeht. Sie wird gewöhnlich auch als „Retinitis diabetica“ schlechtweg bezeichnet. Diese Form der Retinitis reagiert gewöhnlich günstig auf Insulinbehandlung, die Sehstörungen können sich unter Insulin vollständig zurückbilden. 2. Die Retinitis haemorrhagica, die durch punktförmige Blutungen im Augenhintergrund charakterisiert ist. Die Fundusblutungen finden sich gewöhnlich nur bei Fällen mit Hypertonie und bei Nierenschädigung. Sie können erstmalig unter der Insulinbehandlung auftreten und trotz weiterer Insulinbehandlung wieder verschwinden. Es können sich aber anderseits schon bestehende Blutungen nach Einleitung einer Insulinbehandlung zurückbilden. Eine Abhängigkeit bezüglich des Auftretens der Blutungen von hypoglykämischen Anfällen ist meist nicht erkennbar. Vgl. Fall Nr. 35. 3. Die bei ernster Nierenschädigung vorhandene Retinitis, die mit schweren und ausgedehnten entzündlichen Veränderungen der Netzhaut und schweren Blutungen einhergeht.

Wir führen zunächst einige Beispiele an.

Fall 35. 45jähr. Frau. Seit Jahren Diabetes ohne systematische Behandlung. Anfang November 1934 wurde ich erstmalig zu der subkomatösen Pat. gerufen. Die Pat. klagte über große Müdigkeit, Kopfschmerzen, Appetitlosigkeit, starkes Durstgefühl und Trockenheit im Munde. Bei der stark abgemagerten Pat. bestand intensiver Azetongeruch der Atemluft, Andeutung von Kußmaulscher Atmung, der Puls war frequent (120). Die Kranke wurde sofort in eine Anstalt aufgenommen und bei einer fettfreien Mehlfrüchtekost (siehe später) mit Insulin behandelt. Die Pat. war in 24 St. zucker- und azetonfrei bei einer auf 5 Injektionen verteilten Insulinmenge von 140 E. Am folgenden Tag wurde die Dosis auf 3mal 20 E. vermindert und die Kost langsam aufgebaut, wobei die Pat. zuckerfrei blieb. $2^1/_2$ Tage nach Beginn der Insulinbehandlung setzten ganz akut Sehstörungen ein, so daß die Pat. nicht mehr lesen konnte. Die sofort vorgenommene Augenuntersuchung ergab am rechten Auge einen alten Star und links zahlreiche frische, punktförmige Blutungen im Augenhintergrund. Die Pat. hat niemals vorher am linken Auge eine Sehstörung gehabt. Während der Insulinbehandlung waren keinerlei hypoglykämische Erscheinungen aufgetreten. Im Harn fanden sich $2^0/_{00}$ Eiweiß, spärlich Zylinder und Erythrozyten, das spezifische Gewicht schwankte zwischen 1018 und 1027, der RR betrug nach Überwindung des Subkomas 170 mm Hg. Der R. N. war normal (28 mg%). Bei der vorher ödemfreien Pat. hatten sich unter raschem Gewichtsanstieg deutliche Ödeme beider Unterschenkel entwickelt. Die Kranke wurde auf salzfreie Kost gesetzt und die Insulindosis bei gleicher Kost auf 2mal 10 E. vermindert, wobei eine Zuckerausscheidung von 50—60 g ohne Azeton auftrat. Bei diesem Regime gingen die Eiweißwerte im Harn auf unter $1^0/_{00}$ zurück, die Ödeme besserten sich, der RR stellte sich etwas tiefer auf 160 mm Hg ein, und im Verlaufe von 4 Wochen hatten sich die Sehstörungen vollständig zurückgebildet. Die Augenuntersuchung ergab teilweise Rückbildung der alten und keine frischen Blutungen. Dieser günstige Zustand hielt im Jahre 1935 und im Beginn des Jahres 1936 an, wobei sich die Zuckerausscheidung im Harn bei gleicher Insulindosis auf 20—30 g vermindert hatte. Am 16. III. 1936 erschien die Pat. mit der Angabe, daß sie vor 4 Tagen beim Aufwachen in der Früh am linken Auge nichts mehr gesehen habe. Die Augenuntersuchung ergab ausgedehnte, frische Blutungen um die Papille und Macula sowie in der Peripherie. Die Pat. hat sich in den letzten Wochen nur 1 Injektion von 12 E. früh gegeben, so daß die Blutungen später als 14 St. nach der letzten Injektion aufgetreten sein müssen. Der Harnbefund ergab 1,7%—25,5 g Zucker, Azeton 0, $1{,}2^0/_{00}$ Eiweiß, mit spärlichen Erythrozyten und Leukozyten im Sediment. Der RR war (bei nicht mehr salzfreier Kost in den letzten Monaten) auf 210 mm Hg angestiegen. Das K. G. hat vom Beginn der Behandlung von 59 kg auf 73,1 kg zugenommen. Es waren dabei nur

Spuren von Ödem an den Tibien nachweisbar. Die Pat. wurde auf salzarme St. K. ohne Insulin gesetzt mit einem Gemüsetag pro Woche. 31. III. 2,5%—50 g, Azeton 0, Eiweiß 2,9‰, Sediment unverändert. RR 190. K. G. 70,7 kg. Bisher keine Änderung der Sehstörung. Vom Augenarzt werden Claudeninjektionen gegeben.

Es handelt sich bei diesem Fall um die Kombination eines Diabetes mit einer chronischen Nephritis. $2^1/_2$ Tage nach der wegen eines Subkomas eingeleiteten Insulinbehandlung kam es erstmalig zum Auftreten von Netzhautblutungen, die sich bei weiterer Insulinbehandlung mit subnormalen Dosen so weit zurückbildeten, daß die Sehstörung verschwand. $1^1/_2$ Jahre später traten mehr als 14 St. nach der letzten Insulininjektion neuerlich schwere Netzhautblutungen auf. Das erstmalige Auftreten der Fundusblutungen kurz nach Einleitung der Insulinbehandlung war jedenfalls sehr auffallend, bei der zweiten Attacke hingegen war ein Zusammenhang mit der über 14 St. vorher gegebenen Injektion sehr unwahrscheinlich. Es ist naheliegend, die zweite Blutung mit der Verschlechterung des Nierenleidens (höherer Eiweißgehalt des Harnes, höherer Blutdruck) in ursächlichen Zusammenhang zu bringen.

Fall 36. 57jähr. Frau. Seit 12 Jahren Diabetes. Wurde längere Zeit mit Insulin behandelt und war dabei zuckerfrei. Unter späterer Diätbehandlung immer kleine Zuckermengen im Harn. Wurde wegen Schmerzen im linken Bein an die Klinik Jagić aufgenommen und dort diätetisch entzuckert. Die Pat. steht seit Jahren wegen eines Augenleidens in Beobachtung der Klinik Lindner. Die Kranke wurde am 19. III. 1934 der Diabetikerambulanz der Klinik Jagić zur Behandlung zugewiesen. Befund: Bei Eiweißkost mit $1^1/_2$ Semmeln zuckerfrei, Blutzucker 209 mg%, RR 240. Im Harn Spur Eiweiß, vereinzelte Leukozyten und Erythrozyten. Es besteht beiderseits eine Retinitis diabetica mit Blutungen und eine retrobulbäre Neuritis. Am oberen und unteren Augenlid sind beiderseits etwa dattelkerngroße Xanthome vorhanden. Die Pat. wird bei St. K. abwechselnd mit Gemüsetagen zuckerfrei gehalten. 11. XII. 1934. Steigerung auf 4 Semmeln. 19. V. 1935. Steigerung auf 5 Semmeln. 21. I. 1936. Die Pat. hat von anderer Seite während der letzten Wochen 2mal 10 E. Insulin täglich bekommen, trotzdem der Harn bei rein diätetischer Behandlung zuckerfrei war. Während dieser Zeit bemerkte die Pat. eine rasche Verschlechterung des Sehvermögens. Das Insulin wird weggelassen. 31. I. 1936. Der Augenbefund ergibt eine Zunahme der retinitischen Veränderungen, zahlreiche baumwollartige Herde und Hämorrhagien im Bereich des hinteren Fundusabschnittes. 22. III. 1936. Harn negativ. Blutzucker 186 mg%. Die Pat. gibt an, daß sich die Sehstörungen seit dem Weglassen des Insulins wieder gebessert haben. Der Augenbefund ist unverändert geblieben.

Aus den angeführten Beobachtungen geht hervor, daß bei Fällen von Herz- und Gefäßkrankheiten wohl keine Kontraindikation gegen eine Insulinbehandlung besteht, daß wir aber verpflichtet sind, diese Behandlung mit besonderer Sorgfalt durchzuführen. Es ist zweifellos, daß sich die Behebung der diabetischen Stoffwechselstörung auch bei diesen Kranken in der Regel günstig auswirkt. Man muß aber immer daran denken, daß plötzliche Änderungen des Flüssigkeitsbestandes des Körpers durch rasche Entzuckerung und hypoglykämische Anfälle durch die vermehrte Belastung des Herzgefäßsystems schwere Störungen zur Folge haben können. Wir werden daher bei älteren Menschen immer trachten, mit der Diätbehandlung allein auszukommen und wo dies nicht möglich ist, die Insulinbehandlung mit kleinen Dosen und unter genauer Beobachtung der Kranken in vorsichtiger Weise durchführen. Die erwähnten Komplikationen sind glücklicherweise sehr selten, man muß sie aber genau kennen, um die Pat. vor unnötigen Schäden zu bewahren.

9. Über die Ziele der Insulinbehandlung.

Die Insulinbehandlung hat als Substitutionstherapie den Zweck, die ungenügende Produktion von Eigeninsulin durch künstliche Zufuhr zu ergänzen. Daher müssen wir das Insulin analog der natürlichen Bildung entsprechend den Hauptmahlzeiten meist früh, mittags und abends zuführen. Bei den ganz schweren Fällen, deren Inselorgan keiner Erholung mehr zugänglich ist, muß das Insulin zeitlebens gegeben werden (Dauerinsulinbehandlung). Ein Weglassen des Insulins führt sofort zu schwersten diabetischen Erscheinungen und schließlich zum Koma. Für diese Fälle leistet das Insulin nicht mehr und nicht weniger als jede andere Substitutionstherapie. Solange wir Insulin geben, beheben wir die Krankheitserscheinungen vollkommen, wenn wir es weglassen, tritt die Erkrankung sofort wieder in voller Schwere in Erscheinung. Die Behandlung beschränkt sich dann auf die Erreichung und Erhaltung eines normalen Ernährungszustandes und einer normalen körperlichen und geistigen Leistungsfähigkeit. Der Harn soll azeton- und wenn möglich auch zuckerfrei sein unter Vermeidung von hypoglykämischen Anfällen. Anders liegen die Verhältnisse bei jenen Fällen, deren Inselorgan noch einer Erholung und Leistungssteigerung fähig ist. Das Insulin kann bei ihnen zu einer idealen Schonungstherapie verwendet werden. Da wir im Beginn einer Insulinbehandlung selbst bei komatösen Kranken nicht wissen, ob das Inselorgan noch zu einer Leistungssteigerung gebracht werden kann, streben wir dies jedenfalls immer an. Um dieses Ziel zu erreichen, müssen wir entsprechend den Grundsätzen der Sch. B., für völlige Zuckerfreiheit des Harnes und möglichst normale Blutzuckerwerte sorgen. Das Insulin gibt uns die Möglichkeit, eine ideale Schonung des Inselorgans weitgehend unabhängig von der Diät durchzuführen, da wir uns mit der Insulindosis an die Ernährung anpassen können. Bei diesem Vorgehen erleben wir nicht selten die Freude, daß bei ursprünglich schweren, azidotischen oder komatösen Diabetikern das Insulin von 3 auf 2, schließlich auf eine Injektion abgebaut oder sogar ganz weggelassen werden kann. Läßt man vom Beginn der Behandlung an eine Restglykosurie bestehen oder kommt es durch Weglassen der Injektionen oder durch grobe Diätfehler immer wieder zu Zuckerausscheidung im Harn, dann wird man ebenso wie bei der Diätbehandlung vergeblich auf eine Besserung der Inselfunktion warten. Im Gegenteil muß man in diesem Falle mit einer ständigen Steigerung des Insulinbedarfes als Zeichen einer Abnahme der Eigeninsulinproduktion rechnen. Wir stehen demnach auf dem Standpunkt, daß man auch bei der Insulinbehandlung primär immer auf vollständige Zuckerfreiheit des Harnes hinarbeiten soll, um durch die völlige Entlastung des Inselorgans eine Besserung des Zustandes und damit Abbau oder Weglassen des Insulins zu erreichen.

10. Über die optimale Diät während der Insulinbehandlung.

Eine optimale Diät während der Insulinbehandlung muß folgende Hauptbedingungen erfüllen: 1. sie muß die Azidose sicher verhüten, 2. sie muß das Erreichen und Erhalten der Zuckerfreiheit des Harnes ohne unnötig hohen Insulinbedarf ermöglichen, 3. sie darf dem Kranken, der durch 2 oder 3 Injektionen im Tag geplagt ist, keine weiteren, vermeidbaren Quälereien zumuten, und 4. sie muß auf eine eventuelle hyperaktive G. R. Rücksicht nehmen. Diesen Forderungen genügen wir wenigstens in der Regel mit einer um 2 Semmeln auf 5 Semmeln erweiterten St. K. Bei dieser Kost wird die Azidose (bei zuckerfreiem Harn) sicher verhütet, der Insulinbedarf zur Erzielung der Zuckerfreiheit hält sich meist in bescheidenen Grenzen, dem Kranken werden keine zu großen Entbehrungen zugemutet und der relativ hohe Kohlehydratgehalt nimmt auch auf die G. R. Rücksicht. Durch Variation des Eiweiß- und Fettgehaltes passen wir uns dem Kalorienbedarf und der Notwendigkeit zu mästen oder abzumagern an. Von dieser Insulinnormaldiät weichen wir erst im weiteren Verlauf der Behandlung ab, wenn wir uns über den genauen Charakter des Diabetes und die besonderen Bedürfnisse des einzelnen Falles orientiert haben. Bei unterernährten Diabetikern mit großem Kohlehydrathunger erhöhen wir den Kohlehydratgehalt um 1—3 Semmeln. Die Reaktion auf eine solche vermehrte Belastung läßt uns gewisse Rückschlüsse auf den Diabetestyp zu. Bei den Fällen mit stärkerem gegenregulatorischen Einschlag wird die Steigerung der Kohlehydratzufuhr gewöhnlich ohne Glykosurie vertragen, bei den vorwiegend insulären Typen tritt daraufhin sofort Zucker im Harn auf, der erst nach Steigerung der Insulindosis wieder verschwindet. Nach diesem Verhalten bestimmen wir dann den endgültigen Kohlehydratgehalt der Kost. Bei den Fällen mit stärkerer G. R.-Komponente, die sich schon durch hohen Insulinbedarf zur Erreichung der Zuckerfreiheit verraten, lassen wir den Kohlehydratgehalt hoch und vermindern eventuell gleichzeitig den Fettgehalt. Bei den vorwiegend insulären Fällen werden die Kohlehydrate niedriger bemessen und der Kalorienbedarf durch Fett gedeckt. Bei letzteren Fällen wird sich der Kohlehydratgehalt der Kost auch nach dem zur Verfügung stehenden Insulinquantum richten. Besteht bei einem insulären Diabetestyp gleichzeitig eine Komplikation, die eine reichlichere Ernährung notwendig macht, z. B. eine Tuberkulose, dann werden wir den höheren Insulinbedarf zur Versorgung einer größeren Kohlehydratmenge gern mit in den Kauf nehmen. Bei fettsüchtigen Diabetikern wird von vornherein der Fettgehalt der Kost mit etwa 30 g niedriger bemessen und mehr Eiweiß gegeben.

11. Über die praktische Durchführung der Insulinbehandlung.

a) Die gewöhnliche Einleitung der Behandlung.

Hat sich bei einem Kranken die Notwendigkeit einer Insulinbehandlung ergeben, so gehen wir gewöhnlich nach folgendem Schema vor: Der Pat. wird auf die Insulinnormalkost (St. K. mit 5 Semmeln) gesetzt und erhält zunächst 3mal 10 E. Insulin täglich. Die 1. Injektion wird 1 Stunde vor dem Frühstück gegeben (dieses Intervall wird fallweise auf 2 Stunden erhöht oder auf $^1/_2$ Stunde vermindert), die beiden anderen Injektionen unmittelbar vor dem Mittag- und Abendessen. Das Intervall zwischen Früh- und Mittaginjektion, bzw. Mittag- und Abendinjektion soll nicht unter 6 Stunden betragen, das Intervall zwischen Abend- und Frühinjektion soll, wenn möglich, 10 Stunden nicht übersteigen.

Es ist heute noch vielfach üblich, die Insulininjektionen $^1/_4$ oder $^1/_2$ Stunde vor dem Frühstück, Mittag- und Abendessen zu geben. Dieses Vorgehen ist unzweckmäßig. Nach dem langen insulinfreien Intervall von abends bis früh steht der Körper in den Morgenstunden nicht mehr unter Insulinwirkung, der Blutzucker ist hoch. Je nach der Höhe des Blutzuckers und der Insulinempfindlichkeit des Falles müssen wir 1 bis 2 Stunden nach der Morgeninjektion mit der Nahrungszufuhr warten, bis der Körper wieder unter Insulinwirkung gesetzt ist. Die Nahrungszufuhr bewirkt bekanntlich in wenigen Minuten ein Ansteigen des Blutzuckers, während es bei subkutaner Insulininjektion 1—2 Stunden dauert, bis ein deutlicher Abfall des Blutzuckers in Erscheinung tritt. Mittags steht der Körper noch unter der Wirkung der Morgeninjektion, der Blutzucker ist bei guter Einstellung in der Nähe normaler Werte, wir dürfen daher Injektion und Essen unmittelbar aufeinanderfolgen lassen. Das gleiche gilt für die Abendinjektion. Wenn man mit 2 Injektionen täglich auskommen kann, so gibt man diese am besten früh und abends $^1/_2$—1 Stunde vor dem Essen. Es handelt sich dann um leichtere Fälle, deren Blutzucker keine solche Höhe erreicht, daß ein langes Intervall nötig wäre.

Unter Insulinbehandlung müssen wir dem Pat. die Verteilung der Kohlehydrate auf die einzelnen Mahlzeiten genau vorschreiben, um eine optimale Ausnützung des Insulins zu erzielen. Anderseits lassen wir die üblichen Kunstgriffe der Diätetik zur Verminderung des Kohlehydratgehaltes der Nahrungsmittel (Wegschütten des Kochwassers der Gemüse usw.) weg und erfüllen nach Möglichkeit Sonderwünsche des einzelnen Kranken. Wir haben demnach für die Insulineinstellung drei Dinge vorzuschreiben: 1. die Tageskost, 2. die Verteilung der Kohlehydrate auf die einzelnen Mahlzeiten, und 3. die Dosis und Zeit der einzelnen Insulininjektionen. Außerdem müssen wir jeden Kranken von vornherein genauest über die hypoglykämischen Erscheinungen und deren Bekämpfung unterrichten.

Insulin-Normalkost	Verteilung der KH	Zeit	Insulin	Zeit
150 g Fleisch	früh: 1 Semmel	8 Uhr	10 E.	6-7 Uhr
2 Eier				
30 g Käse	vorm.: 1/2 Semmel	10 Uhr		
1/4 l Milch Gemüse bis 800 g	mittags: 1 1/2 Semmeln	13 Uhr	10 E.	13 Uhr
5 Semmeln bis 120 g Fett	nachm: 1/2 Semmel	16 Uhr		
Tee, Kaffee. klare Suppe	abends: 1 1/2 Semmeln	20 Uhr	10 E.	20 Uhr

Bei zwei Insulininjektionen am Tage verteilen wir die Kohlehydrate anders. Wir nehmen 1/2 Semmel vom Mittagessen weg und geben sie vormittags dazu, die 1/2 Semmel zur Jause bleibt ganz weg oder wird abends dazugegeben. Dieses Vorgehen erklärt sich dadurch, daß das Mittagessen nur mehr unter der abklingenden Wirkung der Frühinjektion, die Nachmittagsjause nicht mehr unter Insulinwirkung steht.

Bei Anstaltsbehandlung wird der Harn täglich quantitativ auf Zucker und auf Azeton untersucht. Außerdem wird der 24-Stundenharn in drei Teilen (von früh bis Mittag, von Mittag bis Abend und von Abend bis früh) gesammelt und jede Teilportion mit Nylander qualitativ auf Zucker untersucht. Bei ambulanter Einstellung begnügen wir uns je nach der Art des Falles mit einer 1—2maligen quantitativen Analyse pro Woche, verzichten aber nie auf die tägliche 3malige qualitative Harnuntersuchung, die der Pat. selbst ausführen und genau aufschreiben muß. Auf diese Weise unterrichten wir uns, in welchen Teilportionen der Harn zuerst zuckerfrei wird und können darnach die weitere Insulindosierung bestimmen.

b) Die Schulung der Kranken zur Selbstinjektion.

Schon kurz nach der Einführung des Insulins in die Behandlung des Diabetes hat es sich gezeigt, daß wir bei den Dauerinsulinpatienten von den üblichen Grundsätzen abgehen und dem Pat. die Injektionen selbst machen lassen müssen. Einem Kranken, dessen Leben und Gesundheit von einer 2—3maligen Injektion zu einer bestimmten Stunde des Tages abhängt, kann nicht zugemutet werden, zeitlebens mehrmals am Tage zum Arzt zu gehen. Die Insulinpatienten sollen daher schon in den ersten Tagen der Einstellung in der Selbstinjektion genau unterrichtet werden. Die Kranken müssen nicht nur die Technik der Insulinentnahme und Injektion, sondern auch die Dosierung genau erlernen. Es wird heute noch vielfach, besonders von operativen Anstalten, der Fehler gemacht, daß Diabetiker vor und nach der Operation mit Insulin behandelt und dann einfach entlassen werden. Es genügt auch nicht, die Kranken mit einer Verordnung der Diät und Insulindosis an den Hausarzt zu weisen, da die Behandlung dann doch eine Unterbrechung erfährt, die bei schwereren Fällen einen unberechenbaren Schaden anrichten kann. Wir halten es auch für notwendig, solche Kranke zur Selbstinjektion zu erziehen, bei denen die Insulinzufuhr, z. B. wegen einer interkurrenten Erkrankung, nur vorübergehend angewendet wird. Kommt dann der Kranke später einmal fern von einem erfahrenen Arzt in eine ähnliche Lage, so wird er sich durch die sofort eingeleitete Selbstinjektion vor schweren Gefahren bewahren können. Wir stehen daher auf dem Standpunkt, daß man jeden Diabetiker vom Beginn der Insulinbehandlung an mit der Injektionstechnik vertraut machen soll. Bei der häuslichen Insulinbehandlung genügt es, wenn Spritze und Nadeln vor dem ersten Gebrauch durch Kochen sterilisiert und dann weiterhin in 70% Alkohol injektionsfertig aufbewahrt werden. Zu diesem Zwecke eignen sich Glas- und Porzellandosen mit gut schließendem Deckel und für Reisezwecke vernickelte Metallbehälter (Paratus) in verschiedener Ausführung. Das Reisebesteck soll eine genügende Standfestigkeit haben, da sonst die Hantierung bei Entnahme der Spritze und Nadeln umständlich ist.

c) Die Entzuckerung.

Solange alle drei Teilportionen des 24-Stundenharnes positiv sind, steigern wir die Insulindosis rasch von 3mal 10 auf 3mal 15, 3mal 20, 3mal 30 und unter Umständen auch mehr E. Sobald aber einmal die eine oder andere Teilportion zuckerfrei geworden ist, ändern wir unser Vorgehen. Meist wird der Nachmittagsharn zuerst zuckerfrei. Wir lassen dann die Mittagsinjektion, die den Nachmittag versorgt, gleich und steigern nur die Früh- und Abendinjektion. An zweiter Stelle wird gewöhnlich der Nachtharn zuckerfrei. Es bleibt dann die Abendinjektion gleich und die Morgeninjektion wird weiter gesteigert. Wir kommen auf diese Weise häufig zu einer Insulinverteilung mit der höchsten Dosis am Morgen, der kleinsten Dosis mittags und einer zwischen den beiden liegenden Dosis am Abend (z. B. 24—12—16 E. oder 32—20—24 E.). Bei Auftreten von hypoglykämischen Anfällen während der Einstellung, unterrichten wir uns genau über den Zeitpunkt des Auftretens und die vermutliche Ursache derselben. Wir müssen zwischen einer Hypo bei Ruhe und bei körperlicher Arbeit streng unterscheiden. Nach körperlicher Arbeit, und zwar schon nach kleinen Spaziergängen, häuslichen Arbeiten, besonders aber nach stärkeren Anstrengungen, kommt es bei der Mehrzahl der Diabetiker, vor allem aber bei den insulären Typen, fast regelmäßig zu hypoglykämischen Anfällen (Arbeitshypo). Der Anfall bleibt bei gleicher Dosierung aus, wenn die Arbeit wegfällt. Wir müssen die Kranken über diese Erscheinung aufklären und anweisen, die jeweilige Insulindosis vor einer geplanten Arbeitsleistung auf $^{2}/_{3}$, $^{1}/_{2}$ oder weniger zu vermindern, und bei stärkeren Anstrengungen außerdem mehr Kohlehydrate zu nehmen, als in der gewöhnlichen Behandlung vorgesehen ist. Weiters müssen wir erheben, ob die Hypo nicht durch ein verspätetes Einnehmen der Mahlzeit, durch Auslassen einer Mahlzeit, oder durch zu wenig Essen bedingt war. Wenn alle diese Ursachen für das Auftreten der Hypo ausgeschlossen wurden, dann wissen wir, daß die betreffende Dosis, nach der die Hypo aufgetreten ist, zu hoch war und vermindern sie am folgenden Tag. Häufig wird der Fehler gemacht, die auf die Hypo folgende nächste Injektion einfach wegzulassen. Bei schweren Fällen, und besonders bei Kindern, kann auf diese Weise ein Koma diabeticum ausgelöst werden. Ist es uns gelungen, die Entzuckerung zu erreichen, dann richtet sich unser weiteres Vorgehen ganz nach der Art des einzelnen Falles. Bei der Mehrzahl der Fälle gelingt es uns, die Entzuckerung in wenigen Tagen durchzuführen. Bei anderen Fällen ist die Erreichung der Zuckerfreiheit aber äußerst schwierig oder gelingt überhaupt nicht vollständig. Auf die verschiedenen Formen der Insulinresistenz kommen wir später ausführlich zurück. Aber auch bei den gut ansprechenden Fällen sind wir mitunter gezwungen, zur Verkürzung des Nachtintervalles eine vierte Injektion um 12 Uhr nachts zu machen, da sonst der Frühharn vor der Morgeninjektion immer stark zuckerhaltig ist.

d) Dauerinsulinbehandlung.

Bei den schwersten Fällen, bei denen nach der ganzen Sachlage keine Aussicht auf ein Weglassen des Insulins möglich erscheint, gehen wir von der Einstellung auf Insulin, auf die Dauerinsulinbehandlung über. Dabei ist wichtig, festzustellen, ob wir es mit einem vorwiegend insulären Diabetestyp zu tun haben oder mit einem G. R.-Typ. Im ersteren Falle befindet sich die G. R. in einem niedrigen, subnormalen Aktivitätszustand. Alle Maßnahmen zur Dämpfung der G. R. — Erhöhung der Kohlehydratzufuhr, Einschränkung des Fettes — sind ohne Wirkung. Im letzteren Falle, bei stärkerem gegenregulatorischen Einschlag, wirken sich diese Maßnahmen aber günstig aus. Die Differenzierung der beiden Typen ergibt sich zum Teil schon aus dem Verhalten bei der Insulineinstellung. Jene Fälle, die trotz schweren Ausgangsbefundes mit relativ kleinen Insulinmengen entzuckert werden können, entsprechen dem insulären Typ. Diejenige Harnzuckermenge, die durch 1 E. Insulin zur Assimilation gebracht wird, ist hoch. Wir sprechen von einem hohen „Glukoseäquivalent". Man berechnet das Glukoseäquivalent, indem man die vor der Insulinbehandlung vorhandene Zuckerausscheidung im 24-Stundenharn durch die zur Entzuckerung nötige Tagesmenge von Insulin dividiert. Die insulinresistenten Typen verraten sich durch den hohen Insulinbedarf, der zur Entzuckerung nötig ist, sie haben ein niedriges Glukoseäquivalent. Zur weiteren Differenzierung verwenden wir das Verhalten nach Steigerung der Kohlehydratzufuhr und nach Variation des Fettgehaltes der Kost. Wir gehen gewöhnlich so vor, daß wir nach erreichter Entzuckerung zunächst die Kohlehydrate von 5 auf 6—7 und 8 Semmeln steigern. Wird jede Steigerung des Kohlehydratgehaltes von einer nachhaltigen Glykosurie gefolgt, die nur nach Erhöhung der Insulindosis wieder verschwindet, dann spricht dieses Verhalten für einen insulären Diabetestyp. Führt hingegen die Erhöhung der Kohlehydrate zu keiner oder nur geringer, rasch wieder verschwindender Zuckerausscheidung, dann müssen wir mit einer stärkeren G. R.-Komponente rechnen. Bei den ersteren Typen hat die Variation der Fettzufuhr meist keinen deutlichen Einfluß auf den Insulinbedarf, bei den letzteren, den insulinresistenten Typen, vermindert Einschränkung der Fettzufuhr den Insulinbedarf und umgekehrt. Die vorwiegend insulären Typen werden daher am rationellsten mit einer Kost behandelt, die nicht zu reich an Kohlehydraten ist (3—5 Semmeln) und die so viel Fett enthält, als zur Deckung des Kalorienbedarfes nötig ist. Wir reduzieren die Kohlehydrate nur bei solchen Fällen bis auf 3 Semmeln, bei denen das zur Verfügung stehende Insulinquantum nicht zur Deckung eines höheren Kohlehydratgehaltes ausreicht. Unter diese Kohlehydratmenge gehen wir nie herunter, da die Verhütung der

Azidose dann nicht mehr sicher gewährleistet wird und außerdem bei einem zu kohlehydratarmen und -fettreichen Regime doch eine gewisse Aktivierung der G. R. eintritt und dadurch das Insulin nicht optimal ausgenützt wird. Auch bei diesen Fällen wird man manchmal mehr Kohlehydrate geben (z. B. zur Aufmästung stark abgemagerter Kranker oder bei Komplikation mit Tuberkulose) und den damit verbundenen höheren Insulinbedarf zeitweise oder dauernd mit in den Kauf nehmen. Bei den insulinrestistenten Diabetikern, die eine vermehrte Kohlehydratbelastung bei gleicher Insulindosis ohne nennenswerte Glykosurie vertragen, wird man auch die Fettzufuhr je nach der Art des Falles verschieden stark beschränken. Bei übergewichtigen oder fettsüchtigen Kranken wird schon vom Beginn der Insulinbehandlung an die Fettzufuhr mit 20—50 g niedrig bemessen. Es ist schließlich nicht unwichtig, die Kranken selbst zu Worte kommen zu lassen. Die intelligenten Dauerinsulinpatienten sammeln im Verlauf der jahrelangen Behandlung eine große Erfahrung, die nicht unterschätzt werden soll. Ein in der Insulinbehandlung nicht sehr geschulter Arzt wird sich vor oberflächlichen Ratschlägen hüten müssen, da er sich sonst leicht unnötige Blößen geben wird. Die Mehrzahl dieser Fälle lebt gewöhnlich bei einer den bisherigen Lebensgewohnheiten angepaßten Kost mit 5—10 Semmelwerten und einer durch das Hungergefühl, die Arbeitsleistung, die Jahreszeit verschieden hoch bestimmten Fettzufuhr. Die insulären Typen haben bald heraus, daß sie bei einer an Kohlehydraten knapperen Kost mit mehr Fett am leichtesten zuckerfrei sind. Die Kranken wissen auch, um wieviel sie die gewöhnliche Insulindosis vor einer sportlichen Leistung vermindern müssen, um hypoglykämische Anfälle zu vermeiden. Sie lernen auch, bei besonderen Anlässen, eine normale, zuckerhaltige Mahlzeit mit einer höheren Insulinmenge so zu versorgen, daß kein Zucker im Harn auftritt. Es gibt aber auch bei jahrelang unter Insulinbehandlung stehenden Diabetikern genügend Fälle, die ganz unzweckmäßig leben, wo wir nach den früher geschilderten Grundsätzen die Kost, die Insulinmenge und die Verteilung der Injektionen ändern müssen. Die Einstellung eines Dauerinsulinpatienten ist nur dann als ideal zu bezeichnen, wenn der Kranke zuckerfrei ohne hypoglykämische Erscheinungen ist und einen normalen Ernährungs- und Kräftezustand besitzt. In diesem Fall bleibt der Insulinbedarf durch viele Jahre hindurch konstant, oder er wird mit der Zeit sogar geringer, was auf eine Erholung des Inselorgans schließen läßt. Wir erleben auch nicht so selten die Freude, daß wir nach monate- und jahrelanger Insulindauerbehandlung von 3 auf 2 oder auf 1 Injektion heruntergehen können. Sehr selten kommt es auch vor, daß man nach mehrjähriger indizierter Insulinbehandlung das Insulin ganz weglassen kann und mit ausschließlicher Diätbehandlung ausreicht. Solch günstige Resultate sind nach meinen Erfahrungen nur bei dauernder Zuckerfreiheit des Harnes zu beobachten. Wenn es aus irgendwelchen Gründen nicht möglich ist, den Harn dauernd zuckerfrei zu halten, z. B. bei besonderer Neigung zu hypoglykämischen Anfällen, dann sind die Aussichten für eine Besserung der Stoffwechsellage sehr ungünstig. Schon bei einer Restglykosurie von 20—30 g pro die, bei der sich die Kranken vollkommen wohl und leistungsfähig fühlen, geht der Insulinbedarf zur Erhaltung eines stationären Zustandes meist langsam in die Höhe als Ausdruck einer Abnahme der Eigeninsulinproduktion. Das Ansteigen des Insulinbedarfes geht aber nicht ins Ungemessene, sondern macht gewöhnlich bei einer oberen Grenze von etwa 140 E. pro die Halt. Es ist dann trotz der Insulinbehandlung infolge der nicht restlosen Schonung zu einer fortschreitenden Verschlechterung des Inselleidens gekommen, wo mit einer nennenswerten Eigeninsulinproduktion nicht mehr gerechnet werden kann und fast der gesamte Insulinbedarf durch die exogene Zufuhr gedeckt wird. Wird bei derartigen Fällen die Insulinzufuhr länger als 10—12 Stunden ausgesetzt, so tritt eine starke Harnflut mit reichlicher Zucker- und Azetonausscheidung auf und die Kranken werden in kürzester Zeit komatös. Diese Menschen leben ausschließlich von dem eingespritzten Insulin, ohne dauernde Insulinzufuhr sind sie dem sicheren Tod im Koma verfallen.

e) Über die sogenannte Insulingewöhnung.

Die eben geschilderten Fälle haben ganz zu Unrecht bei manchen Ärzten einen gewissen Pessimismus gegen das Insulin ausgelöst. Dieses Verhalten wurde so ausgelegt, daß es unter der Insulinbehandlung zu einer Gewöhnung, zu einer Art „Insulinismus", komme. Es ist sehr bedauerlich, daß diese irrige Ansicht heute noch nicht nur unter den Laien, sondern auch unter den Ärzten weitverbreitet ist. Wenn wir einem schweren Diabetesfall die unbedingt notwendige Insulinbehandlung vorschlagen, so bekommen wir gewöhnlich die stereotype Antwort: „Insulin will ich nicht, weil ich gehört habe, daß man damit nicht mehr aufhören kann, wenn man einmal angefangen hat.“ Wir müssen dann die Kranken dahin aufklären, daß diejenigen Fälle, die vom Insulin nicht mehr loskommen, eben so schwer sind, daß sie ohne Insulin längst nicht mehr am Leben wären und die notwendige Dauerinsulinbehandlung nicht dem Insulin, sondern der Schwere des Leidens zur Last fällt. Hinter dieser hartnäckig erhaltenen Meinung von der Insulingewöhnung steckt aber doch ein Körnchen Wahrheit, die wir etwas genauer analysieren wollen. Es gibt schwerste Diabetesfälle vom insulären Typ, die bei reichlicher Zuckerausscheidung in elendem Ernährungszustand eine Vita minima führen, aber bei der ganzen Sachlage voraussichtlich noch Wochen oder Monate trotz fortschreitender Abmagerung ohne Koma am Leben bleiben würden. Entzuckert man solche Fälle durch Insulin und läßt nach einigen Tagen das Insulin plötzlich weg, dann kann es in 12—24 Stunden zum Auftreten eines Komas kommen, das nur durch sofortige hochdosierte Insulinzufuhr überwunden werden kann. Hat diese Erscheinung mit einer Insulingewöhnung nach Art eines Morphinismus etwas zu tun und wie ist sie zu erklären? Wir haben schon früher erwähnt, daß wir bei den insulären schweren Diabetestypen Grund für die Annahme haben, daß die G. R. nach Art einer Selbsthilfe des Organismus auf ein subnormales Niveau eingestellt ist. Bringen wir durch eine künstliche Insulinzufuhr den Zuckerhaushalt in Ordnung, dann werden sich auch die Insulinantagonisten auf einen normalen, also höheren Aktivitätszustand einstellen. Wird nun die Insulinzufuhr plötzlich unterbrochen, ohne daß es zu einer Erholung des Inselorgans gekommen ist, dann wird der Organismus hilflos einer aktivierten G. R. gegenüberstehen und in diesem Augenblicke schlechter daran sein, wie vor Einleitung der Insulinbehandlung. Dieses Verhalten hat nach dem Gesagten aber mit einer Insulingewöhnung nichts zu tun. Es kommt nur bei schwersten Diabetesfällen zur Beobachtung, bei denen das Inselorgan, trotz der Schonung durch die exogene Insulinzufuhr keiner Erholung und Leistungssteigerung mehr fähig ist. Für diese Fälle ist es wohl richtig, daß sie mit dem Insulin nicht mehr aufhören können, wenn sie einmal damit angefangen haben, sie wären aber ohne Insulin auf die Dauer überhaupt nicht am Leben zu erhalten. Bei den weniger schweren Fällen sehen wir hingegen, daß wir trotz ernsten Ausgangsbefundes oft schon in wenigen Wochen mit der Insulindosis heruntergehen und nicht selten das Insulin wieder ganz weglassen können. Wir kommen auf die wichtige Frage des Insulinabbaues gleich ausführlich zurück und wollen noch vorher das Verhalten des Blutzuckers während der Insulinbehandlung besprechen.

f) Über das Verhalten des Blutzuckers während der Insulinbehandlung.

Bei der Beurteilung des Blutzuckers während der Insulinbehandlung müssen wir das Verhalten des Nüchternblutzuckers und der im Verlauf des Tages gewonnenen Werte gesondert besprechen. Die Tagesblutzuckerwerte bestimmen wir gewöhnlich vor dem 2. Frühstück, vor dem Mittagessen, vor der Jause und vor dem Nachtmahl. Diese Werte sind von der zugeführten Insulinmenge und von der Kost, vor allem von der Menge der Kohlehydrate, abhängig. Bei einer guten Einstellung soll der Blutzucker während des Tages nicht nennenswert über 200 mg% und unter 100 mg% betragen. Dabei ist der Harn zuckerfrei und es fehlen hypoglykämische Erscheinungen. Werden diese Grenzen stärker überschritten, wobei einerseits Zuckerausscheidung im Harn und anderseits hypoglykämische Erscheinungen vorhanden sind, dann müssen wir durch Änderung der Insulinverteilung die Einstellung verbessern. Die Schonung des Inselorgans wird um so besser sein, je weiter die oberen Blutzuckerwerte von der 200-mg%-Grenze entfernt sind. In der Praxis wird man sich aber in der Regel damit begnügen können, daß der in 3 Teilen gesammelte 24-Stundenharn zuckerfrei ist. Von besonderer Bedeutung sind die Nüchternblutzuckerwerte während der Insulinbehandlung. Sie müssen immer *vor* der Morgeninjektion und zur gleichen Stunde, wenn möglich nicht nach 8 Uhr früh, bestimmt werden. Während die Tagesblutzuckerwerte von der Menge des zugeführten Insulins und der aufgenommenen Nahrung abhängen, gibt uns der Nüchternblutzucker ein Bild von der endogenen Bl. Z.R., d. h. er unterrichtet uns darüber, welches Blutzuckerniveau der Organismus mit Hilfe seines eigenen Insulins erhalten kann. Da die Wirkung der gewöhnlich um 8 Uhr gegebenen Abendinjektion nach 6—8 Stunden abgeklungen ist, ist der Körper von zirka 2 Uhr nachts an auf sich selbst angewiesen. Durch diese Verhältnisse erklärt es sich, daß bei den schwersten Diabetesfällen mit geringer oder fehlender Eigeninsulinproduktion, der Nüchternblutzucker immer hoch, auf Werte um 300 mg% eingestellt ist. Der in kleinen Teilportionen gewonnene Morgenharn enthält gewöhnlich geringe Zuckermengen, der 24-Stundenharn kann mit Nylander negativ sein. Je zeitlicher wir bei solchen Fällen den Blutzucker am Morgen bestimmen, desto günstiger ist der gefundene Wert, je später wir untersuchen, um so höher wird er. Die unter Insulinwirkung stehenden Tagesblutzuckerwerte sind durchwegs niedriger. Die Pat. spüren von diesem hohen Blutzucker am Morgen nichts und fühlen sich dabei vollkommen wohl und gesund. Will man den hohen Nüchternblutzucker herunterdrücken, was besonders am Beginn der Behandlung zur Erzielung einer idealen Schonung wünschenswert ist, dann muß man zur Verkürzung des Nachtintervalls eine 4. Injektion (von etwa 8—10 E.) um 12 Uhr nachts geben. Bei Frühaufstehern kann man unter Umständen die 4. Injektion dadurch vermeiden, daß man die Abendinjektion erst um 9 Uhr gibt und die Morgeninjektion bereits um 5 bis 6 Uhr früh. Bei den weniger schweren Fällen, die noch über eine gewisse Eigeninsulinproduktion verfügen, sind die Nüchternblutzuckerwerte tiefer und bewegen sich bei zuckerfreiem Harn etwa zwischen 200 und 250 mg%. Daß wir bei der Beurteilung des jeweiligen Wertes immer die Länge des Nachtintervalles einkalkulieren müssen, ist nach dem Gesagten selbstverständlich. Geht der Nüchternblutzucker unter 200 mg% herunter, so ist das ein sehr gutes Zeichen, das besagt, daß während der Insulinbehandlung eine Erholung und Leistungssteigerung des Inselorgans eingetreten ist. Wir beginnen dann mit dem Abbau des Insulins, unabhängig davon, ob hypoglykämische Erscheinungen vorhanden sind oder nicht. Gelegentlich kann man auch den Insulinabbau bei Blutzuckerwerten über 200 mg% und zuckerfreiem Harn versuchen. Dabei kann man nicht selten die paradoxe Beobachtung machen, daß der Nüchternblutzucker mit fortschreitendem Insulinabbau nicht ansteigt, sondern absinkt. Diese Erscheinung ist so zu erklären, daß es bei dem betreffenden Fall unter der Insulinbehandlung zu einer Aktivierung der G. R. gekommen ist, die mit der Verminderung der Insulindosis und dem Weglassen einzelner Injektionen wieder zurückgeht. Ein ähnliches paradoxes Verhalten des Blutzuckers können wir mitunter auch im Beginn der Insulinbehandlung beobachten. Wir sehen nämlich manchmal, daß in den ersten Tagen der Insulineinstellung, wenn der Harn bereits zuckerfrei geworden ist, der Nüchternblutzucker nicht abgesunken, sondern gleichgeblieben oder sogar angestiegen ist. Auch diese Erscheinung ist nur durch die Annahme einer Aktivierung der G. R. durch das Insulin verständlich. Bei kurzdauernder Insulinbehandlung ist trotz erreichter Entzuckerung noch nicht mit einer beachtenswerten Besserung der Inselfunktion zu rechnen. In den Morgenstunden steht dann das kranke Inselorgan hilflos den aktivierten Antagonisten gegenüber, die den Blutzucker gelegentlich auf ein höheres Niveau treiben können, als es vor der Insulinisierung vorhanden war. Erst bei längerdauernder Schonung sinkt eventuell mit zunehmender Steigerung der Eigeninsulinproduktion der Nüchternblutzucker wieder ab und zeigt uns dann die Erholung des Organs an.

Nach dem Gesagten kommt dem Nüchternblutzucker während der Insulinbehandlung eine besondere diagnostische und prognostische Bedeutung zu. Bei dreimaliger Insulininjektion am Tage zeigen uns dauernde Nüchternwerte um 300 mg% an, daß der betreffende Fall ohne Insulin nicht am Leben zu erhalten ist. Weglassen einzelner Injektionen oder Absetzen des Insulins kann in kurzer Zeit ein Koma auslösen. Bei Nüchternwerten um 200 mg% können wir mit einer gewissen Eigeninsulinproduktion rechnen. Werte unter 200 mg% veranlassen uns, einen schrittweisen Abbau des Insulins zu versuchen. Bei Beurteilung des Nüchternblutzuckers im einzelnen Fall müssen wir immer die Länge des Nachtintervalls und die Möglichkeit einer Aktivierung der Insulinantagonisten berücksichtigen.

g) Über den Insulinabbau.

Wie wir an anderer Stelle schon erwähnt haben, arbeiten wir bei jedem Pat. von Anfang an darauf hin, durch die Insulinbehandlung eine Erholung und Leistungssteigerung des Inselorgans zu erreichen, die uns nach einiger Zeit den teilweisen oder vollständigen Abbau des Insulins ermöglicht. Vorbedingung hierfür ist nach meinen Erfahrungen die ideale Schonung des kranken Organs, was wir nur bei dauernder, vollkommener Zuckerfreiheit des Harnes und günstigen Blutzuckerwerten erreichen. Aus diesem Grunde beginnen wir die Behandlung auch gewöhnlich mit 3 Injektionen pro Tag und gehen erst später, nach durchgeführter Entzuckerung, auf 2 oder 1 Injektion zurück. Wann dürfen oder sollen wir mit dem Insulinabbau beginnen und wie führen wir denselben richtig durch? Für unser Vorgehen sind vor allem 2 Tatsachen von Bedeutung, einerseits das Auftreten von gehäuften hypoglykämischen Anfällen und anderseits das Absinken des Nüchternblutzuckers unter 200 mg%. Die für den Insulinabbau verwertbaren hypoglykämischen Anfälle dürfen, wie schon erwähnt, nicht durch außertourliche Arbeitsleistungen, durch Weglassen von Mahlzeiten usw. bedingt sein. Diese Indikation für den Insulinabbau finden wir besonders bei der Insulineinstellung. Ihre genaue Kenntnis ist von großer praktischer Bedeutung. Das typische Verhalten spielt sich etwa folgendermaßen ab. Wir beginnen die Behandlung mit dreimal 10 E., der Harn ist in allen Portionen positiv. Nun steigern wir die Dosis schrittweise auf dreimal 15, dreimal 20, dreimal 30 und schließlich auf dreimal 40 E. Bei der letzten Dosis wird der Pat. erstmalig völlig zuckerfrei und nun treten plötzlich nach jeder Injektion schwere hypoglykämische Anfälle auf. Wir können nun die Dosis sprunghaft auf die Hälfte oder ein Drittel vermindern, wobei der Harn zuckerfrei bleibt. Manchmal ist es auch möglich, das Insulin ganz wegzulassen, ohne daß Glykosurie auftritt. Dieses Verhalten habe ich mir rein bildlich so erklärt, daß es mit steigender Insulindosis zu einer zunehmenden Aktivitätssteigerung der Insulinantagonisten kommt, bis schließlich bei einer gewissen Höhe der Insulindosis die Insulingegner niedergerungen sind und nun der Weg für die volle Entfaltung der Insulinwirkung frei ist. Die ausgesprochenen Fälle dieser Art gehören dem insulinresistenten Diabetestyp an. Dieses plötzliche Umschlagen der Insulinempfindlichkeit bei Eintritt der Entzuckerung muß man genau kennen, um die Kranken besonders bei der ambulanten Behandlung vor Schäden zu bewahren. Aber nicht immer spielen sich die Dinge in einer derartig dramatischen Form ab. Gewöhnlich ist es so, daß nach einer Zuckerfreiheit von 1—2 Monaten erstmalig hypoglykämische Erscheinungen in vermehrter Zahl auftreten, die uns dann anzeigen, daß offenbar infolge Zunahme der Eigeninsulinproduktion die jeweilige Insulindosis zu hoch ist und vermindert werden kann. Die Art des Abbaues richtet sich dann auch nach dem zeitlichen Auftreten der Anfälle. Sind die Anfälle nur nachmittags oder nur in der Nacht aufgetreten, dann wird zunächst nur die Mittags- bzw. die Abendinjektion vermindert. Sind aber die Anfälle zu verschiedenen Tageszeiten gekommen, dann kann man zunächst alle 3 Injektionen vermindern. Unabhängig von dem Auftreten hypoglykämischer Erscheinungen gibt uns aber das Verhalten des Nüchternblutzuckers eine sehr verläßliche Indikation zum Beginn des Insulinabbaues. Wie schon erwähnt, beginnen wir mit der Verminderung der Insulindosis bei Nüchternwerten unter 200 mg% (etwa 160—180 mg%), ganz ausnahmsweise auch bei etwas höheren Werten (etwa 200—220 mg%). Für die Art des Insulinabbaues stehen uns vor allem 2 Wege zur Verfügung, die wir je nach der Art des Falles sinngemäß anwenden. Wir können gleichzeitig alle 3 Injektionen schrittweise vermindern (jeden 2.—3. Tag um 2—4 E. und auch mehr). Dieser Modus ist dann angezeigt, wenn hypoglykämische Zustände zu verschiedenen Tageszeiten vorhanden sind und außerdem bei jenen Fällen, bei denen wir auf ein rasches Weglassen des Insulins und Übergang auf Diätbehandlung hinarbeiten. Während des Abbaues soll der Harn täglich in 3 Teilportionen gesammelt und auf Zucker untersucht werden. Bei Auftreten von Zucker im Harn (berücksichtigt wird nur das völlige Schwarzwerden der Nylander-Probe) und bei Ansteigen des Nüchternblutzuckers gegen 200 mg% und darüber, gehen wir mit dem Insulin wieder solange in die Höhe, bis der Harn wieder vollkommen zuckerfrei geworden ist, und versuchen den weiteren Abbau eventuell zu einem späteren Zeitpunkt. Sind wir aber bei günstigem Blutzucker und zuckerfreiem Harn bis auf etwa dreimal 4 E. heruntergekommen, dann können wir versuchsweise das Insulin ganz weglassen und über einen Gemüsetag auf Eiweißkost übergehen und nach den für die Diätbehandlung geltenden Grundsätzen im weiteren Verlauf die Kost durch Kohlehydrate aufbauen. Wir können in diesem Augenblick aber auch so vorgehen, daß wir bei unveränderter Kost zuerst die Mittags-, dann die Abend- und schließlich die Frühinjektion im Verlauf einiger Tage weglassen. Der zweite Weg für den Insulinabbau besteht darin, daß wir von vornherein auf das Weglassen einzelner Injektionen hinarbeiten. Wir beginnen immer mit dem Abbau der Mittagsinjektion. Die Dosis wird wieder jeden 2.—3. Tag um 2—4 E. reduziert. Sind wir bei einer Mittagsdosis von etwa 4 E. angelangt, dann wird die Mittagsinjektion weggelassen. Die Abendinjektion wird dann nicht mehr unmittelbar vor dem Nachtmahl, sondern ebenso wie die Frühinjektion $^1/_2$—1 Stunde vor dem Essen gegeben. Die Diät und die Verteilung der Kohlehydrate lassen wir bei günstigem Nüchternblutzucker (bei Werten um oder unter 160 mg%) unverändert. Tritt nach dem Weglassen der Mittagsinjektion im Nachmittagsharn Zucker auf, dann können wir die Situation noch durch eine Reduktion oder Änderung in der Verteilung der Kohlehydrate retten. Wir nehmen $^1/_2$ Semmel vom Mittagessen weg und geben sie vormittags, und die halbe Semmel nachmittags wird beim Abendessen dazugegeben. Bei der Insulinnormalkost mit 5 Semmeln resultiert dann folgende Verteilung: Früh

1 Semmel, vormittags 1 Semmel, mittags 1 Semmel, Jause 0 Semmeln, abends 2 Semmeln. Bleibt aber der Harn zuckerfrei und der Nüchternblutzucker günstig, dann bauen wir wieder zunächst ohne Koständerung die Abendinjektion und eventuell zuletzt die Morgeninjektion ab. Stellt sich heraus, daß der Pat. nicht ganz ohne Insulin auskommt, dann bleiben wir bei einer Injektion, die entweder früh oder mittags gegeben wird. Im ersteren Falle werden die Kohlehydrate früh, vormittags und mittags gegeben (früh 1 Semmel, vormittags 1 Semmel, mittags 1 Semmel, Jause 0 Semmeln, abends 0 Semmeln), im letzteren Falle mittags, nachmittags und abends (früh 0 Semmeln, vormittags 0 Semmeln, mittags $1^1/_2$ Semmeln, Jause 1 Semmel, abends $^1/_2$ Semmel). Manchmal wird man bei den der Injektion folgenden Mahlzeiten auch mehr Kohlehydrate unterzubringen versuchen. Das Tempo des Insulinabbaues im einzelnen Falle richtet sich vor allem nach dem Blutzucker- und Harnbefund und nach der sonstigen Sachlage. Bei leichteren Fällen, die nur wegen einer Komplikation auf Insulin gesetzt wurden, wird man den Abbau nach Überwindung derselben rascher vornehmen können, als bei Fällen, bei denen die Insulinbehandlung durch die Schwere der Stoffwechselstörung bedingt war. Oft muß der Abbau auf Wochen und Monate unterbrochen werden und kann erst später wieder mit Erfolg fortgesetzt werden. Nach dem Gesagten soll man den Insulinabbau, von seltenen Fällen abgesehen, nie plötzlich vornehmen, da man dabei bei schwereren Fällen jedesmal ein Koma riskiert. Da ein kunstgerechter Insulinabbau Wochen und Monate dauern kann, wird man bei Anstaltsbehandlung denselben in der Regel nicht in der Anstalt durchführen können. Es ist daher die dringende Forderung berechtigt, daß jeder Kranke, der bei klinischer Behandlung auf Insulin eingestellt wurde, in der Anstalt vom Insulin abgesetzt wird, oder, wenn dies nicht möglich ist, in der Technik der Selbstinjektion unterrichtet wird. Es gibt leider heute noch Ärzte, die aus unhaltbaren medizinischen Erwägungen heraus Bedenken haben, einem Diabetiker die Insulinspritze in die Hand zu geben, aber bedenkenlos einen insulinisierten Kranken ohne genaue Weisungen entlassen und dem in der Diabetesbehandlung nicht genügend geschulten Hausarzt die Verantwortung für das weitere Schicksal des Pat. überlassen. Diese Mahnung richtet sich vor allem an die operativen Anstalten, da es sicher nicht im Sinne der Operateure gelegen ist, wenn ein Kranker nach erfolgreicher Opera-

tion einige Zeit nach der Entlassung an seinem Diabetes zugrunde geht. Wir führen nun einige Beispiele über die Insulineinstellung und den Insulinabbau an.

Fall 37. 53jähr. Mann. Seit September 1931 typische Diabetessymptome. 29. II. 1932. Bei Normalkost mit Zucker 6,4%—162,2 g, Azeton +, Blutzucker 257 mg%. Der kleine und schwächliche Kranke ist in einem schlechten Ernährungszustand (47 kg). Da mit Rücksicht auf das Vorhandensein von Azeton im Harn bei Normalkost eine diätetische Behandlung nur unter weiterer Gewichtsreduktion möglich wäre, wird der Pat. zur Insulineinstellung ins Krankenhaus gewiesen. Die Entzuckerung bei St. K. gestaltet sich schwierig und wird erst bei einer Tagesdosis von 105 E. (40—30—35 E.) erreicht. In diesem Augenblick wird der Pat. entlassen und erscheint sofort zur Kontrolle. 18. V. Unmittelbar nach der Entlassung, am 2. Tag der Zuckerfreiheit, ist es zum Auftreten von gehäuften hypoglykämischen Anfällen gekommen. Die Dosis wird sofort auf 3mal 15 E. vermindert und die Kost um 3 Semmeln (auf 6 Semmeln) vermehrt. Der Harn bleibt in der nächsten Zeit bei diesem Regime dauernd zuckerfrei. Blutzucker 203—214 mg% K. G. 55,6 kg.

Es handelt sich um einen akut einsetzenden, zur Azidose neigenden Diabetesfall, der erst bei hohen Insulindosen (105 E.) erstmalig zuckerfrei wird. Unmittelbar nach der Entzuckerung treten schwere hypoglykämische Anfälle auf, die eine sturzartige Verminderung der Insulindosis auf weniger als die Hälfte nötig machen, wobei der Pat. trotz Erhöhung der Kost zuckerfrei bleibt.

Fall 38. 21jähr. Mann. Anfangs Jänner 1935 wurde erstmalig Zucker im Harn nachgewiesen und der Pat. in subkomatösem Zustand an die Klinik aufgenommen. Rasche Entzuckerung unter Insulin (3mal 20 E.). Entlassung bei St. K. mit 90 g Brot und 15—20—20 E. Insulin und Überweisung in die Diabetikerambulanz der Klinik. 22. III. Bei diesem Regime Harn negativ. Steigerung der Kost auf 3 Semmeln. 26. IV. zuckerfrei, Blutzucker 105 mg%. Sofortiger Abbau des Insulins auf 3mal 10 E. 3. V. zuckerfrei. Abbau der Mittagsinjektion. 10. V. Harn negativ, Blutzucker 148 mg%. Steigerung der Kost auf 5 Semmeln. 24. V. zuckerfrei, Verordnung bleibt. 7. VI. zuckerfrei, Blutzucker 129 mg%. Abbau der Abendinjektion und Reduktion der Morgeninjektion auf 6 E. 18. VI. Bei 6 E. früh andauernd zuckerfrei. 25. VI. zuckerfrei, Blutzucker 125 mg%. Weglassen der Morgeninjektion bei gleicher Kost. Bleibt weiter zuckerfrei. 27. IX. zuckerfrei, Blutzucker 139 mg% bei St. K. mit 5 Semmeln. Der Pat. muß zu Verwandten aufs Land fahren und wird angewiesen, die Diät genau einzuhalten. 14. I. 1936. 6,1%—122 g, Azeton 0. Der Pat. gibt an, daß er an einem Ekzem erkrankt war und in ein Krankenhaus in Gmünd aufgenommen wurde, wo man ihm trotz seiner dringenden Vorstellungen angeblich Normalkost mit Zucker verabreichte! Nach wenigen Tagen hatte er 4,75% Zucker im Harn. Nach der Entlassung hält er sofort wieder St. K. ein, bei der obiger Befund erhoben wurde. Verordnung: St. K. weiter und 3mal 10 E. Insulin. 17. I. 1,7%—47,6 g, Azeton 0. Steigerung auf 3mal 20 E. 24. I. zuckerfrei. Verordnung: Bei Auftreten von Hypos Insulinabbau bis maximal 3mal 10 E. 7. II. Im Harn Spuren Zucker, Blutzucker 170 mg% bei 3mal 15 E. Steigerung der Morgeninjektion auf 20 E. (20—15—15). 14. II. zuckerfrei. Verordnung: 16—12—15 E. 28. II. zuckerfrei, Blutzucker 143 mg%. Abbau der Mittagsinjektion. 13. III. zuckerfrei, Blutzucker 139 mg%. Abbau bis 10—0—10 E. 27. III. zuckerfrei, Blutzucker 160 mg%. 8. V. zuckerfrei, Blutzucker 143 mg%. Bleibt bei 10—0—10 E.

Es handelt sich um einen typischen insulären Diabetiker, der subkomatös in Behandlung kommt, durch Insulin entzuckert wird und nach halbjähriger Insulintherapie vom Insulin abgesetzt werden kann. Durch Verordnung von zuckerhaltiger Normalkost in einem Krankenhaus tritt ein schwerer Rückfall auf, der neuerliche Insulinbehandlung nötig macht. Im Verlauf von 4 Monaten kann die Insulindosis wohl auf 1 Drittel reduziert, aber nicht mehr ganz weggelassen werden.

Fall 39. 25jähr. Mann. Im Dezember 1934 akuter Beginn des Diabetes mit rapider Abmagerung, großem Durst und Polyurie. Wurde in einem Krankenhaus mit Insulin behandelt und bei knapper Kost mit 20 E. mittags entlassen. Seither keine Kontrolle. Eintritt in die Behandlung am 2. I. 1936. Der Pat. ist hochgradig abgemagert, klagt über enormen Durst, die Haut und die Schleimhäute sind trocken. Der Kranke hat bei einer Eiweißkost mit 2 Stück Grahambrot und 20 E. vor dem Mittagessen gelebt. Der Pat. wird angewiesen, bei diesem Regime den 24-Stundenharn untersuchen zu lassen. Der Blutzucker konnte aus äußeren Gründen nicht bestimmt werden. 4. I. 7,15%—768,5 g! Azeton in deutlichen Spuren. Die Kontrolle an der Hand der mitgebrachten Spritze und des Insulinfläschchens ergab, daß der Pat. nicht 20 E., sondern 40 E. genommen hat (Insulin à 200 E.). Verordnung: St. K. mit 60 g Fett (Pat. muß mit dem Insulin sparen) und 3mal 40 E. Insulin. 9. I. 4,29%—128,7 g, Azeton 0. Der Durst hat nachgelassen, nachmittags und in der Nacht sind mehrmals hypoglykämische Erscheinungen aufgetreten. Verordnung: Plus 1 Semmel (4 Semmeln), Insulin auf 40—30—30 E. vermindert. 24. I. 4,95%—123,8 g, Azeton 0. Deutliche Insulinödeme. Nur mehr in den Nachmittagsstunden Hypos. Änderung der Insulinverteilung auf 40—26—34 E. 5. III. 0,11%—1,7 g, Azeton 0. Vollkommenes Wohlbefinden bis auf Klage über Hunger. Die Kost wird um 1 Semmel (5 Semmeln) und das Fett um 40 g (auf 100 g) erhöht. 3. IV. 0,11%—1,5 g, Azeton 0. Weitere Steigerung der Kost um 1 Semmel (6 Semmeln) und 20 g Fett (120 g) bei gleicher Insulindosis. Das K. G. zeigte nach Abschwellen der Insulinödeme eine Zunahme um 2 kg.

Es handelt sich um einen jugendlichen, schweren Diabetes, der bei ungenügender Behandlung mit einer Insulininjektion eine enorme Glykosurie von über *dreiviertel* kg Zucker in 24 St. hat. Durch eine entsprechende Insulineinstellung schwindet die Glykosurie in kurzer Zeit bis auf Spuren. Der Fall lehrt eindringlich, wie wichtig eine gründliche Schulung der Kranken bei einer Anstaltsbehandlung und eine richtige Nachsorge ist und zu welchen Folgen ihre Unterlassung führen kann.

Fall 40. 69jähr. Mann. Eintritt in die Behandlung am 18. II. 1932. Seit einem halben Jahr diabetische Erscheinungen. Zu Hause bei einer Eiweißfettkost mit wenig Mehlfrüchten 4,8%. Bei St. K. 6,38%—etwa 190 g, kein Azeton, K. G. 60,5 kg. Der Pat. hat etwa 5 kg an Gewicht verloren und ist unterernährt. Einstellung auf 3mal 20 E. Insulin bei St. K. mit 160 g Weißbrotäquivalent. 3. III. zuckerfrei, subjektives Wohlbefinden. K. G. 63,4 kg. Die Kost wird um 40 g Weißbrotäquivalent vermehrt und die Mittagsinjektion auf 10 E. abgebaut. 14. III. Mehrmals leichte hypoglykämische Anfälle. Immer zuckerfrei. K. G. 63,2 kg. Der Pat. reicht mit 200 g Weißbrotäquivalent vollkommen aus, daher wird die Dosis bei gleicher Kost zunächst auf 3mal 10 E. vermindert und dann die Mittagsinjektion weggelassen. 5. IV. Andauernd zuckerfrei bei 2mal 10 E. K. G. 64 kg. Vollkommenes Wohlbefinden.

Es handelt sich um einen akut einsetzenden Diabetes bei einem älteren Mann mit hoher Zuckerausscheidung bei St. K. Prompte Entzuckerung bei mittleren Insulindosen. Trotz Erhöhung der Mehlfrüchte kann die Insulindosis rasch auf ein Drittel abgebaut werden.

Fall 41. 18jähr. Mädchen. Eintritt in die Behandlung am 16. X. 1931. Seit kurzer Zeit vermehrter Durst, große Harnmengen, Gewichtsabnahme um 8 kg. Bei gemischter Kost 7%—245 g Zucker und reichlich Azeton. K. G. 60,8 kg. Wird zur Einstellung auf Insulin in das Spital geschickt. Entlassung bei 12—10—10 E. und St. K. mit sehr viel Fett (bis 200 g), Harn zuckerfrei. K. G. 69,6 kg. 28. IV. 1932. Tagesblutzuckerkurve: Nüchtern 164 mg%, 13 Uhr 132 mg%, 18 Uhr 114 mg%. Immer zuckerfrei. Erhöhung der Mehlfrüchte von 120 auf 200 g Weißbrotäquivalent und Reduktion des Fettes auf 120—150 g. 23. V. In den Vormittagsstunden wird jetzt Zucker ausgeschieden. Steigerung der Insulindosis auf 14—12—14 E. 1. VI. Harn mehrmals positiv und zwischendurch leichte hypoglykämische Anfälle. 25. VI. Harn in Teilportionen immer wieder positiv. K. G. auf 68,4 kg abgesunken. Erhöhung der Dosis auf 20—12—16 E. 13. VII. In der letzten Zeit bei 14—12—14 E. meist negativ. K. G. 68,8 kg. 29. VIII. Wieder positiv. Das Insulin auf 16—12—16 E. erhöht, die Mehlfrüchte von 200 g auf 280 g. 5. X. Harn positiv. K. G. 68,9 kg. Mehlfrüchte auf 200 g Weißbrotäquivalent reduziert, Insulin 3mal 20 E. 23. I. 1933. Zeitweise positiv. Bei Steigerung auf 3mal 30 E. rasch zuckerfrei. 16. III. Jetzt bei 3mal 20 E. dauernd zuckerfrei, K. G. 68,4 kg.

Es handelt sich um einen typischen Fall von schwerem insulärem Diabetes bei einem jungen Mädchen mit plötzlichem Beginn. Die Kranke wird in der Anstalt bei fettreicher St. K. entzuckert und bleibt durch mehrere Monate bei kleiner Insulindosis (32 E.) vollständig zuckerfrei, bei günstiger Tagesblutzuckerkurve. Erhöhung der Mehlfrüchte und Reduktion des Fettes führen zum Auftreten von Glykosurie, die nur durch Steigerung der Insulindosis bekämpft werden kann. Eine weitere

Erhöhung der Mehlfrüchte hat eine vorübergehende Steigerung der Insulinmenge auf 90 E. zur Folge. Die endgültige Einstellung gelingt erst bei 60 E. Insulin und 200 g Weißbrotäquivalent. Es handelt sich demnach um einen typischen insulären Fall, der bei fettreicher, an Mehlfrüchten knapper Kost am rationellsten zu behandeln wäre. Um größere Entbehrungen auf die Dauer zu vermeiden, wurde die endgültige Einstellung bei kohlehydratreicher Ernährung mit einer höheren Insulinmenge durchgeführt.

Fall 42. 19jähr. Mann. Eintritt in die Behandlung am 29. II. 1931. Ich wurde zu dem Pat. wegen eines subkomatösen Zustandes, der im Anschluß an eine Angina mit nachfolgender Pleuropneumonie des linken Unterlappens aufgetreten war, vom Hausarzt zum Konsilium gerufen. Der Kranke bot das typische Bild des schweren, hochgradig abgemagerten Diabetes. K. G. etwa 46 kg. Die Anamnese ergab folgendes: Beginn des Diabetes 1926 mit typischen Erscheinungen. Unter Diätbehandlung zunächst zuckerfrei. Dann wieder Auftreten von Glykosurie. Vom 9. II. bis 7. IV. 1928 wurde der Pat. an einer Klinik behandelt. Bei Probediät damals 30—40 g Zucker, kein Azeton. K. G. 44—45 kg. Einstellung auf Insulin bei dieser Kost mit Vermehrung der Fettmenge von 100 g auf 250 g. Dabei Anstieg des K. G. von 45—46 kg auf 48,4 kg. Insulinbedarf im Beginn 30 E., am Schluß der Periode 20 E. Bei Umschaltung auf eine äquikalorische Kohlehydratmastkost mit nur 50 g Fett weiterer Anstieg des K. G. auf 52,7 kg. Insulinbedarf im Beginn 90 E., am Schluß der Periode 45 E. Der Kranke wurde nach der Entlassung jeden Monat ambulant in der Klinik beraten. Die endgültige Einstellung wurde bei einer Injektion von 26—30 E. Insulin und 200 g Fleisch, 3 Eiern, $^1/_8$ l Milch, 250 g Weißbrotäquivalent und 70 g Fett durchgeführt. Bei diesem Regime war der Pat. wohl zuckerfrei, hatte aber ständig Hunger und war beträchtlich unterernährt. K. G. am 11. IX. 1930 52,5 kg bei einer Größe von 168 cm. Alle Bitten bei der ambulanten Kontrolle um Erhöhung der Kost waren vergeblich, so daß sich der Kranke, der wegen seiner Schwächlichkeit von seinen Kollegen in der Mittelschule gehänselt wurde, mit Selbstmordgedanken trug. Soweit die Vorgeschichte des Falles. Der subkomatöse Zustand wurde bei einer fettfreien Mehlfrüchtekost mit 200 g Weißbrotäquivalent und $^1/_2$ l Milch und hohen Dosen Insulin rasch behoben. Die weitere Einstellung erfolgte bei einer Kost mit 200 g Fleisch, 2 Eiern, $^1/_2$ l Milch, 200 g Weißbrotäquivalent, 120—160 g Fett (je nach Hunger) und 3mal 30 E. Insulin. Bei diesem Regime war der Pat. endlich gesättigt und blühte auf. K. G. am 16. IV. 1931 49,7 kg, am 30. IV. bereits 55,3 kg, am 3. VI. 62,2 kg. Der Harn ist ständig zuckerfrei. 18. VIII. Das Insulin konnte auf 54 E. abgebaut werden. Matura gut bestanden. K. G. 62,7 kg. Beginn eines systematischen Muskeltrainings. 7. X. K. G. 64,8 kg. Immer zuckerfrei. Vollkommenes Wohlbefinden. Tritt einer schlagenden Studentenverbindung bei. 18. I. 1932. K. G. 65,7 kg. 24. III. Immer zuckerfrei. Blutzucker nüchtern 164 mg%. 8. X. K. G. 67,5 kg. Kräftige athletische Muskulatur. Kost in der letzten Zeit wie früher, etwa 120 g Fett. 16. II. 1933. Ständig zuckerfrei. Blühendes Aussehen. K. G. 68,5 kg, bei sehr spärlichem, dem Alter entsprechendem geringem Panniculus adiposus.

Es handelt sich um einen jugendlichen Fall von Diabetes, der von anderer Seite durch 3 Jahre bei einer Insulininjektion und einer fettarmen, unterkalorischen Kost wohl zuckerfrei, aber in sehr dürftigem Ernährungszustand gehalten wurde. Nach Überwindung eines durch eine Pleuropneumonie ausgelösten, subkomatösen Zustandes wird der Kranke mit 3 Insulininjektionen auf eine kalorisch ausreichende, fettreichere Ernährung eingestellt und entwickelt sich nun in normaler Weise. Das K. G. steigt im Verlauf von 2 Jahren um 16 kg an, wobei durch ein systematisches Training die Entwicklung einer athletischen Muskulatur erzielt wird. Die jahrelang durchgeführte Behandlung mit einer unterkalorischen, fettarmen Kost muß hier auf das schwerste verurteilt werden, da sie die normale Entwicklung verhindert und den Kranken zu einem Selbstmordkandidaten gemacht hat.

h) Über das Verhalten vor und nach Operationen.

Die Gefahren eines operativen Eingriffes beim Diabetes — schlechte Wundheilung, eitrige Komplikationen und vor allem die postoperative Azidose — sind mit Hilfe des Insulins auf ein Minimum reduziert worden, so daß heute auch bei Zuckerkranken die schwersten Operationen mit Erfolg ausgeführt werden können. Voraussetzung für den komplikationslosen Verlauf eines Eingriffes ist die richtige Versorgung des Diabetes vor und nach der Operation. Bei einer idealen Behandlung verlangen wir, daß der Pat. zucker- und azetonfrei, mit genügenden Glykogenreserven zur Operation kommt und postoperativ zuckerfrei bleibt. Um diesen Forderungen zu genügen, darf die Kost vor einem Eingriff nicht zu kohlehydratarm sein. Wir nehmen die Einstellung daher gewöhnlich bei einer St. K. mit 5 Semmeln vor und erhöhen eventuell den Kohlehydratgehalt bis auf 7 Semmelwerte. Bei Fällen mit starkem gegenregulatorischen Einschlag ist es zweckmäßig, eine Mehlfrüchte-Gemüsekost mit wenig Fett zu geben. Fälle, die bei diesem Regime zuckerfrei sind und Nüchternblutzuckerwerte unter 200 mg% haben, können ohne Insulin zur Operation kommen. Mitunter geben wir aber auch solchen Kranken unmittelbar vor der Operation eine kleine Insulinmenge (etwa 6—8 E.), um ein zu starkes postoperatives Ansteigen des Blutzuckers zu verhindern. Bei den diätetisch nicht zu beherrschenden Fällen führen wir die Entzuckerung durch entsprechende Mengen von Insulin herbei, wie wir dies früher schon geschildert haben. Bei dringlichen Operationen geben wir zwei- bis dreistündlich höhere Insulinmengen (20—30 E.) und mehr, bis der von Injektion zu Injektion untersuchte Harn zuckerfrei geworden ist. Derartige Einstellungen sollen aber nur in gut geführten Anstalten und von sehr erfahrenen Ärzten vorgenommen werden. Manchmal wird zu einer richtigen Einstellung überhaupt keine Zeit sein und man muß sich dann begnügen, während der Operationsvorbereitung eine venöse Insulininjektion eventuell mit Dextrose zu geben. Bezüglich des Verhaltens unmittelbar vor der Operation ist noch zu sagen, daß wir auch bei gut eingestellten Kranken unmittelbar vor dem Eingriff Insulin geben. Die Dosis richtet sich nach der Art des betreffenden Falles und beträgt gewöhnlich 10—20 E. Auf die vielfach geübte venöse Dextrosezufuhr verzichten wir bei gut eingestellten Kranken, da wir durch die Vorbereitung für gefüllte Glykogendepots gesorgt haben. Die richtige postoperative Versorgung eines Diabetikers ist manchmal sehr schwierig und erfordert eine besondere Erfahrung. Bei kleineren operativen Eingriffen in Lokalanästhesie, die zu keiner Beeinträchtigung der Nahrungsaufnahme führen, kann man die Insulinbehandlung in der gleichen Weise weiterführen. Bezüglich der Art der Ernährung (z. B. bei Augenoperationen flüssigbreiige Kost) wird man sich ganz den Wünschen des Operateurs anpassen. Bei solchen Fällen genügt es auch, den Harn in drei Teilportionen zu untersuchen und bei Auftreten von Zucker die Insulinmenge entsprechend zu steigern. Ganz anders liegen die Verhältnisse bei Narkoseoperationen und bei Eingriffen am Magendarmtrakt, die zu einer zeitweisen völligen Nahrungskarenz führen. Wir müssen dann die Behandlung bei vollständigem oder teilweisem Hunger durchführen und haben außerdem zu berücksichtigen, daß die Narkose und der Operationsschock eine rasche Mobilisierung der Glykogenreserven in der Leber bewirken, wodurch im Verein mit dem Hunger die Bedingungen zum Auftreten einer Azidose gegeben sind. Dazu kommt noch, daß diese Umstände zusammen mit der gesetzten Wunde in der Regel eine gewisse postoperative Insulinresistenz zur Folge haben. Diese Insulinresistenz klingt gewöhnlich mit zunehmender Heilung rasch wieder ab, kann aber bei fieberhaften Wundinfektionen sehr unangenehme Grade erreichen. Die angeführten Tatsachen lassen es verständlich erscheinen, daß sich die postoperative Insulinbehandlung ganz nach dem einzelnen Fall richten muß und sich in kein Schema einzwängen läßt. In der Regel gehen wir so vor, daß wir alle 3—4 Stunden den Harn auf Zucker und Azeton kontrollieren. Bei zuckerfreiem Harn lassen wir bei leichteren Fällen das Insulin weg, bei schwereren

Fällen geben wir kleine Dosen von 6—10 E. zur weiteren Erhaltung der Zuckerfreiheit. Bei zuckerhaltigem Harn geben wir 10—20 E. und mehr alle 3—4 Stunden und vergrößern die Intervalle, wenn der Harn zuckerfrei wird. Bei schweren Diabetesfällen muß die Kontrolle und Insulinzufuhr unter Umständen auch in der Nacht durchgeführt werden. Bei dauernd zuckerfreiem Harn haben wir die auch beim Gesunden im Hunger auftretende Azidose nicht zu fürchten. Sie verschwindet auch beim Diabetiker rasch mit der beginnenden Nahrungszufuhr. Zu ihrer Bekämpfung können venöse Dextroseinjektionen und der Tröpfcheneinlauf mit 6% Dextrose herangezogen werden. Beim Diabetiker soll man 1—2 Stunden vor der Zuckerzufuhr auch bei zuckerfreiem Harn Insulin geben. Bestehen Schwierigkeiten, Harn in den erwähnten Intervallen zu bekommen, dann muß man die Blutzuckerbestimmung zur Orientierung heranziehen. Bei Blutzuckerwerten bis etwa 200 mg% kann man rechnen, daß der Harn zuckerfrei ist und keine Gefahr einer bedrohlichen Azidose besteht. Bei höheren Werten wird man aber, so wie bei zuckerhaltigem Harn, fortlaufend Insulin geben. Bei Beginn der Nahrungsaufnahme wird man sich mit der Insulindosis dem zugeführten Nahrungsquantum anpassen. Bei komplikationslosem Verlauf ist es in der Regel in wenigen Tagen möglich, auf die gewöhnliche Insulinbehandlung mit 3 Injektionen zurückzukehren. Andauernd hoher oder ansteigender Insulinbedarf weist auf irgendwelche Komplikationen hin (Wundinfektionen, Pneumonie usw.). Besserung des gesamten Zustandes drückt sich auch gewöhnlich in raschem Sinken des Insulinbedarfes aus. Nicht immer ist es möglich, postoperativ dauernde Zuckerfreiheit zu erhalten. Wenn die ausgeschiedenen Zuckermengen gering sind und etwa 10—20 g in 24 Stunden nicht übersteigen, dann wird dadurch der Wundverlauf in der Regel nicht gestört. Wichtig ist, daß man bei schwieriger Entzuckerung genügend oft Insulin gibt und wenigstens zeitweise den Blutzucker soweit hinunterdrückt, daß der Harn zuckerfrei ist. Bei Fällen mit stärkerer postoperativer Insulinresistenz müssen wir mitunter auch sehr hohe Insulinmengen geben, die bei einer Besserung des Gesamtzustandes zu schwereren hypoglykämischen Anfällen führen können. Solche Kranke müssen ständig von einer geschulten Pflegerin überwacht werden, damit bei den ersten Anzeichen einer Hypo sofort Zucker per os oder venös gegeben werden kann. Daher ist es notwendig, daß immer eine injektionsfertige Spritze und Traubenzuckerlösung vorbereitet sind.

12. Insulinüberempfindlichkeit und Insulinresistenz.

Die Kenntnis dieser beiden Erscheinungen ist nicht nur von theoretischem Interesse, sondern auch von großer praktischer Bedeutung. Es gibt schwere Fälle von Diabetes, die auf ungewöhnlich kleine Mengen von Insulin zuckerfrei werden. Diese insulinüberempfindlichen Diabetiker sind die extremsten Ausläufer jener Gruppe von Fällen, die von Falta als insulinempfindlicher Diabetes dem insulinresistenten Typus gegenübergestellt werden. Neben dem hohen Glykoseäquivalent ist der rasche Eintritt der Insulinwirkung und die Neigung zu hypoglykämischen Anfällen charakteristisch. Besonders ausgesprochen ist das Auftreten von Hypos bei körperlicher Arbeit. Die Spannung zwischen der Insulinmenge, die den Harn zuckerfrei hält und derjenigen, die zu hypoglykämischen Erscheinungen führt, ist sehr gering. Weglassen des Insulins, oft nur von einer Injektion, führt rasch zu hoher Zucker- und Azetonausscheidung und im weiteren Verlauf zum Koma. Weiter ist wichtig, daß diese Fälle jede Steigerung der Kohlehydratzufuhr mit einer Steigerung des Insulinbedarfes beantworten. Aus all diesen Gründen kann die Einstellung auf Insulin sehr schwierig werden. Mitunter muß man eine gewisse Restglykosurie bestehen lassen, um öfteren und schweren hypoglykämischen Anfällen auszuweichen. Aus demselben Grund ist es auch manchmal nötig, sehr reichlich Kohlehydrate zuzuführen. Bei diesen Fällen nehmen wir an, daß die Stoffwechselstörung vorwiegend durch den Defekt des Inselorgans bedingt ist (insulärer Diabetes) und die G. R. auf ein abnorm niedriges Niveau eingestellt ist. Auf diese Weise erklärt sich die rasche und ausgiebige Insulinwirkung und die Neigung zu hypoglykämischen Anfällen. Diese Fälle sind in der Regel sehr progredient. Jede Überlastung des Zuckerhaushaltes kann zu einer irreparablen Verschlechterung der Stoffwechsellage führen (vgl. Fall 43). Hochgradige Insulinüberempfindlichkeit wurde beim Bronzediabetes und bei Nichtdiabetikern, bei Fällen von Addison und Cirrhose broncé beschrieben. Die bei diesen Kranken vorhandenen Veränderungen der Nebennieren geben ein anatomisches Substrat für die Insulinüberempfindlichkeit. Es gibt aber auch Fälle von hochgradiger Insulinüberempfindlichkeit ohne Zeichen von Nebenniereninsuffizienz. Wir führen nun einige Beispiele von besonderer Insulinüberempfindlichkeit an.

Fall 43. 50jähr. Frau. Beginn des Diabetes vor 12 Jahren unter stürmischen Erscheinungen (rapide Abmagerung, großer Durst, sehr große Harnmengen). Der erste Befund ergab über 8% Zucker und reichlich Azeton bei Normalkost. Die Pat. wurde in einer Anstalt von anderer Seite mit Insulin behandelt, wobei sich sehr bald schwere hypoglykämische Anfälle einstellten. Nach 4 Wochen konnte auf Behandlung mit knapper Diät ohne Insulin übergegangen werden. Die Pat. blieb in den nächsten Monaten zuckerfrei, bis sie auf die Idee kam, vielleicht doch nicht zuckerkrank zu sein und süße Mehlspeisen zu essen begann. Es erfolgte daraufhin in kurzer Zeit ein schwerer Rückfall, der neuerliche Insulinbehandlung nötig machte, die zur Dauerinsulinbehandlung mit 3 Injektionen täglich wurde. Die Einstellung erfolgte zunächst bei St. K. mit 3mal 15 E. Da auch diesmal rasch hypoglykämische Erscheinungen auftraten, mußte die Dosis bis auf 3mal 4 E. vermindert werden. Beim Versuch, die Mittagsinjektion wegzulassen, trat aber in den Nachmittagsstunden jedesmal eine starke Polyurie mit reichlicher Zucker- und Azetonausscheidung auf. Die weitere Behandlung gestaltete sich sehr schwierig. Trotz der niedrigen Insulindosis waren immer wieder hypoglykämische Anfälle vorhanden, die sich besonders nach jeder körperlichen Arbeit einstellten. Eine reguläre Einstellung auf einen höheren Kohlehydratgehalt der Kost scheiterte an dem wechselnden Appetit der Kranken und der Neigung zu nervösem Erbrechen. Da der Ernährungszustand dauernd schlecht war und außerdem eine Neigung zu Durchfällen bestand, wurde schließlich auf eine vollkommen freigewählte, zuckerhaltige Kost übergegangen und die Insulindosis der aufgenommenen Nahrung möglichst angepaßt. Die Kranke wurde zu diesem Zwecke angewiesen, vor jeder Mahlzeit den Harn mit Nylander zu kontrollieren und die Dosis je nach der Mahlzeit, dem vorhandenen Appetit und der eventuell nachher erfolgenden Arbeitsleistung einzustellen. Die anfangs höhere Insulinmenge mußte nach wenigen Wochen wieder auf durchschnittlich 3mal 4 E. vermindert werden, wobei die einzelne Injektion zwischen 3 und 6 E. betrug. Ich habe mich wiederholt davon überzeugt, daß 1 E. Insulin für die Pat. von großer Bedeutung ist, da z. B. bei einer bestimmten Mahlzeit nach 4 E. der Harn eben zuckerfrei ist und nach 5 E. bereits starke hypoglykämische Erscheinungen auftreten. Bei dem erwähnten Regime mit freier Ernährung fühlt sich die Pat. bis heute sehr wohl, sieht blühend aus und ist körperlich und geistig normal leistungsfähig. Die Zuckerausscheidung in 24 St. beträgt bei normalen Harnmengen meist unter 1%. Der Nüchternblutzucker bewegt sich um 300 mg%. Bei einem Insulinversuch auf nüchternem Magen mit 4 E. Insulin sank der Blutzucker im Verlauf von 3 St. von 280 mg% auf 70 mg% ab, wobei ausgesprochene hypoglykämische Erscheinungen vorhanden waren. Bei interkurrenten Erkrankungen steigt der Insulinbedarf rapid auf das Doppelte und Dreifache an, um nach einigen Tagen wieder auf den ursprünglichen Wert zurückzugehen. In den letzten 4 Jahren ist der Insulinbedarf auch sonst langsam angestiegen, wobei die Einzelinjektion zwischen 6 und 10 E. beträgt. Bei der Pat.

sind keinerlei Zeichen von Addison vorhanden. Der Blutdruck ist mit 110—115 mm Hg etwas subnormal.

Es handelt sich um einen schweren insulären Diabetes mit einer hochgradigen Insulinüberempfindlichkeit. Mit Rücksicht auf diese und die anderen Besondernheiten des Falles wurde durch 11 Jahre die Behandlung bei einer freigewählten zuckerhaltigen Kost durchgeführt. Die Kranke ist bei diesem Regime körperlich und geistig normal leistungsfähig. Der Insulinbedarf ist dabei langsam auf ungefähr das Doppelte angestiegen.

Fall 44. 29jähr. Mann. Beginn des Diabetes 1930—1931 (im 24. Lebensjahr) mit 8% und schweren Erscheinungen. Blutzucker damals 200 mg%. Wurde in einem Krankenhaus auf Insulin eingestellt. Eintritt in die Behandlung am 12. VI. 1931. Hat bei 3mal 10 E. und einer Art St. K. mit 7 Semmeln gelebt. Dabei 2,61%—22 g, Azeton 0, Blutzucker 144 mg%. Nach Änderung in der Verteilung der Mehlfrüchte wird der Pat. zuckerfrei, und es treten hypoglykämische Erscheinungen auf. 19. VI. zuckerfrei. Abbau des Insulins bis 3mal 6 E. 11. VIII. zuckerfrei, leichte Hypos. Abbau auf 4—6—4 E. 9. IX. zuckerfrei. Konnte bis auf 3mal 4 E. heruntergehen und dabei manchmal leichte Hypos. Blutzucker um 11 Uhr vormittags nüchtern, ohne Injektion, 116 mg%. Weglassen der Mittagsinjektion. 9. X. zuckerfrei. Blutzucker vor dem Mittagessen 73 mg% (bei 4 E. früh und je einer Semmel zum Frühstück und vormittags). 16. XI. Während einer Eiterung an einem Finger nach einer Schußverletzung Harn positiv geworden, so daß Pat. auf 3mal 10 E. steigern mußte, bis der Harn negativ wurde. 3. II. 1932. Bei 3mal 6 E. zuckerfrei. Versuch, die Mittagsinjektion wieder wegzulassen. 15. II. Bei Weglassen der Mittagsinjektion sofort nachmittags Harn positiv (2,1%—12,6 g, Azeton +). Am nächsten Tag und weiterhin bei 3mal 6 E. wieder negativ. Der sehr intelligente und gewissenhafte Kranke wird angewiesen, bei Auftreten von Hypos den Insulinabbau selbst durchzuführen. 1. VI. Nach der letzten Kontrolle immer negativ, so daß Abbau bis auf 3mal 2 E. möglich war. Der Pat., der von auswärts kam, hatte die Spritze und das Insulin bei sich, so daß die Richtigkeit der Dosierung sofort überprüft werden konnte. Ein mehrmaliger Versuch, die Mittagsinjektion wegzulassen, führte jedesmal im Nachmittagsharn zur Zuckerausscheidung. 1. IX. Während einer Erkältung mußte das Insulin bis auf 3mal 10 E. gesteigert werden. Jetzt wieder bei 3mal 6 E. negativ. Hat im Sommer Touren gemacht und mußte wegen hypoglykämischer Anfälle das Insulin während des Tages ganz weglassen. Dabei Harn negativ. Neuerlicher Versuch, die Mittagsinjektion wegzulassen, bei Fortfall der Jausensemmel. 7. XI. Bei kohlehydratfreier Jause bei 4—0—4 E. negativ. Im April 1933 wurde unter Insulinschutz (bis 3mal 10 E.) die Tonsillektomie ohne Komplikation ausgeführt. Die weitere Kontrolle reicht bis zum Herbst 1935. Der Pat. mußte bei akuten Infekten immer wieder mit dem Insulin bis auf 3mal 10 E., einmal sogar bis 3mal 15 E. ansteigen und konnte nachher die Dosis bis 3mal 6 E. und 3mal 4 E. reduzieren. Ein Weglassen der Mittagsinjektion war in der letzten Zeit nicht mehr möglich. Der Kranke ist während der ganzen Dauer der Beobachtung in einem normalen Ernährungszustand und bei voller körperlicher und geistiger Leistungsfähigkeit. Es bestehen keinerlei Zeichen einer Nebenniereninsuffizienz. RR 110.

Fall 45. 51jähr. Frau. Eintritt in die Behandlung am 10. XII. 1934. Seit 3 Wochen vermehrter Durst, große Harnmenge, starker Gewichtsverlust. Entzündung im Unterleib. Im Nachtharn 7,81%, Blutzucker 353 mg%. Verordnung: St. K. mit 30 g Fett, $^1/_4$ kg Obst (wegen Azidosegefahr). 19. XII. 4,29%—47,2 g, Azeton Spuren. Verordnung: Jeder 4. Tag Gemüsetag mit 80 g Fett. 2. I. 1935. Zucker in Spuren, Azeton 0. Fett auf 40 g vermehrt. 30. I. zuckerfrei, Blutzucker 168 mg%. K. G. 64,9 kg (im Sommer 1934 noch 78,5 kg, etwas fettleibig). 1. III. zuckerfrei, Blutzucker 182 mg%. Pat. ist sehr hungrig, so daß um 1 Semmel (4 Semmeln und 250 g Obst) gesteigert wird. 4. IV. zuckerfrei, Blutzucker 129 mg%. Weitere Steigerung um 1 Semmel. 8. V. 6,82%—136,4 g, Azeton 0, Blutzucker 364 mg%. Die Pat. gibt keinen groben Diätfehler zu, sondern nur, daß sie im vergangenen Monat die Diät nicht mehr gewichtsmäßig, sondern bloß nach Schätzung eingehalten und möglicherweise den Kohlehydratgehalt und Fettgehalt überschritten hat. Die Pat. wird nun angewiesen, genau bei St. K. mit 5 Semmeln und 2 Gemüsetagen pro Woche zu leben. 17. V. 6,17%—122 g, Azeton Spur. 6. VI. 6,93%—188,6 g, Azeton reichlich. Die Pat. wird zur Einstellung auf Insulin ins Krankenhaus geschickt. 27. VI. Wurde bei 3mal 15 E. zuckerfrei und mußte wegen Hypos auf 3mal 10 E. reduzieren. Weiterer Abbau bis auf 3mal 6 E. vorgeschrieben. 11. VII. Andauernd zuckerfrei, Blutzucker 182 mg%. Bleibt bei 3mal 6 E. 8. XI. Immer zuckerfrei, Blutzucker 146 mg%. Abbau der Mittags- und Abendinjektion. 9. I. 1936. Bei Weglassen der Mittagsinjektion noch negativ, bei Weglassen der Abendinjektion aber sofort positiv geworden. Lebt jetzt wieder bei 3mal 6 E. 2. IV. Harn Spur, Blutzucker 221 mg%. 28. V. Bei 3mal 6 E. 0,11%—1,1 g, Azeton 0. Beim Versuch, die Mittagsinjektion wegzulassen, immer sofort positiv geworden. Verordnung: Steigerung der Insulindosis bis zur völligen Zuckerfreiheit des Harnes.

Es handelt sich um einen akut einsetzenden insulären Diabetes bei einer ursprünglich leicht fettleibigen Frau, der anfangs diätetisch beherrscht werden kann. Durch Ungenauigkeiten in der Diät trat ein schwerer Rückfall auf, der Insulinisierung notwendig macht. Die Pat. kann bei kleinen Dosen (3mal 6 E.) zuckerfrei gehalten werden, wobei mehrmaliges Positivwerden beim Versuch des weiteren Insulinabbaues zu einer neuerlichen Verschlechterung der Stoffwechsellage führt. Dieser Fall stellt einen Übergang von den insulinüberempfindlichen Fällen zu den gut auf Insulin ansprechenden insulären Diabetestypen dar.

Von mindestens ebenso großer praktischer Bedeutung ist die Kenntnis der *Insulinresistenz.* Ihr wichtigstes Kennzeichen ist die verminderte Ansprechbarkeit auf Insulin. Dementsprechend ist das Glykoseäquivalent sehr niedrig. Wir unterscheiden zweckmäßig zwischen einer passageren, oft wieder rasch vorübergehenden Form und der Dauerinsulinresistenz. Die erstere Form kann in verschieden hohem Ausmaße bei allen Diabetestypen bei Auftreten einer Komplikation beobachtet werden. Vom einfachen Schnupfen oder verdorbenen Magen an, kann jede fieberhafte Erkrankung eine passagere I. R. zur Folge haben. Die schwersten Grade von I. R. werden bei septischen und pyämischen Prozessen beobachtet. Die Ursache dieser I. R. dürfte in einer zentral ausgelösten Aktivierung der Insulinantagonisten gelegen sein, die mit dem Abklingen der betreffenden Erkrankung wieder verschwindet. Bei einem Fall mit pyämischen Abszessen und hochgradiger I. R. wurde eine insulinzerstörende Wirkung des Blutes nachgewiesen. Für die Praxis ist wichtig, daß wir bei jeder Komplikation mit einem Ansteigen des Insulinbedarfes oft auf das Doppelte, Drei- und Mehrfache rechnen müssen. Über diese Erscheinung sind die Kranken genau zu unterrichten und anzuweisen, bei Auftreten einer interkurrenten Erkrankung sofort den Harn dreimal am Tag zu kontrollieren und bei Vorhandensein von Zucker mit dem Insulin in die Höhe zu gehen. Bei fieberhafter Erkrankung ist es auch zweckmäßig, auf eine fettarme Mehlfrüchte-Gemüsekost überzugehen. Bei Abklingen der Komplikation kann man mit dem Insulin in der Regel rasch wieder auf die ursprüngliche Dosis zurückkehren. In seltenen Fällen bleibt eine länger anhaltende oder dauernde Verschlechterung der Stoffwechsellage bestehen, die auf eine Schädigung des Inselorgans hinweist.

Bezüglich der Dauerinsulinresistenz ist zu sagen, daß sich diese schon bei der Einstellung durch den hohen Insulinbedarf und die Schwierigkeit oder Unmöglichkeit der vollständigen Entzuckerung verrät. Das Glykoseäquivalent ist sehr niedrig. Hypoglykämische Zustände können vollständig fehlen. Boller und Falta haben Fälle beschrieben, bei denen nach einer gewissen Zeit der Insulinbehandlung das Insulin einfach weggelassen werden kann, ohne daß Zucker im Harn auftritt. Solche Fälle entwickeln dann manchmal eine sehr hohe Toleranz. Bei anderen Fällen ist aber Dauerinsulinbehandlung mit großen Dosen nötig. Vermehrung der Kohlehydrate beeinflußt in der Regel den Insulinbedarf nicht wesentlich, während Variation der Fettzufuhr denselben deutlich steigert oder vermindert. Solche Fälle sollen daher mit fettarmen und kohlehydratreichen Kostformen behandelt werden. Die Mehrzahl der Fälle mit Dauerinsulinresistenz ist fettleibig, häufig besteht auch eine Hypertonie. Es gibt aber auch ausgesprochen magere Diabetiker mit I. R. und umgekehrt fette Diabetiker, die dem insulären Typ angehören. Als Ursache der Dauerinsulinresistenz müssen wir eine wahrscheinlich konstitutionell verankerte Überfunktion der Insulinantagonisten annehmen. Die Beziehungen zur Fettsucht und Hypertonie sind offenkundig, aber bisher in ihrem Wesen noch nicht geklärt. Wenn wir im vorhergehenden von I. R. gesprochen haben, so meinen wir damit jene Fälle, bei denen sich die Gegenwirkung des Insulins und seiner Antagonisten vor allem in der Leber abspielen dürfte. Hasenöhrl und ich haben diese Form daher als „hepatogene I. R." bezeichnet. Im Insulinversuch (Radoslav) sinkt der kapillare Blutzucker nur wenig, in extremen Fällen überhaupt nicht ab. Bei gleichzeitiger Bestimmung der venösen Bl. Z. K. können deutliche kapillar-venöse Spannungen vorhanden sein. Es gibt aber eine meist passagere Form von I. R., die gewöhnlich bei schweren Aufregungen auftritt und deren Entstehungsursache ganz anders ist. Die sogenannte „psychogene I. R." gehört gewöhnlich diesem Typus an. Das klinische Verhalten ist sehr charakteristisch und ermöglicht ohne weitere Untersuchungen die Diagnose. Ein Fall ist bei einer gewissen Dosis gut eingestellt und zuckerfrei. Nun kommt es aus irgendwelchen Ursachen zu einem schweren Aufregungszustand. Daraufhin wird der Harn positiv. Steigen wir mit dem Insulin an, so treten fast nach jeder Injektion hypoglykämische Zustände auf, wobei im 24-Stundenharn beträchtliche Zuckermengen *(bis zu 100 g)* ausgeschieden werden. Klingt die Erregung ab, dann sind die Pat. bald wieder bei der ursprünglichen Insulinmenge zuckerfrei. Ein solcher Zustand tritt nicht selten im Krankenhaus auf, wenn die Pat. schon nach Hause drängen. Wenn man diese Erscheinung kennt, dann weiß man, daß bei solchen Fällen die beste Behandlung in der möglichst raschen Entlassung besteht. Bei Fortführung der Einstellung im häuslichen Milieu tritt dann rasch Entzuckerung auf. Für diese Fälle ist charakteristisch, daß beim Insulinversuch ein prompter Abfall des kapillaren Blutzuckers auftritt, während die kapillar-venösen Spannungen fast vollständig fehlen. Wegen dieses Ausbleibens der Insulinwirkung in der Peripherie haben Hasenöhrl und ich diese Erscheinung als „Periphere I. R." bezeichnet. Ich habe in den letzten Jahren eine ganze Reihe solcher Fälle beobachtet, die bei längerer Dauer des resistenten Zustandes, der Behandlung erhebliche Schwierigkeiten bereiten. Wegen der starken Neigung zu hypoglykämischen Anfällen ist auch bei hohen Dosen von Insulin die Entzuckerung nicht zu erreichen.

Ein Versuch mit Brom und Luminal ist angezeigt, aber meist ohne überzeugende Wirkung. Bessere Resultate kann ein längerer Aufenthalt im Höhenklima geben. Auch Bellergal (dreimal 2 Tabletten täglich) hat mir bei einem Fall gute Dienste geleistet.

13. Über die Klinik und Behandlung des Koma diabeticum.

Das Koma diabeticum ist als ein Vergiftungszustand des Organismus mit den im Übermaß gebildeten Ketonkörpern aufzufassen. Die wichtigsten klinischen Erscheinungen sind folgende: Die Trübung des Sensoriums von leichter Benommenheit angefangen bis zur völligen Bewußtlosigkeit, die beschleunigte, vertiefte und pausenlose Atmung (Kußmaulsche Atmung), der intensive Azetongeruch aus dem Mund, die Austrocknung des Körpers, die Hypotonie der Bulbi, die motorische Schwäche mit Verminderung oder Aufhebung der Sehnenreflexe und die zunehmende Vasomotorenlähmung mit Sinken des Blutdruckes und Pulsbeschleunigung. Von Laboratoriumsbefunden sind zu erwähnen: Hohe Zucker- und Azetonausscheidung im Harn besonders am Beginn des Komas, der hohe Blutzucker (Werte bis 1000 mg% und darüber), die Vermehrung der Ketonkörper im Blut (Gesamtazeton bis 100 mg% und mehr, β-Oxybuttersäure bis über 500 mg%), niedrige Alkalireserve, Ansteigen des R. N. und Hyperleukozytose. Im Beginn des Komas finden wir fast regelmäßig Magen-Darmstörungen, auf deren diagnostische Bedeutung wir schon hingewiesen haben (vgl. S. 66). Klagen über schlechten Appetit, Üblichkeit, Brechreiz und Erbrechen, eingenommenen Kopf sind fast regelmäßig vorhanden. In seltenen Fällen wird das Koma von peritonitisartigen Symptomen eingeleitet — Bauchschmerzen, bretthartе Bauchdeckenspannung, Erbrechen (Pseudoperitonitis). In der letzten Zeit hat man versucht, eine „kardio-vaskuläre“ und eine „renale“ Form des Komas abzugrenzen. Bei ersterer Form überwiegt die Kreislaufinsuffizienz, bei letzterer die Nierensperre im klinischen Bild. Bei sichergestelllter Diagnose muß die *sofortige* Abgabe ins Krankenhaus durchgeführt werden. Jede Stunde Zeitverlust verschlechtert die Prognose. Der Praktiker soll die Behandlung durch Injektion von 50—100 E. Insulin und Cardiacis einleiten, muß aber der Anstalt Zeit und Dosis der Injektionen bekanntgeben.

Die moderne Therapie des Komas wird durch die hochdosierte Insulinbehandlung beherrscht. Bei schweren Fällen mit vollständiger Bewußtlosigkeit leiten wir die Behandlung mit einer venösen Injektion von 100 E. ein und geben zur Versorgung des Kreislaufes Kampferpräparate (Cardiazol, Coramin), Coffein, Strychnin, Sympatol je nach dem Zustand. Bei bewußtlosen Fällen empfehle ich auch heute noch die venöse Infusion von $^1/_2$—1 l 4%ige Sodalösung (Rp. Natr. bicarbon. 40,0, Aqu. bidest. ad 1000,0 steril zur venösen Infusion). Gewöhnlich erwachen die Kranken während der Infusion. Bleibt die Bewußtlosigkeit bestehen, dann soll man eine Lumbalpunktion mit nachfolgender Waschung des Lumbalkanals anschließen.

Technik: Punktion in rechter Seitenlage bei leichterhöhtem Oberkörper und Ablassen von 20—30 ccm Liquor. Hierauf Infusion der gleichen Menge Pferdeserum bei gesenktem Oberkörper. Diese Prozedur wird 1—2mal wiederholt bis die Eisenchloridprobe im Liquor negativ ausfällt.

Ich habe mit diesem Vorgehen noch vor der Insulinära drei Fälle, die bereits einige Stunden bewußtlos waren, aus dem Koma herausgebracht. Die Kranken waren am nächsten Tag bei vollem Bewußtsein und hatten normalen Puls. Sie schieden in den folgenden Tagen enorme Mengen von Zucker und Azeton aus und gingen (*ohne* Insulin!) in kurzer Zeit zugrunde. Diese Behandlung wurde von meinen damaligen Kollegen scherzhaft „Testamentsbehandlung“ genannt, da der sichere Exitus doch nur auf einige Tage hinausgeschoben werden konnte. Diese Fälle wären mit wenigen Einheiten Insulin am Leben zu erhalten gewesen. Bei einem jugendlichen Diabetiker, der mit typischem Koma, aber noch freiem Sensorium zur Behandlung kam, hatte ich Gelegenheit, die Wirkung der Lumbalspülung neben dem Insulin zu beobachten. Der Kranke erhielt im Verlauf von 12 Stunden 700 E. Insulin neben der üblichen Komatherapie. Trotzdem war tiefe Bewußtlosigkeit und zunehmende Kreislaufschwäche eingetreten. In diesem verzweifelten Zustand wurde die Lumbalspülung vorgenommen. Der Pat. erwachte nach einigen Stunden aus der Bewußtlosigkeit und überwand das Koma. Diese Beobachtungen zeigen eindringlichst, wie wichtig die Entfernung der Ketonkörper aus dem Zentralnervensystem ist und daß dies mit dem Insulin allein nicht immer gelingt.

Neben den genannten Maßnahmen wird man bei ausgesprochener Vasomotorenlähmung die kühlen und zyanotischen Extremitäten in gewärmte Tücher wickeln, und wenn der Gesamtzustand es erlaubt, durch einen Einlauf für eine ausgiebige Darmentleerung sorgen. Die Insulinzufuhr wird bei Andauern des Komas mit Dosen von etwa 100 E. subkutan alle 2 Stunden fortgesetzt, und fallweise müssen auch Kreislaufmittel weitergegeben werden. Außerdem ist in diesen Intervallen auch der Harnbefund auf Zucker und Azeton, der Blutzucker, die Atmung sowie das Verhalten des Pulses und des Blutdruckes zu kontrollieren. Solange ausgesprochene Kußmaulsche Atmung vorhanden ist und der Harn reichlich Zucker und Azeton enthält, geben wir gewöhnlich alle 2 Stunden 100 E. weiter subkutan. Mit dem Verschwinden der Kußmaulschen Atmung werden bei positivem Harn alle 2—3 Stunden 30—50 E. gegeben. Ist der Harn zucker- und azetonfrei geworden, dann setzen wir mit der Insulinzufuhr einige Stunden aus und gehen bald auf eine reguläre Insulinbehandlung mit 3—5 Injektionen am Tag über. Bei den leichteren Fällen mit noch wenig ausgesprochener Kußmaulscher Atmung kommt man mit niedrigeren Insulinmengen von 30—50 E. alle 3—4 Stunden in der Regel aus. Sobald der Zustand des Magens es erlaubt, führen wir den Kranken reichlich Flüssigkeit in Form von Kaffee, Tee, Alkohol und Fruchtsäften zu. Bei Verminderung der Zuckerausscheidung und noch hochgradiger Azidose kann man den Flüssigkeiten Lävulose oder Traubenzucker zusetzen. Bei bewußtlosen Kranken oder bei starkem Brechreiz wird der Zucker venös oder als Tröpfcheneinlauf gegeben. Die Nahrung besteht in den ersten Tagen des Komas aus einer fettfreien Mehlfrüchtekost mit 5—7 Semmelwerten und $^1/_2$ l Milch. Mit zunehmender Besserung des Appetits kann man oft sehr bald auf die gewöhnliche Insulindiät übergehen, wobei man im Anfang den Fettgehalt noch niedriger hält. Als günstige Zeichen während der Komabehandlung werten wir den Rückgang der Bewußtseinstrübung, das Schwinden der Kußmaulschen Atmung, das Sinken der Pulsfrequenz und das Ansteigen des Blutdruckes. Als prognostisch üble Symptome sind das Ansteigen der Pulsfrequenz und das weitere Sinken des Blutdruckes aufzufassen, wobei der Harn bereits zucker- und azetonfrei sein kann. Die Kußmaulsche Atmung geht dann terminal mitunter in den Chyne-Stockeschen Atemtypus über. Neben den Erscheinungen der Kreislaufschwäche fürchten wir bei älteren Menschen auch die Nierensperre. Bei starker Verminderung oder Aufhören der Harnsekretion soll man immer durch venöse oder subkutane Infusion von physiologischer oder hypertonischer Kochsalzlösung versuchen, die Nierensperre zu überwinden. Diese Maßnahme wird besonders bei bestehender Hypochlorämie empfohlen. Mit der Überwindung des Komas ist die Gefahr aber nicht endgültig beseitigt. Manche Fälle sterben kurze Zeit nach überstandenem Koma an einer plötzlichen Kreislaufinsuffizienz. Aus diesem Grunde soll man besonders ältere Menschen noch längere Zeit nach dem Koma bei vollständiger Bettruhe halten. Ich habe einen derartigen Fall aus meiner Assistentenzeit in Erinnerung. Es handelte sich um eine über 50jährige Frau, die ich am Tage nach überstandenem Koma in gutem Zustande bei der Morgenvisite gesehen hatte. Kurz darauf wurde ich dringend gerufen und fand die Pat. pulslos bei erhaltenem Bewußtsein und hochgradig dyspnoisch vor. Da die Haut feucht war, wurde ein hypoglykämischer Anfall als Ursache der plötzlichen Herzinsuffizienz angenommen und sofort Traubenzucker und Cardiacis intravenös gegeben, ohne daß der rasch eintretende Exitus verhindert werden konnte. Da auch von anderer Seite nachträglicher letaler Ausgang des Komas durch akute Kreislaufinsuffizienz im hypoglykämischen Anfalle bei älteren Menschen beschrieben wurde, ist in dieser Beziehung größte Vorsicht am Platz. Ebenso sind plötzliche Todesfälle bei Anstrengungen (Defäkation) beobachtet worden. Neben den genannten Faktoren hängt die Prognose des Komas in hohem Maße von der auslösenden Ursache ab. Bei infektiösen und besonders bei eitrigen Prozessen wird die Prognose nicht nur durch die gewöhnlich vorhandene hochgradige I. R. getrübt, sondern auch durch die Art der vorhandenen Erkrankung beeinflußt. Ein typischer Fall ist folgender: Bei einem Diabetiker mit geringer Zuckerausscheidung hat sich ein Furunkel entwickelt, der „ausgedrückt“ wurde und abheilte. Kurze Zeit nach dieser Prozedur ist eine zunehmende Verschlechterung des Diabetes aufgetreten, die schließlich zum Koma führte. Unter hohen Insulindosen wird das Koma überwunden, der Kranke stirbt aber nach einigen Tagen unter den Zeichen der zunehmenden Kreislaufschwäche. Bei der Autopsie findet man neben schweren Veränderungen der parenchymatösen Organe, multiple pyämische Abszesse in den Nieren, den Lungen usw. Dieser Verlauf ist wohl so zu verstehen, daß bei dem „Ausdrücken“ Eitererreger in die Zirkulation und zur Ansiedlung in verschiedenen Organen gekommen sind, wobei der gute Nährboden beim Diabetes eine entscheidende Rolle spielt. Durch die pyämischen Metastasen ist die Verschlechterung des Diabetes und das

Koma verständlich, dessen Überwindung den Tod an Pyämie nicht verhindern kann.

Zum Schlusse müssen wir auf die beim Koma fast regelmäßig zu beobachtende I. R. eingehen, die eine von der bisherigen Meinung abweichende Auffassung der Pathogenese desselben nahelegt. Man hat immer angenommen, daß beim Koma ein vollkommenes Versagen, ein Zusammenbruch des Inselorgans für die plötzlich auftretenden, schweren Erscheinungen verantwortlich zu machen ist. Mit dieser Anschauung steht die Beobachtung in Widerspruch, daß das Pankreas von im Koma verstorbenen Diabetikern meist noch recht beträchtliche Mengen von Insulin enthielt und weiters die Erfahrung, daß die zur Überwindung des Komas gewöhnlich nötigen Insulinmengen ein Vielfaches derjenigen Dosen betragen, die bei den schwersten Fällen zur Erhaltung der Zuckerfreiheit genügen. Diese Tatsachen legen die Vermutung nahe, daß an der Entstehung des Komas ein plötzliches Übermächtigwerden der Insulinantagonisten wesentlich beteiligt ist. Diese G. R.-Theorie des Komas erklärt nicht nur die obenerwähnten Tatsachen, sondern steht auch mit anderen Beobachtungen in gutem Einklang. Das häufige Auftreten eines Komas im Anschluß an interkurrente, besonders infektiöse Erkrankungen, die nach unserer Meinung fast immer zu einer Aktivitätssteigerung der Insulinantagonisten führen, wird uns unmittelbar verständlich. Wir wissen weiters, daß bei schweren Fällen der Übergang von einer gemischten Kost auf eine kohlehydratarme und fettreiche Ernährung zur Auslösung eines Komas führen kann. Diese Maßnahme bewirkt eine Aktivierung der G. R. Wir beugen auch einem drohenden Koma durch Verordnung einer fettarmen Kohlehydratkost vor. Die übliche diätetische Versorgung des Komas mit einer fettfreien und kohlehydratreichen Kost stellt unsere wirksamste Maßnahme zur Dämpfung der G. R. dar. Auch die bei der ungeheuren Zuckerüberladung des Blutes und der Gewebe völlig unlogische Zufuhr von Lävulose und Dextrose, wird von diesem Gesichtspunkt aus dem Verständnis nähergebracht. Weitere Fortschritte in der Komabehandlung sind nur auf dem Wege einer Ausschaltung oder Dämpfung der G. R. zu erwarten. In diesem Sinne habe ich den Vorschlag gemacht, bei hochgradig insulinresistentem Koma, die Ausschaltung der Leberinnervation durch paravertebrale Anästhesie von D_8—D_{10} zu versuchen. Auch die chemische Ausschaltung durch Atropin-Ergotamin käme für jüngere Diabetiker in Frage.

14. Die Behandlung mit Depotinsulinen.

Unsere bisherigen Ausführungen beziehen sich auf die Behandlung mit zusatzfreiem Insulin, das heute bereits als Altinsulin bezeichnet wird. Das Altinsulin wird rasch resorbiert, seine Wirkung ist stoßartig und dauert nur kurze Zeit 6—8 Stunden). Diese Eigenschaften sind von großem Vorteil, da sie bei stark wechselnder Stoffwechsellage erlauben, uns elastisch an die jeweilige Situation anzupassen. Zur raschen Entzuckerung bei Komplikationen oder vor Operationen, bei der postoperativen Behandlung, bei der Komabehandlung können wir das Altinsulin auch heute nicht missen. Die flüchtige und stoßartige Wirkung des Altinsulins hat aber den Nachteil, daß bei schweren Fällen mindestens zwei, gewöhnlich aber drei, in seltenen Fällen sogar vier Injektionen in 24 Stunden nötig sind. Bei zwei Injektionen kommt es zu zwei tiefen Blutzuckertälern, eventuell mit hypoglykämischen Zuständen, und zu zwei nachfolgenden hohen Blutzuckeranstiegen, eventuell verbunden mit Glykosurie. Bei drei Injektionen ist infolge des längeren Nachtintervalls der Nüchternblutzucker bei den schweren Fällen immer hoch. Es ist daher verständlich, daß man schon kurz nach der Entdeckung des Insulins Versuche unternommen hat, durch Zusätze (Gummi arabicum, Olivenöl, Eiweiß, Serum) eine Verlängerung der Insulinwirkung zu erzielen. Erst Hagedorn ist es erstmalig geglückt, durch Verwendung eines basischen Eiweißkörpers (Protamin), der aus dem Laich der buntgefleckten Forelle gewonnen wird, eine praktisch brauchbare Resorptionsverzögerung des Insulins zu erreichen. Durch den Zusatz kleinster Zinkmengen, der sich rein empirisch aus dem Nachweis größerer Zinkmengen im Pankreas ergeben hatte, wurde eine wesentliche Verbesserung der Wirkung des Protamininsulins erzielt. Es ist im Gegensatz zum klaren Altinsulin trüb, und muß vor dem Gebrauch gut durchgeschüttelt werden. Von den I. G. Farbwerken wurde das Depotinsulin „Bayer" in den Handel gebracht, bei dem als Resorptionsverzögerer das eiweißfreie Surfen, ein Tiefenantiseptikum, verwendet wird. Die Zahl der Depotinsuline ist seither vermehrt worden, wobei zur Erzielung der Depotwirkung neue Wege beschritten wurden. Neben dem Zinkprotamininsulin Novo und Degewop, dem Zinkprotamindepotinsulin Brunnengräber, haben wir heute noch das Nativinsulin Bayer, das Depotinsulin Bayer „klar" und das Neoinsulin Degewop zur Verfügung. Alle diese Präparate sind als Depotinsuline praktisch brauchbar, wenn auch gewisse Unterschiede in der Schnelligkeit des Eintrittes der Insulinwirkung und der Wirkungsdauer bestehen. Diese Unterschiede treten bei den nicht zu schweren Diabetesfällen mit einer noch vorhandenen Eigenregulation des Blutzuckers kaum in Erscheinung, bei den schweren Fällen ist ihre Kenntnis besonders beim Wechsel des Insulinpräparates manchmal von großer Bedeutung, worauf wir später noch zurückkommen. Die Technik der Insulinentnahme und der Injektion sind gleich wie beim Altinsulin. Die Depotinsuline müssen daher ebenfalls tief subkutan und nicht intramuskulär injiziert werden. Wichtig ist, daß bei venöser Zufuhr von Protamin-Zinkinsulin keine Depotwirkung auftritt, die Wirkung also gleich wie beim Altinsulin ist. Depotinsulin „Bayer“ darf nicht venös injiziert werden. Das wesentlich Neue der Depotinsuline liegt wie schon erwähnt, in ihrer protrahierten Wirkung. Diese kommt dadurch zustande, daß an der Injektionsstelle das Insulin nur langsam aus seiner jeweiligen Bindung abgespalten wird. Auf diese Weise wird eine Verlängerung der Wirkung um das drei- bis vierfache und darüber gegenüber gewöhnlichem Insulin erzielt. Das bedeutet, daß wir bei jeder Injektion mit einer Wirkungsdauer von etwa 18—32 Stunden rechnen müssen. An der Mayo-Klinik wurde sogar eine Wirkungsdauer bis zu 57 Stunden nachgewiesen. Aus dieser Eigenschaft lassen sich alle wichtigen Eigenheiten der Depotinsuline ableiten.

Praktisch am bedeutsamsten ist die Tatsache, daß wir auch bei schwereren Fällen mit einer, höchstens zwei Injektionen am Tag auskommen können. Die Tagesblutzuckerkurve verläuft gleichmäßig, nur in der Nacht kommt es nicht selten infolge der fehlenden Nahrungsaufnahme zu abnorm tiefen Blutzuckerwerten. Die langsame Blutzuckersenkung führt erst bei tieferem Blutzucker zu hypoglykämischen Erscheinungen. Dadurch wird verständlich, daß hypoglykämische Anfälle bei der Depotinsulinbehandlung seltener sind als bei Behandlung mit Altinsulin. Die hypoglykämischen Erscheinungen sind auch viel weniger stürmisch und äußern sich oft nur in Müdigkeit, verminderter Konzentrationsfähigkeit, Kopfschmerz und Übelkeit. Die uns bisher geläufigen Symptome — Blässe, Zittern, Herzklopfen, Schweißausbruch — sind viel seltener oder fehlen auch bei tiefen Blutzuckerwerten vollständig. Nun haben wir aber diese Erscheinungen bisher nicht als Ausdruck des Zuckermangels im Körper aufgefaßt, sondern als Zeichen eines Gegenstoßes der Insulinantagonisten (besonders des

Adrenalins), der als Reaktion des Körpers auf jeden raschen Blutzuckersturz auftritt. Das häufige Fehlen gerade dieser Symptome bei der Depotinsulinbehandlung ist aber durch die langsame Wirkung desselben vollkommen verständlich. Die in der Regel über 24 Stunden andauernde Wirkung der Depotinsuline führt schon bei einer Injektion am Tage zu einer deutlichen Kumulierung, die bei zwei Injektionen am Tage aber immer zu erwarten ist. Dies hat zur Folge, daß wir die Wirkung einer bestimmten Insulindosis auf Glykosurie und Blutzucker oft erst nach 3—4 Tagen beurteilen können. Das gleiche gilt für eine Steigerung oder Verminderung der Insulindosis. Einer kurzen Besprechung bedürfen noch die lokalen Reaktionen. Die Depotinsuline werden im allgemeinen gut und reaktionslos vertragen. Der lokale Fettschwund tritt leider auch unter der Depotinsulinbehandlung auf. Ich habe bei einer 42jährigen Patientin $^1/_2$ Jahr nach Einleitung der Behandlung mit einer Zink-Protamininjektion pro Tag einen typischen Fettschwund beobachtet.

a) Neueinstellung.

Manche Autoren empfehlen, die Behandlung mit Normalinsulin zu beginnen und erst nach Ermittlung des Insulinbedarfes auf Depotinsulin umzuschalten. Ich halte dieses Vorgehen nicht nur für zeitraubend, sondern auch für unzweckmäßig. Bei der Neueinstellung setzen wir den Patienten in gleicher Weise wie bei der Behandlung mit Altinsulin auf eine Standardkost mit 5 Semmelwerten und injizieren unmittelbar vor dem Frühstück 20—30 E. Depotinsulin. Die Verteilung der Kohlehydrate ist zunächst gleich wie bei der Behandlung mit Altinsulin. Der Kranke wird über die hypoglykämischen Erscheinungen und deren Bekämpfung genau unterrichtet und angewiesen, ständig einige Stücke Zucker mit sich zu führen. Der 24-Stundenharn wird täglich quantitativ auf Zucker und Azeton, wenn möglich in drei Teilportionen, untersucht. Nach 3—4 Tagen wird bei stärkerer Glykosurie (etwa 50 g und darüber im 24-Stundenharn) die Dosis um etwa 10 E., bei geringerer Glykosurie um etwa 4 E. vermehrt. Ist es bei diesem Vorgehen erstmals zum Auftreten von hypoglykämischen Erscheinungen gekommen und der 24-Stundenharn noch zuckerhaltig, dann ändern wir die Verteilung der Kohlehydrate derart, daß wir von den Zeiten des Tages, in denen der Harn noch positiv ist, Kohlehydrate wegnehmen und auf die Mahlzeit konzentrieren, die unmittelbar vor der Hypo liegt. Mitunter ist es auch notwendig, eine eigene Zwischenmahlzeit einzuschalten. Besonders bei nächtlichen hypoglykämischen Erscheinungen geben wir abends unmittelbar vor dem Einschlafen noch $^1/_2$—1 Semmelwert als Zubuße zur sonstigen Kohlehydratzufuhr. Ist der Harn zuckerfrei geworden, dann haben wir die Wahl zwischen einer Verminderung der Dosis und einer Erhöhung der Kohlehydratzufuhr. Handelt es sich nach der ganzen Sachlage um einen Fall, der voraussichtlich dauernd Insulin braucht, so werden wir eher die Kohlehydratzufuhr auf 6—8 Semmelwerte erhöhen und so dem Kohlehydratbedürfnis des Kranken genügen. Bei den Fällen, bei denen die Insulinbehandlung voraussichtlich nur vorübergehend nötig ist, werden wir in der Regel sofort mit dem Insulinabbau beginnen, worauf wir später noch zurückkommen.

Grundsätzlich versuchen wir bei jeder Neueinstellung mit einer Insulininjektion unmittelbar vor dem Frühstück auszukommen. Bei manchen Fällen ist aber die Depotwirkung einzelner Präparate[1] so gering, daß wir mit einer Injektion nicht ausreichen. Die Wirkung der Injektion ist dann über 12 Stunden hinaus bereits ungenügend. Diese Fälle sind durch niedrige oder fehlende Glykosurie während des Tages, eventuell verbunden mit hypoglykämischen Erscheinungen, durch hohe Zuckerausscheidung während der Nacht und hohen Nüchternblutzucker gekennzeichnet. Zur richtigen Versorgung dieser Kranken muß vor dem Abendessen eine zweite Injektion gegeben werden, die etwa die Hälfte bis ein Drittel der Morgeninjektion beträgt. Die geringere Abenddosis erklärt sich durch die fehlende Nahrungsaufnahme während der Nacht. Wir können aber auch den Versuch machen, durch Umschaltung auf ein anderes Insulin mit besonders guter Depotwirkung doch mit einer Injektion das Auslangen zu finden. Eine besonders gute Depotwirkung hat nach meinen Erfahrungen das Zinkprotamininsulin Degewop. Bei diesem Insulin setzt bei einer Injektion vor dem Frühstück die Wirkung nur langsam ein, während des Tages kann daher leichte Glykosurie bestehen, in der Nacht sinkt dann der Blutzucker stark ab, so daß der Nüchternblutzucker tiefe, auch subnormale Werte erreichen kann. Mitunter kommt es in den Nacht- und Morgenstunden zu hypoglykämischen Anfällen (vgl. Fall Nr. 51).

[1] Nach meinen Erfahrungen haben die klaren Depotinsuline (D. J. Bayer „klar", Neo-Insulin Degewop und das Di-Insulin Novo) nur eine Wirkungsdauer von 12 bis 14 Stunden.

Kienle hat das Verhalten des Blutzuckers bei verschiedenen Depotinsulinen studiert und im wesentlichen gefunden, daß bei einer Injektion am Morgen beim Zinkprotamininsulin Degewop und Nativinsulin Bayer der Blutzucker während des Tages bis in die späten Nachmittagsstunden ansteigt und dann in der Nacht bis in die frühen Morgenstunden dauernd absinkt. Ein gegenteiliges Verhalten des Blutzuckers fand dieser Autor beim Depotinsulin Bayer „Surfen“, beim Depotinsulin Bayer „klar“, Neoinsulin Degewop, Zinkprotamininsulin Novo und beim Zinkprotamindepotinsulin Brunnengräber. Diese Unterschiede im Kurventyp sind nach Kienle nur bei schweren Diabetesfällen vorhanden, bei leichten und mittelschweren Fällen sowie bei höherer Dosierung des Insulins verlieren sich diese Unterschiede und die Blutzuckerkurven verlaufen dann nach allen Insulinpräparaten nivelliert. Aus dem Gesagten geht aber hervor, daß wir in der Regel beim Zinkprotamininsulin Degewop und Nativinsulin Bayer mit einer stärkeren Depotwirkung rechnen können. Diese beiden Insuline eignen sich daher besonders zur Behandlung jener schweren Diabetesfälle, die, wie oben erwähnt, bei einer Injektion am Morgen untertags hypoglykämische Anfälle bekommen und in der Nacht reichlich Zucker ausscheiden, wobei der Nüchternblutzucker abnorm hoch ist. Falls bei der Umschaltung auf ein Präparat mit besonders guter Depotwirkung störende hypoglykämische Anfälle im Verlauf der Nacht auftreten, kann man die Situation mitunter noch durch eine Kohlehydratgabe unmittelbar vor dem Schlafengehen retten oder durch eine Verlegung der Injektion auf den Abend. Manchmal erweist es sich aber als zweckmäßiger, zwei Injektionen eines Präparates mit geringerer Depotwirkung zu geben. Bei leichteren Diabetesfällen können Präparate mit rascherem Wirkungseintritt und geringerer Depotwirkung vorteilhafter sein, da bei einer Injektion am Morgen die Zeit der Nahrungsaufnahme während des Tages durch genügende Insulinwirkung gesichert ist, nächtliche hypoglykämische Anfälle fehlen und stärkere Glykosurie sowie stärkerer Blutzuckeranstieg im Verlauf der Nacht durch die noch vorhandene Eigenregulation des Blutzuckers verhindert wird. Die bisherigen Hinweise zeigen, daß die Behandlung mit Depotinsulinen mitunter recht schwierig sein kann. Bis zu einer richtigen Einstellung vergehen manchmal einige Wochen. Als ideal bezeichnen wir die Einstellung dann, wenn bei zuckerfreiem Harn ohne hypoglykämische Erscheinungen ein Tagesblutzuckerprofil mit Werten zwischen 100—200 mg%

vorhanden ist. Leider müssen wir uns auch bei der Depotinsulinbehandlung öfter mit weniger guten Einstellungen zufrieden geben.

Sehr wichtig ist es, neben der Einstellung bei körperlicher Ruhe, wie sie gewöhnlich in der Anstalt erfolgt, auch eine eigene Einstellung bei körperlicher Arbeit durchzuführen.

Schon vom Normalinsulin her wissen wir, daß bei körperlicher Arbeit häufig hypoglykämische Anfälle auftreten (Arbeitshypo). Während wir beim Altinsulin durch Verminderung der Dosis unmittelbar vor einer Arbeitsleistung, eventuell in Kombination mit Erhöhung der K. H.-Zufuhr, die Unterzuckerung vermeiden können, kommt für außertourliche Arbeitsleistung bei der Depotinsulinbehandlung nur eine Versorgung durch eine vermehrte K. H.-Zufuhr praktisch in Frage. Wir gehen dann so vor, daß wir z. B. bei einem dreistündigen Spaziergang 10—15 Minuten nach Beginn der Bewegung über die sonstige Kost hinaus $^1/_2$ Semmelwert nehmen lassen und die gleiche Menge nach jeder weiteren Stunde Bewegung. Reicht dieses Quantum nicht zur Verhütung der Hypo aus, dann muß die K. H.-Zufuhr entsprechend erhöht werden. Bei Umstellung von völliger Ruhe auf eine dauernde gewisse Arbeitsleistung ist es auch vielfach nötig, die Insulindosis dauernd zu vermindern.

b) Umstellung von Altinsulin auf Depotinsulin.

Die großen Vorteile der Depotinsulinbehandlung veranlassen uns in letzter Zeit in zunehmendem Maße bei allen unseren Dauerinsulinpatienten, die Umstellung auf Depotinsulin zu versuchen. Wir bemühen uns grundsätzlich beim Erwachsenen mit einer Injektion vor dem Frühstück auszukommen. Bei jugendlichen, insulinempfindlichen Diabetestypen und bei Fällen mit labilem vegetativen Nervensystem werden aber nicht selten zwei Injektionen pro Tag benötigt.

Bezüglich der Technik der Umstellung hat es sich in der Praxis als zweckmäßig erwiesen, zwischen jenen leichteren Fällen mit einer gewissen Eigeninsulinproduktion zu unterscheiden, bei denen der Nüchternblutzucker eine obere Grenze von etwa 250 mg% nicht übersteigt, und den schweren Fällen mit Nüchternblutzuckerwerten um 300 mg% und darüber. Zur ersteren Gruppe gehören vor allem jene Fälle, die mit einer oder zwei Injektionen Altinsulin im Tag gut eingestellt sind. Bei diesen Kranken geben wir die bisherige Tagesdosis in einer Injektion früh, und zwar am ersten Tage 1 Stunde, an den folgenden Tagen aber unmittelbar vor dem Frühstück. Die Kost lassen wir unverändert und verteilen nur die Kohlehydrate gleichmäßig über den ganzen Tag. In gleicher Weise geben wir auch bei den Fällen mit drei Injektionen vor. Ist der Tagesbedarf nicht höher als 30—40 E., so geben wir die ganze Menge auf einmal früh, bei größerem Insulinbedarf wird aber die Menge des Depotinsulins um etwa 10% niedriger als die Tagesdosis Altinsulin gehalten. Bei den Fällen mit höherem Insulinbedarf ist es auch zweckmäßig, am ersten Tage der Umschaltung den Kohlehydratgehalt der Kost bis zum Nachmittag zu reduzieren. Wir geben dann früh, vormittags und nachmittags je $^1/_2$ Semmelwert, mittags $^1/_2$—1 Semmelwert. Erst am Abend, wenn der Körper schon unter genügender Wirkung des Depotinsulins steht, behalten wir die bisherige Kohlehydratmenge voll bei. Ähnlich gestaltet sich auch die Umstellung der schweren Fälle mit geringer oder fehlender Eigeninsulinproduktion. Während der Erfahrene bei der ersten Gruppe die Umstellung in der Regel auch ambulant vornehmen kann, soll sie bei der zweiten Gruppe von schweren Fällen grundsätzlich nur in einer gut geleiteten Anstalt durchgeführt werden. Bei den schweren Diabetesfällen kann es sich auch am Beginn der Behandlung als notwendig erweisen, stärkere Glykosurien durch entsprechende zusätzliche Injektionen von Altinsulin zu bekämpfen. Wir arbeiten aber immer darauf hin, in kürzester Zeit mit einer oder höchstens zwei Injektionen von Depotinsulin allein auszukommen. Bei den schwersten, absoluten Diabetestypen kann der schrittweise Ersatz des Altinsulins durch Depotinsulin angezeigt sein. Von einer dauernden Kombination von Depotinsulin und Altinsulin in getrennten Injektionen raten wir ab, da wir davon keine Vorteile, sondern nur Nachteile in Form von schweren Hypoglykämien gesehen haben. In jüngster Zeit ist unter dem Namen Di-Insulin Novo ein Präparat in den Handel gekommen, das die rasch eintretende Wirkung des Altinsulins und daneben eine Depotwirkung in sich vereinigt. Es besteht, nach Angabe der herstellenden Firma, zu gleichen Teilen aus Insulin und Iso-Insulin (= Insulin in chemisch veränderter Form). Dieses Präparat käme vor allem für jene Diabetiker in Frage, die bei den trüben Depotinsulinen während des Tages noch reichlich Zucker ausscheiden und in den Morgenstunden bereits hypoglykämische Anfälle haben.

c) Schwierigkeiten bei der Depotinsulinbehandlung.

Wir haben früher schon erwähnt, daß bei manchen Fällen die Depotwirkung so gering ist, daß die Einstellung mit einer Injektion in 24 Stunden nicht gelingt. In der Regel sind die Kranken dann doch noch mit einer größeren Dosis am Morgen und einer kleineren am Abend genügend zu versorgen. Es gibt aber Fälle, bei denen die Behandlung auf große Schwierigkeiten stößt und eine Einstellung mit Depotinsulin nicht möglich ist. Es sind dies jene Fälle, bei denen sowohl bei einer, wie auch bei zwei Injektionen in 24 Stunden ein scheinbar regelloser Wechsel von beträchtlicher Glykosurie und von schweren hypoglykämischen Anfällen vorhanden ist. Eine sichere Erklärung für dieses eigenartige Verhalten ist heute noch nicht möglich. Neben einer verschieden starken Depotwirkung der einzelnen Injektionen dürften auch rasche Aktivitätsschwankungen der Gegenregulation von Bedeutung sein. Intelligente Kranke geben an, daß sie bei Injektion in eine verhärtete Hautpartie in den folgenden Stunden fast keine Insulinwirkung verspüren, eine solche Injektion aber eine lange Nachwirkung hat, während bei Verwendung einer unveränderten, weichen Stelle die Insulinwirkung rasch eintritt und früher abklingt. Diese Beobachtung ist durchaus verständlich, da in einer bindegewebig veränderten Hautpartie die Resorption langsamer erfolgen wird, als in einer unveränderten, gut vaskularisierten. Die störende Wirkung einer hyperaktiven Gegenregulation können wir bereits bei vielen Kranken im Anschluß an eine stärkere Hypoglykämie beobachten, wo es fast regelmäßig zum Auftreten von beträchtlicher Glykosurie kommt.

Ein weiteres Hindernis für die Depotinsulinbehandlung kann in seltenen Fällen das schwere Erkennen eines hypoglykämischen Anfalls sein. Wie wir schon erwähnt haben, sind beim Depotinsulin die Zeichen der Hypoglykämie meist viel weniger ausgesprochen wie beim Normalinsulin. Dies kann bei manchen sehr erfahrenen Normalinsulinpatienten dazu führen, daß sie unter Depotinsulin immer wieder von schweren hypoglykämischen Zuständen überrascht werden, die sie im Beruf oder auch im gewöhnlichen Leben ernstlich gefährden. Kranke mit sehr unregelmäßiger Lebensweise oder stark wechselndem Appetit eignen sich von vornherein nicht für die Depotinsulinbehandlung. In allen den erwähnten, sehr seltenen Fällen kehren wir wieder zur Behandlung mit Altinsulin zurück.

d) Über die Bewertung des Blutzuckers und den Insulinabbau.

Bei der Normalinsulinbehandlung kommt, wie früher erwähnt, dem Nüchternblutzucker eine besondere Bedeutung zu. Während bei dreimaliger Injektion am Tage die Tagesblutzuckerwerte in erster Linie mit der eingespritzten Insulinmenge zusammenhängen, gibt uns der Nüchternblutzucker infolge des insulinfreien Nachtintervalls einen gewissen Maßstab für die Eigenregulation des Blutzuckers, d. h. für die noch vorhandene Leistungsfähigkeit des Inselorgans. Diese Sonderstellung des Nüchternblutzuckers fällt bei der Depotinsulinbehandlung weg, da bei dieser sämtliche Blutzuckerwerte in der Regel insulinbedingt sind. Bei einer guten Einstellung verlangen wir untertags und während der Nacht Blutzuckerwerte, die eine obere Grenze von etwa 180—200 mg% nicht übersteigen und eine untere Grenze von etwa 100 mg% nicht nennenswert unterschreiten. Bei einmaliger Injektion am Morgen hat aber auch unter Depotinsulin der Nüchternblutzucker eine gewisse Bedeutung. Günstige Blutzuckerwerte am Morgen zeigen uns an, daß der Körper noch unter genügender Insulinwirkung steht, die Depotwirkung also über 24 Stunden hinausgeht. Sehr hohe Nüchternwerte bedeuten, daß entweder die Insulindosis zu gering oder die Depotwirkung ungenügend ist.

Aus dem Gesagten geht hervor, daß wir bei der Depotinsulinbehandlung den Blutzucker in viel geringerem Maße für die Anzeige zum Insulinabbau verwenden können wie beim Normalinsulin. Bei einer im ganzen niedrigen Tagesblutzuckerkurve, deren Tiefpunkte die hypoglykämische Schwelle erreichen oder unterschreiten, werden wir immer mit dem Insulinabbau beginnen können. In der Praxis wird man auch ohne Blutzuckerkurve, bei zuckerfreiem Harn und hypoglykämischen Erscheinungen die Dosis vermindern. Bei zweimaliger Injektion wird bei hypoglykämischen Erscheinungen während des Tages die Morgeninjektion, bei nächtlicher Hypoglykämie die Abendinjektion vermindert. Das Ausmaß der Dosisverringerung hängt von der Höhe der gegebenen Insulinmenge und von der Schwere der hypoglykämischen Erscheinungen ab. Bei höheren Dosen (über 60 E.) und schweren hypoglykämischen Erscheinungen wird man die Einzeldosis um 10 und mehr Einheiten verringern, bei leichten hypoglykämischen Erscheinungen oder bei niedriger Einzeldosis um etwa 4 E. Bei zweimaliger Injektion am Tage wird man immer versuchen, zunächst die Abendinjektion zu reduzieren und wenn möglich wegzulassen. Bei weiterer Besserung wird dann auch die Morgeninjektion vermindert. Ist man bei einer Injektion am Morgen unter eine Dosis von 10 E. gekommen, dann wird man versuchen, den Kranken ganz vom Insulin abzusetzen. Ob der Übergang auf reine Diätbehandlung mit oder ohne Koständerung zu erfolgen hat, wird sich ganz nach dem einzelnen Fall richten müssen.

Praktische Beispiele.

Fall 46. 14jähr. Mädchen. Beginn des Diabetes Ende 1937 mit stürmischen Erscheinungen. Erster Befund bei Normalkost 8,5% Harnzucker, kein Azeton, Blutzucker 241 mg%. Bei fettarmer Standardkost Entzuckerung in 4 Wochen, wobei der Blutzucker auf 134 mg% sinkt. In den folgenden Monaten kann der Kohlehydratgehalt der Kost bis auf 9 Semmelwerte aufgebaut werden, wobei der Harn dauernd negativ bleibt und der Blutzucker auf günstige Werte (108, 101, 134, 107, 122 mg%) eingestellt ist. Über den Sommer hält die Pat. die Verordnung nicht mehr genau ein und ißt auch süßes Obst (Zwetschken, Weintrauben). 6. IX. 1938 6,1%—152,5 g Zucker, Azeton 0,67 g, Azetessigsäure in Spuren, Blutzucker 209 mg%. Am 7. IX. wird die Pat. an meine Abteilung im Childspital aufgenommen. Ein mehrtägiger Versuch mit fettarmer Kohlehydratgemüsekost, die Situation zu meistern, mißlingt, so daß die Pat. vom 12. IX. an mit Zinkprotamininsulin (40 E. vor dem Frühstück) und Normalinsulindiät mit 7 Semmelwerten behandelt wird. Da innerhalb von 3 Tagen wohl das Azeton schwindet, die Glykosurie aber hoch bleibt (62 g), wird die Dosis auf 50 E., nach weiteren 2 Tagen auf 60 E. und schließlich auf 65 und 70 E. erhöht. Erst bei 70 E. wird die Pat. am 3. Tage (23. IX.) zuckerfrei und der Nüchternblutzucker sinkt auf 86 mg%. Wegen leichter hypoglykämischer Erscheinungen muß am 26. IX. die Dosis auf 65 E. vermindert werden. Am 29. IX. wird die Kranke bei weiter zuckerfreiem Harn und einem Blutzucker von 101 mg% zur Selbstinjektion geschult und, mit Weisungen über den eventuellen Insulinabbau und das Verhalten bei körperlicher Arbeit versehen, aus der Anstalt entlassen. 20. X. immer negativ. Infolge leichter Hypos konnte die Dosis auf 60 und 55 E. abgebaut werden. Blutzucker 71 mg%. Weitere Verminderung des Insulins auf 50 E.

Es handelt sich um einen schweren, jugendlichen Diabetes, der zunächst rein diätetisch entzuckert und auf eine hohe Kohlehydrattoleranz gebracht werden kann. Durch Überschreitung der Diätvorschrift und den Genuß von süßem Obst tritt ein schwerer Rückfall auf, der Insulinbehandlung nötig macht. Mit einer Zinkprotamininsulininjektion, vor dem Frühstück von 40—70 E. steigend, wird die Kranke entzuckert und schließlich bei 65 E. in idealem Zustand entlassen. In den folgenden Wochen kann die Insulindosis schrittweise auf 50 E. vermindert werden.

Fall 47. 57jähr. Frau. Im September 1937 Feststellung des Diabetes. Erster Befund 9% Zucker, Azeton leicht vermehrt, Blutzucker 313 mg%. Wurde trotz Behandlung von anderer Seite nicht zuckerfrei. Letzter Befund: 5,3%—78 g, Azeton 0, Blutzucker 222 mg%. Eintritt in die Behandlung am 30. V. 1938. Verordnung: St. K. mit 50 g Topfen und 60 g Fett. 27. VI. 1,9%—38,5 g, Azeton 0, Blutzucker 195 mg%. Jeder 4. Tag Gemüsetag. 18. VII. 3,2%—40 g, Azeton, Azetessigsäure positiv, Blutzucker 242 mg%. Die Pat. wird zur Entzuckerung am 21. VII. in das Childspital aufgenommen. Bei St. K. besteht eine Ausscheidung von 72 g Zucker in 24 St., Azeton ++, Blutzucker 346 mg%. Da ein Behandlungsversuch mit einer fettarmen Kohlehydratkur nicht gelingt, wird am 26. VII. mit der Insulinbehandlung begonnen und zunächst 30 E. Zinkprotamininsulin vor dem Frühstück bei St. K. mit 5 Semmelwerten gegeben. 28. VII. Zuckerausscheidung 21 g, Azeton negativ, Blutzucker 333 mg%. Ab 29. VII. 50 E. 1. VIII. Zuckerausscheidung 5,28 g, Azeton 0, Blutzucker 256 mg%. Ab 2. VIII. 60 E. Bei dieser Dosis wird die Pat. in den folgenden Tagen zuckerfrei, der Blutzucker sinkt auf 195 mg%. Wegen leichter Hypo wird die Dosis ab 9. VIII. auf 55 E. vermindert. 12. VIII. dauernd zuckerfrei. Wieder Hypo und daher Verminderung der Dosis auf 50 E. 17. VIII. zuckerfrei, Blutzucker 160 mg%, leichte Hypo. Verminderung der Dosis auf 45 E., am 19. VIII. auf 40 E., am 21. VIII. auf 35 E., am 23. VIII. auf 30 E. Der Versuch, auf 20 und 15 E. herunterzugehen, mißlingt, so daß ab 31. VIII. wieder 30 E. gegeben werden. Die Pat. wird am 2. IX. bei zuckerfreiem Harn und einem Nüchternblutzucker von 161 mg% entlassen. 10. X. Harn zuckerfrei, Blutzucker 141 mg%. Bestes Wohlbefinden.

Es handelt sich um einen schweren Diabetes mit Neigung zur Azidose, der diätetisch nicht beherrscht werden kann. Mit einer Zinkprotamininsulininjektion vor dem Frühstück, von 30—60 E. steigend, wird die Pat. entzuckert und schließlich die Dosis wieder allmählich bis auf 30 E. vermindert.

Fall 48. 48jähr. Mann. Seit 1927 Diabetes. Einstellung auf Insulin im Krankenhaus und seither Dauerinsulinbehandlung. Im Juli 1938 Subkoma durch Weglassen des Insulins. Wird am 24. VIII. 1938 in das Childspital aufgenommen. Der Pat. wird bei der gewöhnlichen Insulindiät (St. K. mit 5 Semmelwerten) und 116 E. Normalinsulin (50—26—40 E.) entzuckert. Der Nüchternblutzucker bewegt sich zwischen 280 und 345 mg%. Bis zum 13. IX. kann die Insulinmenge auf 90 E. (40—20—30 E.) abgebaut werden. Am 14. IX. wurde auf eine Zinkprotamininsulininjektion von 85 E. vor dem Frühstück umgeschaltet. Am Tag der Umschaltung wurde die Kohlehydratmenge um 1 Semmelwert vermindert, am folgenden Tag bereits wieder die volle Menge von 5 Semmelwerten gegeben. Die Zuckerausscheidung betrug am 14. IX. 3,85 g, am 15. IX. 5,06 g, am 16. IX. 11,77 g, am 17. IX. war der Harn zuckerfrei, der Nüchternblutzucker betrug 251 mg%. Da in den folgenden Tagen noch immer eine geringe Glykosurie bestand, wurde die Dosis auf 90 E. erhöht. Da bei dieser Insulinmenge mittags und nachmittags leichte hypoglykämische

Zustände vorhanden waren, wurde die Kohlehydratmenge um 1 Semmel (auf 6 Semmeln) vermehrt. Der Pat. konnte am 27. IX. zuckerfrei, bei einen Nüchternblutzucker von 216 mg%, entlassen werden.

Es handelt sich um einen Dauerinsulinpatienten, der bei 3 Injektionen von Normalinsulin in der Höhe von 90 E. zuckerfrei gemacht wurde und bei einer Injektion von Zinkprotamininsulin in der gleichen Höhe zuckerfrei erhalten werden konnte, bei Erhöhung des Kohlehydratgehaltes der Kost.

Fall 49. 44jähr. Frau. Beginn der Diabeteserscheinungen 1931, einige Wochen nach einer Gallenblasenentzündung. Erster Harnbefund ergab 9,5% Zucker. Die Pat. wurde sofort auf 3 Injektionen Normalinsulin eingestellt (60 E.). Die Dosis konnte im Verlauf der folgenden Monate bis auf 36 E. vermindert werden. Durch wiederholte Gallenblasenentzündungen und durch Ungenauigkeiten in der Diät stieg der Insulinbedarf aber in den folgenden Jahren wieder bis auf 55 E. Im April 1938 wurde die Pat. mit einer schweren Cholezystitis in ein Krankenhaus aufgenommen. Nach der Entlassung hatte die Pat. zu Hause bei 70 E. Insulin einen Harnbefund von 1,9%—28,5 g, Azeton 0 und einen Nüchternblutzucker von 333 mg%. Die Pat. wurde am 27. VI. 1938 zur Umstellung auf Zinkprotamininsulin in das Childspital aufgenommen. Bei St. K. mit 7 Semmelwerten und 70 E. Insulin schied die Pat. bis zu 150 g Zucker aus, der Nüchternblutzucker bewegte sich zwischen 331 und 345 mg%. In den folgenden Tagen wurde die Insulindosis bis auf 96 E. gesteigert. Bis zum 15. VII. konnte die Insulinmenge wieder bis auf 74 E. abgebaut werden, wobei im Harn zwischen 0 und 3 g Zucker ausgeschieden wurden. Der Nüchternblutzucker war bis auf 271 mg% abgesunken. Am 16. VII. wurde auf 70 E. Zinkprotamininsulin umgeschaltet, wobei die Kost an diesem Tag um 2 Semmelwerte (auf 5 Semmelwerte) vermindert wurde. Am Tag der Umschaltung (16. VII.) schied die Pat. 21,6 g, am 17. VII. 11,7 g, am 18. VII. 12,5 g Zucker im Harn aus. Am 19. VII. war der Harn zuckerfrei und der Nüchternblutzucker auf 145 mg% abgesunken. Eine Verminderung der Dosis auf 60 E. führte wieder zu stärkerer Glykosurie (56,5, 32,6 g). Die Pat. konnte schließlich bei einer Insulinmenge von 66 E. zuckerfrei und einem Blutzucker von 206 mg% entlassen werden.

Es handelt sich um einen schweren insulären Diabetestyp, der nach einer Gallenblasenentzündung mit ungeordnetem Zuckerhaushalt zur Aufnahme kommt. Nach der Einstellung auf Normalinsulin gelingt die Umschaltung auf eine Injektion von Zinkprotamininsulin leicht.

Fall 50. 31jähr. Mann. Die Vorgeschichte dieses ursprünglich insulinüberempfindlichen Diabetikers ist auf Seite 124 (Fall 44) bis zum Jahr 1935 wiedergegeben. Im Jahr 1936 hat sich der Kranke immer wohl gefühlt bei einer gegen früher allerdings schon wesentlich höheren Tagesdosis von 3mal 8 E. 15. VII. 1938. Im Verlauf des Jahres 1937 mußte der Pat. mehrmals bei interkurrenten Erkrankungen die Insulindosis bis 3mal 14 E., einmal sogar bis 3mal 18 E.

steigern, um Aglykosurie zu erreichen. In der letzten Zeit wieder bei 3mal 8 bis 3mal 10 E. zuckerfrei. Am 31. VIII. Aufnahme in das Childspital zur Umstellung auf Zinkprotamininsulin. Bei der zuletzt zu Hause verwendeten Insulindosis von 3mal 16 E. und Insulinkost mit 7 Semmelwerten ist der Pat. zuckerfrei, der Blutzucker beträgt 280 mg%. 1. IX. Umstellung 50 E. Protaminzinkinsulin vor dem Frühstück und Reduktion der Kohlehydratmenge auf $4^1/_2$ Semmeln. Dabei 18,4 g Zuckerausscheidung. 2. IX. Bei voller Kost Zuckerausscheidung 61,8 g. 3. IX. Die Zuckerausscheidung ist auf 17,9 g zurückgegangen, der Nüchternblutzucker mit 278 mg% noch hoch. 4. IX. Erhöhung der Dosis auf 60 E., Zuckerausscheidung 10,5 g. 5. IX. zuckerfrei, nach Bewegung vormittags Hypo. Verminderung der Dosis auf 50 E. 6. IX. Im Harn 3,3 g Zucker, Nüchternblutzucker 101 mg%, 2 leichte Hypos. 8. IX. Bei einer Restglykosurie von 9,6 g, einem Blutzucker von 129 mg% nüchtern und hypoglykämischen Anfällen in den Nachmittagsstunden muß der Pat. entlassen werden. Die genauere Einstellung wird dem sehr intelligenten und erfahrenen Kranken selbst überlassen.

Bei dem ursprünglich hochgradig insulinüberempfindlichen Kranken stieg der Insulinbedarf im Verlauf von 7 Jahren wesentlich in die Höhe. Bei einem Tagesbedarf von 3mal 16 E. Normalinsulin wird zunächst auf 50 E. Zinkprotamininsulin umgeschaltet. Die Entzuckerung wird bei 60 E. erreicht, doch zwingen hypoglykämische Anfälle zur Reduktion der Dosis auf 50 E. Nach einer Woche Anstaltsaufenthalt ist noch keine ideale Einstellung erreicht, da einerseits noch eine mäßige Glykosurie besteht nud anderseits auch hypoglykämische Anfälle vorhanden sind. Die genaue Einstellung wird dem geschulten Kranken überlassen.

Fall 51. 47jähr. Frau. Die Kranke wurde 1937 von anderer Seite mit einer Injektion von 40 E. Zinkprotamininsulin Novo vor dem Frühstück eingestellt. Dabei waren vormittags hypoglykämische Anfälle vorhanden. Befund am 26. VII. 1937. Bei Insulindiät 1,1%—33 g, Azeton 0, Blutzucker nüchtern 243 mg%. Umstellung auf zwei Injektionen des gleichen Insulins: 24 E. vor dem Frühstück und 16 E. vor dem Abendessen. 8. IX. Harn negativ, Blutzucker nüchtern 183 mg%, keine Hypos. 27. IX. zuckerfrei, Blutzucker 181 mg%. Insulinabbau bei Auftreten von Hypos vorgeschrieben. 18. XI. Bei 20—0—12 E. weiter zuckerfrei, Blutzucker 134 mg%. 11. I. 1938 zuckerfrei, Blutzucker 125 mg%. Während des Jahres 1938 und 1939 blieb die Einstellung unverändert. 1940 mußte die Dosis auf 24—0—14 E. erhöht werden. 1941 bestand bei einer Einstellung auf 24—0—16 E. eine Restglykosurie von 20—30 g. 8. XII. 1941. Bei 26—0—16 E. 1,6%—30,4 g, Azeton 0, Blutzucker 105 mg%. 14. I. 1942. Seit einer Woche mußte die Kranke aus äußeren Gründen auf Zinkprotamininsulin Degewop umschalten. Sie fühlt sich dabei schlecht, hatte vermehrten Durst, größere Harnmengen und hypoglykämische Erscheinungen in den Morgenstunden. Befund bei 26—0—18 E.: 4,8%—105,6 g, Azeton schwach positiv, Blutzucker nüchtern 60 mg%. Nach dem Befund war klar, daß das Zinkprotamininsulin Degewop eine wesentlich stärkere Depotwirkung hatte als das Insulin Novo. Es wurde daher der Versuch gemacht, mit einer Injektion vor dem Frühstück auszukommen. 28. I. Bei 44 E. Zinkprotamininsulin Degewop in einer Injektion vor dem Frühstück gegeben: Harn zuckerfrei, Blutzucker nüchtern 60 mg%. Verordnung: Verminderung der Insulindosis. 11. III. Die Verordnung konnte nicht durchgeführt werden, da die Pat. wieder Zinkprotamininsulin Novo in der Apotheke erhalten hatte. Bei 28—0—16 E. 2,4%—48 g, Azeton 0, Blutzucker 153 mg%. 30. IV. Bei gleicher Dosis 4,1%—86 g, Azeton 0, Blutzucker 130 mg%. Verordnung: Steigerung der Morgendosis und Verminderung der Abenddosis. 15. VI. Bei 32—0—12 E. 1,4%—23 g, Azeton 0, Blutzucker 95 mg%, subjektiv Wohlbefinden.

Dieser Fall zeigt in eindringlicher Weise die schwächere Depotwirkung von Zinkprotamininsulin Novo im Vergleich zum Zinkprotamininsulin Degewop.

15. Arbeitstherapie.

Schon den älteren Diabetesforschern war es nicht entgangen, daß körperliche Arbeit bei leichteren Diabetesfällen mit geordnetem Zuckerhaushalt günstig auf die Stoffwechsellage wirkt, während bei schweren azidotischen Diabetikern mit ungeordnetem Zuckerhaushalt in der Regel das Gegenteil der Fall ist. Seit der Einführung des Insulins in die Behandlung des Diabetes sind die trostlosen Bilder des kachektischen Schwerdiabetes verschwunden und der Segen einer gesunden Muskelarbeit kann allen Diabetikern zugänglich gemacht werden. An der Abteilung meines Lehrers, Prof. Falta, war es seit Einführung der Insulintherapie üblich, alle schweren Diabetesfälle nach der Entzuckerung und ersten Aufmästung einem systematischen Muskeltraining zu unterziehen. Es war verblüffend zu beobachten, wie ein derartig abgemagerter Schwerdiabetiker zunächst unter der Behandlung rapid an Gewicht zunahm und reichlich Fett ansetzte und wie schließlich unter dem zunehmenden Training der Fettüberschuß wieder verschwand und sich eine kräftige, manchmal athletische Muskulatur entwickelte. Hand in Hand damit änderte sich auch die Psyche der Kranken. Aus den dahinvegetierenden, bedauernswerten Geschöpfen waren wieder lebensfrohe und arbeitsfreudige Menschen geworden. Ich habe mich bei der ambulanten Nachsorge der insulinisierten Schwerdiabetiker schon während meiner Assistentenzeit und seither immer wieder davon überzeugt, daß diese Kranken bei richtiger ärztlicher Führung in den anstrengendsten körperlichen Berufen als vollwertige Arbeitskräfte tätig waren. Aufgabe einer richtigen ärztlichen Versorgung der Zuckerkranken muß es nun sein, die Diabetiker entsprechend ihrer durch Alter, Veranlagung und eventuelle komplizierende Krankheiten nach oben begrenzten Leistungsfähigkeit, systematisch zur Betätigung ihrer Muskulatur zu erziehen. In vorbildlicher Weise hat G. Katsch die Arbeitstherapie in dem Diabetikerheim Garz organisiert und über seine günstigen Erfahrungen in einer eigenen Monographie berichtet.

Für das Verständnis der Wirkung der Muskelarbeit beim Diabetiker ist es wichtig, das Verhalten des Kohlehydratstoffwechsels beim Gesunden unter Muskelarbeit zu kennen. Beim Gesunden kommt es nach körperlicher Arbeit zunächst zu einem vorübergehenden Anstieg des Blutzuckers, der von einem anhaltenden Blutzuckerabfall oft bis auf hypoglykämische Werte gefolgt ist. Über die Ursache der primären Arbeitshyperglykämie besteht noch keine einheitliche Auffassung, sie dürfte im wesentlichen durch eine Reizwirkung der während der Arbeit entstehenden Stoffwechselprodukte auf die Leber bedingt sein. Die sekundäre Blutzuckersenkung wird durch den vermehrten Zuckerverbrauch im Muskel während der Arbeit und durch eine Reizwirkung auf das Inselorgan erklärt. Mit zunehmendem Training werden die Schwankungen des Blutzuckers nach Arbeitsleistung immer weniger ausgesprochen. Beim Diabetiker finden wir ein prinzipiell gleiches Verhalten. Es ist klar, daß sich der sekundäre Blutzuckerabfall günstig auf die Stoffwechsellage auswirken wird. Ob beim Diabetiker die primäre Arbeitshyperglykämie ebenso wie beim Gesunden nur vorübergehender Natur ist und rasch von einem Blutzuckerabfall gefolgt wird, hängt davon ab, ob der Zuckerkranke während der Arbeitsleistung über eine genügende Menge von endogenem oder exogenem Insulin verfügt. Beim nichtinsulinisierten Schwerdiabetiker tritt nach Muskelarbeit gewöhnlich nur die schädliche Wirkung der Arbeitshyperglykämie in Erscheinung, während die günstige Wirkung des sekundären Blutzuckerabfalles ausbleibt.

Für unser praktisches Vorgehen müssen wir zwischen den rein diätetisch behandelten Kranken und den insulinbedürftigen Diabetikern unterscheiden. Bei den leichtesten Formen des Diabetes, die wir durch bloßen Entzug des Zuckers behandeln, erfährt die Berufstätigkeit keine Unterbrechung und wir können vom Anfang der Behandlung an nach den sonstigen Grundsätzen eines vernünftigen Trainings mit ansteigender Muskelarbeit beginnen. Bei den Kranken, die bei Standardkost entzuckert werden können, gehen wir im Prinzip in gleicher Weise vor. Wir werden nur in der ersten Zeit der Behandlung, um stärkere Gewichtsverluste zu vermeiden, körperliche Arbeit in mäßigem Ausmaße gestatten und erst bei genügendem Kohlehydratgehalt der Kost nach Aufhören des anfänglichen

Körpergewichtsabfalls, die Arbeitsleistung steigern. Eine Ausnahme machen nur die übergewichtigen Kranken, bei denen wir schon im Beginn der diätetischen Behandlung ein ansteigendes Muskeltraining verordnen können. Bei den strengeren diätetischen Kuren wird man in analoger Weise mit systematischer Muskelarbeit erst nach erreichter Entzuckerung und genügendem Kostaufbau beginnen.

Ganz anders und wesentlich schwieriger liegen die Verhältnisse beim insulinisierten Diabetiker. Unter Insulinbehandlung müssen wir im Anschluß an jede körperliche Arbeit mit dem Auftreten eines hypoglykämischen Anfalls, der früher schon erwähnten „Arbeitshypo", rechnen. Aus diesem Grunde lassen wir im Beginn der Insulinbehandlung die körperliche Arbeit weg und beginnen erst nach erfolgter Einstellung mit einem systematischen Muskeltraining. In diesem Zeitpunkt ist auch der Kranke bereits mit den Prinzipien der Behandlung sowie mit den Erscheinungen des hypoglykämischen Anfalls und seiner Bekämpfung vertraut. Die erste Einstellung auf Insulin kann nur dann als vorläufig beendet betrachtet werden, wenn nicht nur die Diät- und Insulinmenge bei körperlicher Ruhe, sondern auch zumindest bei einer den häuslichen Lebensgewohnheiten angepaßten Arbeitsleistung ermittelt worden ist und der Kranke über das verschiedene Verhalten von Diät und Insulinbedarf bei Ruhe und Arbeitsleistung genau unterrichtet wurde. Nach dieser Grundeinstellung kann der Kranke bei dauernder Überwachung durch einen erfahrenen Arzt mit dem systematischen Muskeltraining beginnen. Bei andauernder und ausgiebiger körperlicher Arbeit sinkt mitunter der Insulinbedarf bei gleichzeitigem Kostaufbau auf einen Bruchteil der Dosis ab, die zur ersten Einstellung benötigt wurde. In Zeiten geringerer Arbeitsleistung muß dann immer wieder die Insulinmenge erhöht und eventuell gleichzeitig die Diät reduziert werden. Die zu erzielenden Resultate hängen nicht nur von der körperlichen Leistungsfähigkeit, sondern sehr wesentlich auch von der Intelligenz des Kranken und der Erfahrung des beratenden Arztes ab. Die Kranken werden mit der Zeit unter richtiger Führung zu Spezialisten in der Versorgung ihres Diabetes herangebildet. Die überwiegende Mehrzahl der Zuckerkranken kann heute bei richtiger Behandlung voll in den Arbeitsprozeß eingeschaltet werden. Wichtig ist nur, daß den Kranken die Einhaltung einer entsprechenden Diät und die zeitlich geregelte Einnahme der Mahlzeiten ermöglicht wird. Unter diesen Bedingungen können die schwersten Dauerinsulinpatienten in fast allen Berufen eingesetzt werden. Für den insulinbedürftigen Diabetiker sind nur jene Berufe auszuschalten, bei denen ein auch bei größter Erfahrung nicht sicher vermeidbarer hypoglykämischer Anfall eine unmittelbare Gefahr für das eigene Leben und das von Mitmenschen bedingen kann (Lokomotivführer, Pilot, Kraftwagenlenker, Bergführer usw.). Die Berufsberatung von insulinbedürftigen Zuckerkranken muß von diesen Gesichtspunkten aus erfolgen.

16. Über die Behandlung der diabetischen Gangrän.

Als die mit Recht am meisten gefürchtete Komplikation des Diabetes wird seit jeher die diabetische Gangrän angesehen, die nicht selten als Todesursache bei älteren Diabetikern auftritt. Nach meinen eigenen Erfahrungen an einem größeren Krankengut liegen der Gangrän beim Diabetes immer schwere, meist arteriosklerotische Gefäßveränderungen zugrunde, weshalb bei der überwiegenden Mehrzahl der Fälle richtiger von einer arteriosklerotischen Gangrän bei Diabetes gesprochen werden sollte. Für die Richtigkeit dieser Auffassung spricht auch die Erfahrungstatsache, daß sich die Gangrän am häufigsten bei älteren Menschen mit einem leichten, wenig zur Progredienz neigenden Diabetes, aber mit deutlichen Zeichen einer peripheren Sklerose, entwickelt. Nur bei jenen Kranken, die auf Grund ihres gutartigen Diabetes durch Jahre hindurch keine Diät eingehalten und dauernd bei ungünstiger Stoffwechsellage gelebt haben, kann der Diabetes selbst an dem Auftreten der Gangrän mittelbar beteiligt sein, und zwar einerseits durch Begünstigung einer länger dauernden Hyperlipoidämie und anderseits durch die bei schwer gestörtem Zuckerhaushalt beeinträchtigte Ernährung der Gewebe. Unmittelbar Anlaß zum Auftreten des Brandes können kleine Verletzungen im Bereich der Zehen oder des Vorfußes sein, wie sie z. B. beim Hühneraugenschneiden vorkommen. Die Gangrän kann aber auch ohne Trauma plötzlich in Erscheinung treten, wobei allerdings meist schon durch Jahre vorher Symptome von intermittierendem Hinken, Kältegefühl usw. als Zeichen der gestörten Blutversorgung vorausgegangen waren. Wir unterscheiden zwischen einer trockenen und der feuchten Gangrän. Von einer trockenen Gangrän sprechen wir so lange, als ein einfacher Gewebstod mit Mumifizierung der von der Blutversorgung ausgeschalteten Gewebspartien vorliegt. Bei Hinzutreten einer bakteriellen Infektion treten im Bereich des abgestorbenen Gebietes mit Flüssigkeit gefüllte Blasen auf, die bald platzen — die gangränöse Partie näßt — aus der trockenen ist die feuchte Gangrän geworden. Manchmal beschränkt sich der gangränöse Prozeß auf eine einzige Zehe oder sogar nur auf eine Zehenkuppe, manchmal sind von Anfang an größere Bezirke von der Gangrän ergriffen. Bei geringer Ausdehnung der Gangrän können besonders bei älteren Menschen stärkere Schmerzen fehlen, sonst sind meist heftige Schmerzen vorhanden. Ich habe einen alten Mann pro consilio gesehen, bei dem seit über einem Jahr eine Gangrän an der unteren Extremität bis zur Mitte des Unterschenkels vorhanden war, der über keine besonderen Schmerzen klagte und sich auch sonst soweit wohl fühlte, daß er die vorgeschlagene Amputation ablehnte. Die Behandlung der Gangrän zerfällt in die Lokal- und Allgemeinbehandlung. Die Lokalbehandlung richtet sich nach dem vorhandenen Zustandsbild. Ist bloß eine trockene Gangrän vorhanden, dann wird man durch Einstauben mit Dermatolpuder und peinlichste Sauberhaltung durch einen sterilen Schutzverband eine Infektion des gangränösen Gebietes zu verhindern trachten. Weiters ist strengste Bettruhe auch bei geringer Ausdehnung der Gangrän und vollkommene Ruhigstellung der betroffenen Extremität, am besten durch einen Petitschen Stiefel, notwendig. Bäder sind zu vermeiden. Ist bereits eine feuchte Gangrän vorhanden, dann kann man bei geringer Ausdehnung des Prozesses eine Trockenbehandlung mit Dermatolpuder oder Marfanil-Prontalbin versuchen. Genaue Temperaturmessungen und tägliche Kontrolle der Gangrän sind nötig, um nicht den richtigen Zeitpunkt für ein eventuelles chirurgisches Eingreifen zu versäumen. Bei feuchter Gangrän kann mitunter die Trockenbehandlung durch Behinderung des Sekretabflusses und Störung der Sauerstoffzufuhr schädlich sein. In solchen Fällen erweisen sich oft lauwarme Bäder mit desinfizierenden Flüssigkeiten (z. B. $^1/_4{}^0/_{00}$ Sublimatlösung) und feuchte Verbände als nützlich. Auch Beträufeln des Wundbereiches mit Altinsulin kann manchmal günstig wirken. Trotz all dieser Maßnahmen setzt sich die Infektion aber häufig sehr rasch entlang der Sehnenscheiden zentralwärts fort. Zur Gangrän ist eine Sehnenscheidenphlegmone hinzugetreten. In diesem Falle ist rasches Handeln nötig. Ausgedehnte Inzision bis ins Gesunde mit eventueller Abtragung bereits nekrotischer Partien ist nötig. Gelingt es auf diese Weise jedoch nicht, die Phlegmone zu beherrschen, dann ist ohne Zeitverlust die Amputation durchzuführen. Der Ort der Abtragung wird vor allem durch den Zustand der Gefäße bestimmt, doch muß man auch berücksichtigen, daß bei phlegmonösen Prozessen im Bereich des Fußes die Lymphwege immer als infiziert zu betrachten sind und die Wundheilung nur bei einigermaßen ausreichender Zirkulation störungsfrei erfolgen wird. Aus diesem Grunde wird man fast immer die hohe Oberschenkelamputation empfehlen müssen. So sehr wir aber bei der unbeherrschten Phlegmone für ein rasches chirurgisches Vorgehen eintreten, so sehr befürworten wir bei den weniger stürmisch verlaufenden und unkomplizierten Fällen, vor allem bei der trockenen Gangrän die konservativen Maßnahmen, deren gemeinsames Ziel es ist, die gestörten Zirkulationsverhältnisse zu bessern und damit die Abheilung der Gangrän zu beschleunigen. Begründet wird dieses Vorgehen damit, daß bei der Gangrän neben dem organischen Gefäßverschluß immer in verschieden hohem Maße Gefäßspasmen vorhanden sind, die der Entwicklung eines genügenden Kollateralkreislaufes hindernd im Wege stehen. Wir haben eine ganze Reihe von gefäßerweiternden Maßnahmen zur Verfügung, die je nach der Art des Falles hintereinander oder auch nebeneinander zur Anwendung kommen können. Zunächst ist bei jedem Falle das Nikotin vollständig auszuschalten. Alkohol kann wegen seiner gefäßerweiternden Wirkung in mäßigen Mengen gestattet werden. Die diabetische Stoffwechsellage ist nötigenfalls mit Insulin in Ordnung zu bringen. Von den internen gefäßerweiternden Mitteln erwähnen wir vor allem das Follikelhormon, das in Mengen von 10.000 E. dreimal pro Woche i. m. oder einmal pro Woche 50.000 E. verabreicht werden soll. Auch Padutin dreimal 1—2 ccm täglich i. m. kann bei leichteren Fällen von Nutzen sein. Auch Priscol intern oder als subkutane Injektion kann empfohlen werden. Von physikalischen Maßnahmen hat sich die Saug-Druckstiefel-Behandlung und die Ultrakurzwellenbestrahlung als wirksam erwiesen. Die einfache Wärmebehandlung mit Glühlichtbädern wird meist schlecht vertragen und führt zu einer Vermehrung der Schmerzen, weshalb sie nur kurzdauernd versucht werden kann, bei schlechter Verträglichkeit aber unterlassen werden muß. Von großer praktischer Bedeutung sind die operativen Eingriffe am Gefäßsystem, die die Ausschaltung der sympathischen Innervation, die für die Gefäßspasmen verantwortlich ist, zum Ziele haben. Diese Eingriffe (nach L e r i c h e, D o p p l e r und die lumbale Sympathicusexstirpation) können in Lokalanästhesie ausgeführt werden und stellen keine übermäßige Belastung für den Kranken dar. Man muß darauf achten, daß bei den ersteren beiden Eingriffen immer neben der Art. femoralis auch die Art. profunda femoris entnervt wird, da sonst die Erfolge ungenügend sind. Die lumbale Sympathicusexstirpation soll nur dann ausgeführt werden, wenn die Vorproben noch gute Gefäßreaktionen ergeben haben. Bei durch Arteriographie nachgewiesenem Gefäßverschluß ist die Resektion der obliterierten Arterie nach den Erfahrungen der Klinik Schönbauer allen anderen Eingriffen vorzuziehen. Nach diesen Operationen wird in der Regel die vorher kühle und zyanotische Extremität gut durchblutet und warm, die Schmerzen hören oft schlagartig auf, die Demarkation und Wundheilung geht rasch vonstatten. In jüngster Zeit ist mit der interarteriellen Injektion von Azetylcholin bzw. Priscol ein Behandlungsverfahren entwickelt worden, das möglicherweise in eine gewisse Konkurrenz mit dem oben erwähnten operativen Methoden treten kann. R. Singer (Mitteilungen aus den Grenzgebieten der Med. u. Chir. 1944, 47, S. 69) hat über sehr beachtliche Erfolge bei der Behandlung der peripheren Gangrän mit intraarterieller Injektion von 20 mg Priscol (2 Ampullen à 10 mg) alle 5—8 Tage, später alle 2—4 Wochen berichtet. Da das Priscol speziell zu einer Erweiterung der kollateralen Gefäße der Gliedspitzen führt, erscheint es für die Gangränbehandlung besonders geeignet. Jedenfalls steht heute fest, daß wir auch bei manifester Gangrän mit den geschilderten konservativen Maßnahmen in der Mehrzahl der Fälle die betreffende Extremität erhalten können und daher von einem primär radikalen chirurgischen Vorgehen abgeraten werden muß. Um bei der Gangränbehandlung gute Resultate zu erzielen, ist aber sowohl von Seite des Arztes wie auch des Patienten große Geduld und Ausdauer nötig. Ein zu frühes Abtragen von nekrotischen Sehnenstümpfen oder Knochen hat nicht selten infolge der unvermeidbaren Verletzung von Gefäßen ein Fortschreiten der Gangrän zur Folge. Die Gangrän bedeutet auch bei gutem Ausgang für den Kranken ein sehr schmerzvolles und langwieriges Leiden, daß wir der Prophylaxe dieser Erkrankung größte Aufmerksamkeit schenken müssen. Bei jedem Diabetiker, besonders bei den älteren Jahrgängen, muß daher schon bei der ersten Untersuchung auf Zeichen von peripheren Durchblutungsstörungen der unteren Extremität besonders geachtet werden. Sind solche Störungen vorhanden, dann müssen von Beginn der Behandlung an die internen gefäßerweiternden Maßnahmen angewendet werden. Die Kranken müssen belehrt werden, daß jede kleinste Verletzung im Bereich der Füße vermieden werden muß, da sonst ernste Folgen auftreten können. Ist es trotzdem zu einer Wunde gekommen, dann ist diese mit aller Sorgfalt mit vollkommener Ruhigstellung neben der Lokalbehandlung zu versorgen. Wie oft kommen gefäßkranke Diabetiker mit tiefgreifenden eiternden Wunden an den Füßen in die Sprechstunde, wo die Verletzung wochen- oder monatelang zurückliegt. Durch eine richtige Behandlung von Beginn an hätte man ein unnötiges Krankenlager von vielen Wochen vermeiden können. Durch ein richtiges Vorgehen können wir bei den gefährdeten Diabetikern den Brand auf viele Jahre hinaus verhüten.

17. Über die Hyperlipoidämie beim Diabetes und ihre mögliche Bedeutung für die Entstehung der Arteriosklerose.

Das Serum von schweren Diabetesfällen, besonders von Komapatienten, zeigt nicht selten eine milchige Trübung, die durch einen abnormen Fettgehalt bedingt ist. Diese Erscheinung wurde als Lipämie bezeichnet. Schon vor 30 Jahren haben Klemperer und Umber nachgewiesen, daß die diabetische Lipämie nicht ausschließlich durch Neutralfett bedingt ist, sondern daß daneben immer auch das Lecithin und Cholesterin vermehrt ist und schlagen daher vor, besser von einer „Lipoidämie“ zu sprechen. Da es sich um eine Vermehrung der Blutlipoide handelt, ist die Bezeichnung „Hyperlipoidämie“ sprachlich richtiger. Mit der Verbesserung der chemischen Methoden der Blutfettbestimmung wurde auch festgestellt, daß beträchtliche Lipoidvermehrungen auch bei nichtgetrübtem Serum vorkommen (maskierte Hyperlipoidämie).

Die Normalwerte für die Gesamtlipoide des Serums betragen 500 bis 750 mg%, die Normalwerte für das Gesamtcholesterin bewegen sich bei der Bestimmung nach Autenrieth-Funk zwischen 120 und 180 mg%. Die Methode von Rappaport gibt etwas höhere Werte (140—200 mg%). 60—70% des Cholesterins sind im Serum in der Esterform vorhanden.

Die Lipoidvermehrung bei den schweren Fällen mit ungeordnetem Zuckerhaushalt und beim Koma erklärt sich zwanglos durch den vermehrten Einstrom von Fett aus den Depots in das Blut. Sie schwindet gewöhnlich prompt mit der

Ordnung des Zuckerhaushaltes durch eine erfolgreiche Diät- bzw. Insulinbehandlung. Nach Untersuchungen von E. Fenz, die sich allerdings nur auf das Cholesterin beziehen, bestehen dabei Unterschiede im Verhalten der insulinempfindlichen und der insulinresistenten Diabetestypen. Bei den insulinempfindlichen Diabetikern tritt das Absinken der erhöhten Cholesterinwerte auf die Norm unter Insulinbehandlung prompt ein. Bei den insulinresistenten Typen sind die Cholesterinwerte meist von Haus aus nicht so hoch und werden auch durch Insulin nicht eindeutig beeinflußt. Wichtig ist, daß es Diabetiker mit vollkommen geordnetem Zuckerhaushalt gibt, die eine dauernde Hyperlipoidämie bzw. Hypercholesterinämie haben. Die Ursache derselben kann in der Art der Ernährung liegen. Kohlehydratarmut und Fettreichtum der Kost begünstigen die Lipoidvermehrung und umgekehrt. Joslin, der über besonders große Beobachtungsreihen verfügt, hebt hervor, daß in seinem Material in den Jahren 1914—1925 bei einem durchschnittlichen Kohlehydratgehalt der Nahrung unter 100 g der mittlere Cholesterinwert 383 mg% betrug, in den Jahren 1926—1928 bei einem Kohlehydratgehalt von 100 g 247 mg% und von 1928 bis 1935, bei einem Kohlehydratgehalt über 100 g, nur 209 mg%. Gleichzeitig mit der Erhöhung des Kohlehydratgehaltes wurde der Fettgehalt der Kost von durchschnittlich 123 g im Beginn bis auf 90 g vermindert. So eindeutig solche Mittelwertstatistiken eine Beeinflussung des Cholesteringehaltes im Blut durch die Art der Ernährung beweisen, so wenig besagen sie über das Verhalten des einzelnen Falles. Es steht fest, daß es Fälle von Diabetes gibt, bei denen trotz Kohlehydratarmut und Fettreichtum der Kost die Cholesterinwerte in normalen Grenzen liegen, es können sogar erhöhte Cholesterinwerte bei einer derartigen Ernährung mit der Ordnung des Zuckerhaushaltes zur Norm zurückkehren. Es muß demnach außerhalb der Ernährung liegende Faktoren geben, die den Lipoidstoffwechsel beeinflussen. Daß hochgradiger Insulinmangel zur Hyperlipoidämie führen kann, haben wir schon erwähnt. In diesem Zusammenhang ist es von Interesse, daß auch bei Nichtdiabetikern Hyperlipoidämien nachgewiesen wurden. Genauer bekannt sind die Lipoid- bzw. Cholesterinvermehrung beim Myxödem, beim Morbus Cushing, während der Schwangerschaft, bei Nephritis, Hypertonie und Arteriosklerose. Cholesterinverminderung wurde bei Basedow, bei Anaemia perniciosa, akuten Infektionen, schwerer Sepsis, Tuberkulose usw. nachgewiesen. Über die Ursachen der Störungen des Lipoidstoffwechsels ist heute noch wenig Sicheres bekannt. Neben der Art der Ernährung ist eine Beeinflussung der Blutlipoide vom Insulin, vom Schilddrüsenhormon und von einem Wirkstoff der Hypophyse (Lipoitrin) als gesichert anzunehmen. Von anderen Hormonen und von gewissen Vitaminen ist eine Beeinflussung des Lipoidhaushaltes wohl anzunehmen, die vorliegenden Untersuchungen haben aber noch zu keinem eindeutigen Ergebnis geführt, so daß wir auf ihre Wiedergabe verzichten.

Für die Klinik ist wichtig, daß eine längerdauernde Vermehrung der Lipoide im Blut für den Zuckerkranken nicht belanglos ist, sondern zu ernsten Komplikationen Anlaß gibt, oder das Vorhandensein bzw. Auftreten solcher Komplikationen zumindest anzeigt. Unter 2000 von Joslin bezüglich des Blutcholesteringehaltes genau untersuchten Diabetikern waren 41 mit Werten über 400 mg% außerhalb von Koma oder Azidose. Bei 12 von diesen Fällen war der Diabetes im Kindesalter aufgetreten. Nicht weniger als 11 Fälle hatten ernste Komplikationen, wie Arteriosklerose, Retinitis, Lipaemia retinalis, Katarakt, Abszesse. Es handelt sich meist (10 von 12) um Mädchen, deren Diabetes ungenügend behandelt war. Das Kind mit dem höchsten Cholesterinwert hatte eine Lipaemia retinalis, Xanthome und eine Katarakt. Der Zustand besserte sich unter entsprechender Einstellung des Diabetes in einigen Monaten vollständig, wobei der Cholesterinwert von 1600 mg% auf 172 mg% herabsank. Von drei jugendlichen Diabetikern mit Cholesterinwerten über 400 mg% starb einer an Lipoidnephrose, ein anderer hatte Xanthome, bei dem dritten fehlten Komplikationen. Von 26 Erwachsenen starben 4 Fälle (Koma, Nephritis, Angina pectoris, Herzfehler). Die übrigen 22 hatten verschiedene ernste Komplikationen (17 Arteriosklerose, 13 Retinitis oder Katarakt, 5 Xanthome und verschiedene Erkrankungen, wie Gangrän, Karbunkel, Gallensteine usw.). Joslin errechnet aus seinem Material für die Fälle mit abnorm hohen Cholesterinwerten eine Mortalität von 16% innerhalb von 2,4 Jahren. In 83% oder mehr dieser Fälle sind ernste Komplikationen vorhanden, wie Retinitis, Katarakt, Gangrän und schwere Arteriosklerose. Dieser Autor vertritt auf Grund seiner Erfahrungen den Standpunkt, daß die Cholesterinwerte besonders beim jugendlichen Diabetes von größerer Bedeutung für die richtige Versorgung der Kranken sind als die Blut- und Harnzuckerwerte. Dieser Ansicht muß auf Grund von eigenen Beobachtungen zugestimmt werden.

Aus dem Gesagten geht hervor, daß sich unter den Diabetikern mit langdauernder Cholesterinvermehrung als häufigste Komplikation die Arteriosklerose findet. Wir müssen uns daher die Frage vorlegen, ob ursächliche Beziehungen zwischen der Lipoidvermehrung im Blut und der Arteriosklerose anzunehmen sind. Tierexperimentelle Untersuchungen, Studien über die Art der Ernährung und das Vorkommen von Arteriosklerose bei verschiedenen Völkern sowie klinische Beobachtungen sind für die Beantwortung dieser Frage von Bedeutung.

1. Bei herbivoren Tieren, besonders beim Kaninchen, gelang es, durch längerdauernde Cholesterinfütterung oder durch cholesterinreiche Nahrung (Eidotter, Milch usw.) regelmäßig eine deutliche Cholesterinvermehrung im Blut und der menschlichen Arteriosklerose zumindest weitgehend ähnliche Lipoidablagerungen in den Schlagadern herbeizuführen. Nach Aschoff stellt die Lipoidablagerung in der Intima den primären Vorgang bei der Arteriosklerose dar. Aschoff läßt die Frage offen, ob die Cholesterinvermehrung im Blut, die diesen Vorgang begünstigt, alimentären Ursprunges oder als eine Stoffwechselstörung aufzufassen ist.

2. Bezüglich der Bedeutung des Lipoidgehaltes der Nahrung für das Auftreten von Arteriosklerose verdanken wir Raab und Friedmann systematische Untersuchungen. Diese Autoren gehen von der Anschauung aus, daß Cholesterin und Vitamin D in hohem Maße gefäßschädigend wirken, und zwar ersteres durch Förderung der Intimalipoidose und letzteres durch Erzeugung der Medianekrose mit Kalkeinlagerung. Diese beiden Stoffe sind in besonders hohem Ausmaße in Fleisch, Eiern, Milch, Butter und tierischen Fetten enthalten. Raab hat nun durch Umfragen in außereuropäischen Ländern und durch Literaturstudium erhoben, daß bei lipoidarm ernährten Völkern und Bevölkerungsschichten (den ägyptischen Fellachen, den armen Hinduklassen, den chinesischen Landarbeitern, der Landbevölkerung Niederländisch-Indiens usw.) arteriosklerotische Erkrankungsformen und Hochdruck außerordentlich selten vorkommen. Hingegen sind diese Erkrankungen in den hochzivilisierten Ländern Europas und Amerikas, bei der sehr fett- und eierreich ernährten Bevölkerung Argentiniens und bei den reichlich fettverzehrenden wohlhabenden Bevölkerungsschichten Ägyptens und Indiens außerordentlich häufig. In diesem Zusammenhang ist eine Arbeit von de Langen von besonderem Interesse, der im Blut der Eingeborenen von Niederländisch-Indien einen auffallend niedrigeren Cholesteringehalt im Vergleich zu den Europäern gefunden hat.

3. Was nun die klinischen Erfahrungen über den Zusammenhang von Lipoidvermehrung im Blut und Arteriosklerose anbelangt, so haben wir auf die Verhältnisse beim Diabetes schon hingewiesen. Bei zwei weiteren Erkrankungen, die zumindest sehr häufig mit einer Lipoidvermehrung im Blut einhergehen, beim Myxödem und beim Morbus

Cushing, findet sich fast regelmäßig, und zwar auch im jugendlichen Alter, eine schwere Arteriosklerose. Auch bei der chronischen Nephritis und Schrumpfniere, die mit Arteriosklerose vergesellschaftet sein kann, wurde von manchen Autoren Hypercholesterinämie nachgewiesen. Bezüglich der reinen Arteriosklerose und der essentiellen Hypertonie sind die Literaturangaben nicht einheitlich. Einige Autoren haben wohl bei der Hypertonie und bei rezenter Arteriosklerose Cholesterinvermehrung im Blut gefunden, andere Autoren lehnen aber gesetzmäßige Beziehungen zwischen Hypercholesterinämie und diesen Leiden ab.

Zusammenfassend läßt sich unsere eingangs gestellte Frage dahin beantworten, daß gesetzmäßige Beziehungen zwischen der chronischen Lipoidvermehrung im Blut und der Arteriosklerose anzunehmen sind. Um Mißverständnissen vorzubeugen, muß ausdrücklich betont werden, daß wir in dem gestörten Lipoidhaushalt nur einen ätiologischen Faktor der Arteriosklerose sehen und daneben die anderen ursächlichen Momente (erbliche Anlage, toxische und mechanische Schädigung der Gefäßwand usw.) vollauf würdigen. Bei dieser Einstellung ist es selbstverständlich, daß wir wohl bei jeder langdauernden Hyperlipoidämie, besonders bei langdauernder Hypercholesterinämie, die Entwicklung einer Arteriosklerose erwarten, aber durchaus nicht umgekehrt bei jeder Arteriosklerose eine Hyperlipoidämie. Dabei müssen wir uns allerdings vor Augen halten, daß wir nicht wissen, bei welchem Lipoidspiegel im Blute die Entstehung einer Arteriosklerose bereits begünstigt wird. Es ist denkbar, daß die Grenze oberhalb welcher die Blutlipoide arteriosklerosefördernd wirken, beim einzelnen Menschen sehr verschieden ist und daß die von uns als obere Grenze der Normalwerte angenommenen Zahlen bereits bei einem Teil der Menschen die Entstehung arteriosklerotischer Prozesse fördern.

Für den Diabetes ergibt sich aus dem Gesagten die wichtige Folgerung, daß wir uns in Hinkunft nicht mit der Ordnung des Zuckerhaushaltes begnügen dürfen, sondern daneben immer auf einen geordneten Lipoidhaushalt hinarbeiten müssen. Sind bei zucker- und azetonfreiem Harn und günstigen Blutzuckerverhältnissen die Serumlipoidwerte noch erhöht, dann werden wir durch Erhöhung des Kohlehydratgehaltes der Kost und eventuell gleichzeitige Verminderung der Fettzufuhr versuchen, die Lipoidvermehrung im Blute zu beseitigen. Gelingt uns dies nicht, dann werden wir vorübergehend zu einer äußerst cholesterinarmen Kost mit Ausschaltung von Fleisch, Eiern, Milch und rigoroser Einschränkung des tierischen Fettes übergehen. Wir werden auch bei Fällen, bei denen wir bei einem derartigen Vorgehen mit der Diätbehandlung auf Schwierigkeiten stoßen, zum Insulin greifen. Diese rigorosen Maßnahmen kommen vor allem für jüngere Diabetiker in Frage. Bei älteren Menschen wird man mit derartigen eingreifenden diätetischen Kuren aber vorsichtig sein, da von solchen Kranken einseitige und sehr fettarme Kostformen mitunter durch einen rapiden Gewichtsverlust beantwortet werden können und bei bereits geschädigten Gefäßen eine Insulinbehandlung schaden kann. Die früher erwähnte Tatsache, daß fettreiche und kohlehydratarme Kostformen die Entstehung und Erhaltung einer Hyperlipoidämie begünstigen können, wird uns aber noch mehr als bisher dazuführen, solche Kostformen nur kurzfristig bei der diätetischen Behandlung anzuwenden und nach erreichter Entzuckerung möglichst rasch auf einen der Kost des Normalen angenäherten Kohlehydratgehalt hinzuarbeiten.

18. Weitere Behandlungsversuche mit Ausnahme der Diät- und Insulinbehandlung.

(Medikamentöse Behandlung, Diabetikertees usw.)

Es soll gleich zu Beginn unserer Ausführung festgestellt werden, daß wir gegenwärtig über keine Behandlungsmethode verfügen, die als Ersatz für die reguläre Diät- und Insulintherapie in Frage kommt. Wir gehen auf diese Frage trotzdem ein, weil immer wieder von Laien und auch von Ärzten wundervolle Wirkungen und sogar „Heilungen“ von Zuckerkranken durch die verschiedensten Mittel berichtet werden. Wenn man solchen Angaben aber genauer nachgeht, so kann man feststellen, daß gewöhnlich nicht einmal die primitivsten Grundlagen für die Diagnose des Diabetes vorliegen oder durch gleichzeitiges Einhalten einer Diät ein Erfolg der Medikation nur vorgetäuscht wurde. Bezüglich der Diabetikertees habe ich bei wiederholter exakter Nachprüfung nie eine brauchbare Wirkung auf den Zuckerhaushalt gesehen. Wenn durch eine Verschlechterung des Appetites oder durch stärkere Abführwirkung die Aufnahme oder Resorption der Nahrung vermindert wird, kann natürlich ein leichtes Absinken der Glykosurie beobachtet werden. Der Heidelbeerblättertee und Bohnenschalentee spielt trotz aller negativen Nachprüfungen noch immer eine große Rolle unter den Diabetikern. Auch rohes Sauerkraut und Krautwasser wird sehr angepriesen und kann wegen seiner günstigen Wirkung auf den Stuhl bei obstipierten Kranken gestattet werden.

Einer besonderen Besprechung bedürfen die Guanidinderivate: Synthalin, Synthalin B, Glukhorment und Anticoman. Bezüglich des Synthalins haben sich die ursprünglich hochgespannten Erwartungen nicht erfüllt. Die Guanidinderivate führen bei der Mehrzahl der Fälle in kurzer Zeit zu Magen-Darmstörungen, die bei fortdauernder Medikation sehr unangenehme Grade erreichen können. Es sind auch Fälle von Hepatitis mit letalem Ausgang bekannt geworden. Die toxische Wirkung ist beim Anticoman nach den vorliegenden Erfahrungen so gering, daß gegen die gelegentliche Anwendung dieses Präparates kein ernster Einwand erhoben werden kann. Zwei- bis dreimal drei Tabletten täglich können die Zuckerausscheidung bei manchen Fällen in nennenswerter Weise herunterdrücken, ohne daß die vom Synthalin her bekannten Nebenerscheinungen auftreten. Die Wirkung der Guanidinpräparate stellt man sich in der jüngsten Zeit auf dem Wege über einen Vagusreiz vor, der das Pankreas zu einer vermehrten Insulinabgabe zwingt (Guanidinpeitsche nach Grafe). Nach dieser Auffassung vom Wesen der Guanidinwirkung sind die genannten Präparate bei insulären Diabetesfällen kontraindiziert und kommen nur für die G. R.-Typen in Frage. Bei diesen wird aber der Kundige die Situation meist rein diätetisch beherrschen, so daß das Anwendungsgebiet für diese Präparate sehr beschränkt ist. Je erfahrener der Arzt in der Diabetestherapie ist, desto weniger wird er in die Lage kommen, auf eines dieser Mittel zurückzugreifen. Von irgendeinem Ersatz für die Insulinbehandlung kann jedenfalls keine Rede sein. Das gleiche gilt für die Versuche der oralen Insulintherapie, der Insulinapplikation per rectum, in die Nase usw. Diese Versuche müssen vorläufig als mißlungen betrachtet werden. Ein zumindest theoretisches Interesse verdienen die Versuche einer Behandlung des Diabetes mit kleinen Kupfermengen und mit den Vitaminen C und B_1. Bei manchen Kranken mit Zeichen von Unterfunktion der Keimdrüsen kann sich eine Behandlung mit männlichem oder weiblichem Keimdrüsenhormon günstig auf den Zuckerhaushalt auswirken.

Der Vollständigkeit halber sollen auch noch die Versuche einer operativen Beeinflussung des Diabetes erwähnt werden. Die Eingriffe an der Bauchspeicheldrüse (Gangunterbindung, Massenligatur des Pankreas nach Mansfeld) haben bei gesunden Tieren Zeichen eines Hyperinsulinismus ergeben. Die Versuche mit der letzteren Methode beim menschlichen Diabetes sind negativ verlaufen. Das gleiche gilt auch für die Gangunterbindung der Parotis. Von größerem Interesse sind die Eingriffe, die auf eine Schwächung der Insulinantagonisten hinzielen. In diese Gruppe gehören die Entnervung der Nebennieren (Ciminata) und die Entnervung der Leber (eigene Versuche mit Hasenöhrl und Schönbauer). Die Entnervung der Nebennieren wurde mit einem gewissen Erfolg beim Menschen versucht. Über praktisch brauchbare Dauerresultate ist bisher nichts bekannt. Nach unseren bisherigen Ausführungen ist verständlich, daß diese Eingriffe theoretisch überhaupt nur bei jenen Fällen in Betracht zu ziehen wären, bei denen Zeichen einer hyperaktiven G. R. vorhanden sind. Für die insulären, schweren Diabetesfälle, die nur von der künstlichen Insulinzufuhr leben, sind sie aber bereits rein theoretisch abzulehnen. Bei den G. R.-Typen kommen wir aber in der Regel mit der rein diätetischen Behandlung (G. R. B.) aus. Es gibt daher augenblicklich keine operative Methode, die beim Diabetes empfohlen werden kann.

Die von G. Singer empfohlene Proteinkörperbehandlung wird von maßgebenden Fachleuten als wirkungslos abgelehnt. Die von dem Autor immer wieder berichteten Erfolge sind durch die gleichzeitig verordnete knappe Diät genügend erklärt.

Zum Schluß muß noch kurz auf die Beeinflussung des Diabetes durch Brunnen- und Bäderkuren sowie auf die Klimabehandlung eingegangen werden. Jede Luftveränderung wirkt sich in der Regel günstig auf den Zuckerhaushalt aus, besonders wenn es sich um einen Großstädter handelt, der auf dem Lande gleichzeitig vom Beruf ausspannt und eine sitzende Lebensweise mit Bewegung in frischer Luft vertauscht. Es ist eine alte Erfahrung, daß auch leichtere Diabetesfälle mit einem aufreibenden geistigen Beruf mitunter eine hartnäckige Restglykosurie während der Diätbehandlung behalten, die bei einem Landaufenthalt in wenigen Tagen verschwindet, wobei die Kohlehydrattoleranz beträchtlich ansteigt. Auch bei schwer einstellbaren Dauerinsulinpatienten kann eine Luftveränderung, besonders eine Höhenkur, sehr günstig wirken. Diese Erfolge sind durch die bekannte beruhigende Wirkung des Höhenklimas auf das vegetative Nervensystem ohne weiteres zu verstehen. Im Vergleich zur Klimabehandlung treten Bäderkuren beim Diabetes an Bedeutung zurück. Warme Bäder, sowie Kohlensäurebäder, sollen blutzuckersenkend, kühle Bäder blutzuckersteigernd wirken.

Etwas größeres Interesse verdienen die Brunnenkuren, deren Wirkung auf den Zuckerhaushalt heute noch nicht völlig geklärt ist. Nach den vorliegenden Untersuchungen dürfte der kolloidale Schwefel in den Schwefelquellen eine insulinähnliche oder zumindest insulinaktivierende Wirkung besitzen. Bei den alkalischen Brunnen könnte der günstige Einfluß auf den Zuckerhaushalt rein chemisch mit der Alkaliwirkung zusammenhängen. Für andere Brunnenkuren ist der Wirkungsmodus noch völlig undurchsichtig. Wenn demnach günstige Wirkungen auf den Zuckerhaushalt durch Trinkkuren mit verschiedenen Wässern nicht bestritten werden, so soll man sich vor einer Überwertung dieser Kuren hüten. Das Fundament der Diabetesbehandlung muß immer in der häuslichen Diät- bzw. Insulinbehandlung liegen. Der bekannte Brauch, daß viele Diabetiker (meist handelt es sich um leichte, wenig zur Progredienz neigende Fälle) jedes Jahr auf einige Wochen z. B. nach Karlsbad gehen, dort durch eine Diät- und gleichzeitige Trinkkur entzuckert werden und dann den Rest des Jahres wieder lustig drauflosleben, sollte bald der Vergangenheit angehören. Für viele Diabetiker ist es auch zweckmäßiger, ihren Urlaub wie andere Menschen am Lande bei guter Luft und gesunder Bewegung zu verbringen. Der Erfolg kann dann mitunter besser als bei einer Trinkkur sein, die das Gefühl des Krankseins erhält und durch die nötigen Kurvorschriften eine wirkliche Entspannung verhindert. Anders liegen die Dinge bei Komplikation des Diabetes mit anderen Erkrankungen (Magen-, Darm-, Leber-, Nierenleiden usw.), die eine strikte Indikation für eine Trinkkur abgeben. Man kann dann die Brunnenkur für das komplizierende Leiden mit einer Kur für den Diabetes kombinieren. Nach W. Zörkendörfer sind folgende Quellen für die Diabetesbehandlung geeignet: Die Glaubersalzquellen (Karlsbad, Marienbad, Franzensbad, Hersfeld), die alkalischen Quellen (Neuenahr, Salzbrunn, Fachingen, Selters, Radein), die Kochsalzquellen (Homburg, Kissingen), die Schwefelquellen (Baden bei Wien, Weilbach, Schinznach) und die Gipsquellen (Tiengen).

19. Kriegs- und Nachkriegserfahrungen bei der Behandlung des Diabetes.

Schon aus der Zeit des ersten Weltkrieges liegen Berichte über die günstige Auswirkung der damaligen Hungersnot auf die Morbidität und Mortalität der Diabetiker vor. In Hungerzeiten ist der Fett- und Eiweißgehalt der Kost am stärksten reduziert, daneben in verschieden starkem Ausmaß auch die Kohlehydratmenge. Das bedeutet für den Zuckerkranken eine relativ kohlehydratreiche, an Fett und Eiweiß ärmste und im ganzen kalorienarme Kost. Daß sich ein derartiges Regime bei vielen Diabetikern günstig auswirken kann, ist nach unseren früheren Ausführungen leicht verständlich. Eine solche Hungerkost, die vor allem bei den übergewichtigen und fettsüchtigen Menschen zu einer besonders starken Gewichtsreduktion führt, wird dem Ausbruch eines Diabetes bei Disponierten vorbeugen können. Was nun die Erfahrungen der jetzigen Kriegs- und Nachkriegszeit anbelangt, so hat sich gezeigt, daß die Kranken infolge der Kalorienknappheit der Kost meist gezwungen waren, von ihrem bisherigen Diätregime abzugehen und bei der Markenkost zu leben. Bei der Markenkost einschließlich der immer geringer werdenden Krankenzubußen ergab sich während des Krieges ein durchschnittlicher Kohlehydratgehalt der Kost von zirka 24 W.B.E. bei wechselnder aber immer sehr niedriger Eiweiß- und Fettzufuhr. Dieses Regime deckt sich, abgesehen von dem zu niedrigen Eiweiß- und Fettgehalt, mit dem, was wir als Normalkost ohne Zucker bezeichnen und von uns als Ziel jeder diätetischen Behandlung angestrebt wird. Es ist daher nicht verwunderlich, daß sich die Stoffwechsellage bei dieser fettarmen vorwiegenden Kohlehydratkost bei den rein diätetisch behandelten Diabetikern günstig gestaltete, der Harn zuckerfrei blieb und die Blutzuckerwerte, falls sie erhöht waren, zur Norm absanken. Bei einzelnen Fällen besserte sich die Kohlehydrattoleranz so weitgehend, daß die volle Markenkost einschließlich der geringen Zuckermengen vertragen wurde, wie uns dies von den Untersuchungen über die isolierte Toleranzprüfung bereits bekannt war. Ein Beispiel soll dieses Verhalten erläutern:

Fall 52. 65jähr. Frau, die 1937 mit typischen diabetischen Erscheinungen und einem juckenden Ekzem des Genitales erkrankte. Im Harn 7,6% Zucker. Wegen einer gleichzeitig bestehenden Nierenbeckenentzündung erfolgte Aufnahme an die I. Med. Klinik. Dort wurde die Kranke auf Insulin eingestellt, konnte aber nach einiger Zeit ohne Insulin rein diätetisch behandelt werden. Eintritt in die Behandlung am 24. V. 1943. Die Kranke war bald nach Kriegsbeginn gezwungen, bei Markenkost ohne Zucker zu leben. Harn zuckerfrei, Blutzucker 105 mg%. Verordnung: Markenkost mit Zucker. 31. V. Harn zuckerfrei, Blutzucker 109 mg%. Verordnung bleibt. 1. IX. zuckerfrei, Blutzucker 112 mg%. Ergebnis: *Es handelt sich offenbar um einen von Haus aus leichten und gutartigen Alters-Diabetes, der während einer akuten Pyelitis eine so schwere Verschlechterung erfuhr, daß Insulinbehandlung notwendig wurde. Nach Abklingen der komplizierenden Erkrankung konnte das Insulin weggelassen und rein diätetisch behandelt werden. Während des Krieges blieb die Kranke bei der Markenkost ohne Zucker dauernd negativ bei normalem Nüchternblutzucker und vertrug schließlich die volle Markenkost mit Zucker ohne Änderung der Befunde.*

Eine besondere Schwierigkeit während des Krieges verursachte die diätetische Behandlung frischer Diabetesfälle und scheiterte oft an der Unmöglichkeit der Beschaffung der nötigen Diät, so daß öfter als sonst zur Einstellung auf Insulin übergegangen werden mußte. Während im Anfang des Krieges die Insulinbehandlung noch klaglos funktionierte, machte sich gegen Ende desselben die zunehmende Verknappung an Insulin immer stärker bemerkbar. Abgesehen von der allgemeinen Kürzung der Insulinzuteilung kam es oft vor, daß die Apotheken nur einen Teil der den Kranken zustehenden Insulinmengen abgeben konnten. Bedrohliche Verschlechterung der Stoffwechsellage und Auftreten von Coma diabeticum war nicht selten die Folge. Eine weitere ernste Schwierigkeit für die Behandlung ergab sich daraus, daß die Kranken häufig nicht das Insulin erhalten konnten, auf das sie eingestellt waren. So bekamen die Kranken meist alle 4—6 Wochen ein anderes Insulinpräparat, und zwar Depotinsuline mit verschieden starker Depotwirkung oder zwischen durch auch Altinsulin. Dabei wurde die allgemeine Erfahrung gemacht, daß die klaren Depotinsuline eine deutlich kürzere Wirkung von zirka 12 Stunden Dauer, die trüben Depotinsuline eine deutlich längere Depotwirkung von 24 Stunden Dauer und mehr zeigten. War z. B. ein Kranker auf eine Injektion eines trüben Insulinpräparates mit guter Depotwirkung gut eingestellt und spritzte sich nun die gleiche Menge eines klaren Insulinpräparates, so war die Folge, daß im Verlauf des Tages hypoglykämische Anfälle auftraten und im Verlauf der Nacht infolge der bereits fehlenden Insulinwirkung reichlich Zucker ausgeschieden wurde. Es handelte sich dabei meist um insulinempfindliche schwere Diabetesfälle. Die Einstellung solcher Fälle gelang dann leicht mit zwei Injektionen des klaren Depotinsulins, wobei zirka zwei Drittel der Dosis vor dem Frühstück und ein Drittel vor dem Abendessen verabfolgt wurden. Viel schwieriger war die Situation bei jenen leichteren Diabetesfällen, die bei einer Injektion eines klaren Depotpräparates vor dem Frühstück gut eingestellt waren und auf ein trübes Insulin mit starker Depotwirkung umschalten mußten. Starke Glykosurie während des Tages und schwere hypoglykämische Anfälle in den Morgenstunden waren die leicht verständliche Folge. Durch Reduktion der Kohlehydratzufuhr während des Tages und Verlegung auf die späteren Abendstunden konnte die Situation mitunter gemeistert werden oder es mußte auf Behandlung mit dem leichter erhältlichen Altinsulin übergegangen werden. Die Kost während der Insulinbehandlung mußte mit Rücksicht auf die schwierigen Ernährungsverhältnisse mit Ausnahme des Zuckers während der Insulinbehandlung meist freigegeben werden, da sonst das nötige Kalorienausmaß zu tief unterschritten worden wäre.

20. Diabetikerfürsorge. (Erfassung und Betreuung der Diabetiker, Eheberatung, Diabetesprophylaxe.)

In allen Kulturländern wird heute die Notwendigkeit einer systematischen Diabetikerfürsorge anerkannt. Um zu durchgreifenden Erfolgen zu gelangen, wäre die restlose Erfassung aller Zuckerkranken auf dem Wege einer Meldepflicht notwendig. Weiters ist zu fordern, daß die Beratung der Diabetiker sachgemäß erfolgt. Es sollte in absehbarer Zeit der Vergangenheit angehören, daß leichte Fälle von Zuckerkrankheit durch jahrelange unrichtige Behandlung so verschlechtert werden, daß sie nur mehr durch Insulin am Leben zu erhalten sind. Aus diesem Grunde muß der Fortbildung der in der Praxis stehenden Ärzte und der gründlichen Schulung der kommenden Ärztegenerationen größte Aufmerksamkeit gewidmet werden. Im Kaiserin-Elisabeth-Spital herrschte der Brauch, daß kein Arzt in die Praxis ging, bevor er nicht mindestens einmal einen unentgeltlichen Kurs über Diabetes angehört hatte. Es ist auf die Dauer unhaltbar, daß die richtige Diabetesbehandlung eine vorwiegende Domäne von wenigen Spezialisten bleibt. Die praktischen Ärzte haben die wichtige Aufgabe der möglichst frühzeitigen Erkennung des Leidens, der Organisierung und Kontrolle der häuslichen Behandlung, der kunstgerechten Versorgung von Komplikationen, der Eheberatung und der Diabetesprophylaxe. Alle diese Aufgaben können nur mit gutgeschulten Ärzten mit Erfolg gemeistert werden. Wenn auch der Beginn der Diabetesbehandlung bei schwereren Fällen, die Insulineinstellung, sowie die Versorgung von schweren Komplikationen nach wie vor in der Regel den internen Stationen vorbehalten bleibt, so wird doch die Belastung der Krankenhäuser mit zunehmender Ausbildung der Ärzteschaft zurückgehen. Für die Nachsorge der anstaltsbehandelten Kranken und die Betreuung der ärmsten Bevölkerungsschichten existieren bei uns an den internen Kliniken und an einigen Spitälern eigene Diabetikerambulatorien, die mehr als bisher als Ausbildungs- und Fortbildungsstätte der Ärzte herangezogen werden sollten.

Was die Frage der Eheberatung bei Zuckerkranken betrifft, so muß man sich den hohen Erblichkeitsfaktor des Leidens vor Augen halten. Es scheint sich beim Diabetes um einen einfach rezessiven Erbgang zu handeln. Der bei manchen Sippen gefundene dominante Erbgang wird von W. Falta als Pseudodominanz durch Einheiraten von Heterozygoten erklärt. Nach den vorliegenden Statistiken kann bei etwa 25% aller Diabetiker eine erbliche Belastung nachgewiesen werden. Es ist anzunehmen, daß dieser Prozentsatz in späteren Statistiken mit der zunehmenden Häufigkeit der Diabetesdiagnose noch größer werden wird.[1]) Der heute übliche Standpunkt ist der, daß man bei diabetischer Erkrankung beider Partner von einer Eheschließung und Kinderzeugung unbedingt abraten muß. Wir glauben, daß bei diabetischer Erkrankung eines Partners und erblicher Belastung des anderen Partners, sowie bei beiderseitiger bloßer erblicher Belastung, der gleiche Rat zu geben wäre. Bei ausschließlicher Erkrankung oder erblicher Belastung eines Partners können wir eine Ehe nicht verbieten, müssen aber auf die besonders hohe Verantwortung hinweisen, die die Eltern für die Kinder und Enkel übernehmen.

Ich verfüge über einen Stammbaum bei einer Diabetikerfamilie, der über 100 Jahre zurückreicht. Von 41 Familienmitgliedern waren 12 an Diabetes erkrankt. Bei den Stammeltern wurde kein Diabetes nachgewiesen. Von 9 Kindern der-

[1]) W. Falta hat in jüngster Zeit auf Grund von 392 Sippentafeln von Diabetikern einen Erblichkeitsfaktor von 37,7% gefunden.

selben hatten 2 Mädchen im späteren Lebensalter Diabetes. Beide heirateten diabetesfreie Männer. In der einen Ehe waren von 5 Kindern 3 Diabetiker. Die 3 Kinder der zweiten Ehe blieben diabetesfrei, der Diabetes trat aber in der folgenden Generation zweimal auf. Zwei gesunde Brüder der beiden diabetischen Mädchen heirateten ebenfalls. In der einen Ehe waren von 5 Kindern 4 Diabetiker, in der andern war unter 6 Kindern nur 1 Diabetesfall (Abb. 10).

Die Frage von einschneidenderen eugenischen Maßnahmen wird in der nächsten Zeit immer dringlicher werden, da seit der Insulinära die schweren jugendlichen Diabetiker nicht nur am Leben, sondern bei voller Zeugungsfähigkeit gehalten wer-

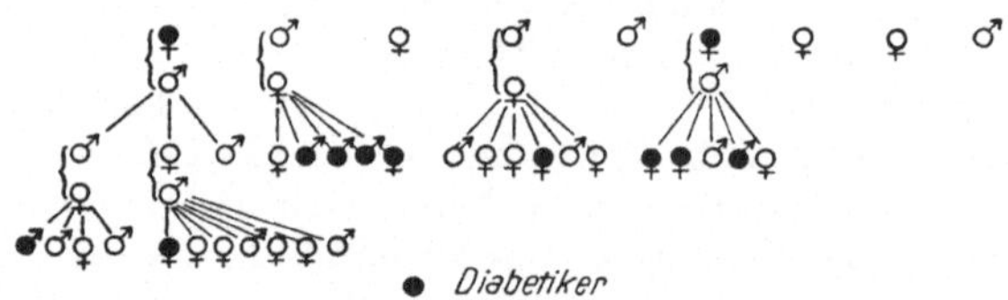

Abb. 10. Stammbaum einer Diabetikerfamilie.

den können und damit die Gefahr eines rapiden Anwachsens des Diabetes in den nächsten Generationen gegeben ist. Aus diesem Grunde wird man auch der Diabetesprophylaxe eine erhöhte Aufmerksamkeit zuwenden müssen. Die möglichste Ausschaltung des Erblichkeitsfaktors haben wir eben eingehend gewürdigt. Es ergibt sich nun die wichtige Frage, ob wir bei nachgewiesener hereditärer Belastung die Möglichkeit haben, durch diätetische Maßnahmen den Ausbruch eines Diabetes zu verhindern. Nach unseren gegenwärtigen Kenntnissen sind irgendwelche einschneidende Diätverordnungen bei diabetesgefährdeten Menschen nicht zu verantworten. Wir begnügen uns damit, zu allgemeiner Mäßigkeit und entsprechender sportlicher Betätigung zu raten und verbieten nur jedes Übermaß an Zucker und Süßigkeiten. Die wichtigste prophylaktische Maßnahme sehen wir in der Verhütung und Behebung der Fettleibigkeit. Wir kommen auf diese Frage noch ausführlich zurück. Bei einer nicht geringen Zahl der Diabetiker sehen wir, daß dem Ausbruch der Erkrankung eine Zeit mit rascher Gewichtszunahme vorausgeht. Diese Fälle erreichen dann das Höchstgewicht ihres Lebens, bis sie eines Tages bei gleicher Nahrungsaufnahme abzunehmen beginnen. Kurze Zeit darauf werden die Diabetessymptome manifest. Ich bin zur Überzeugung gekommen, daß man bei solchen Fällen durch rechtzeitige Einleitung einer Entfettungskur das Auftreten des Diabetes verhüten könnte. Jedenfalls steht fest, daß bei diesen Kranken auch bei nachgewiesenem Diabetes, durch eine gewöhnliche Abmagerungskur alle Erscheinungen zum vollen Rückgang zu bringen sind. Dabei glauben wir, daß die Gewichtszunahme nicht auf eine einfache Unmäßigkeit zurückzuführen ist, sondern einer neuro-hormonalen Regulationsstörung ihre Entstehung verdankt. Welcher Art die Beziehungen des Diabetes zur Fettleibigkeit sind, ist heute noch nicht geklärt. Daß diese Beziehung aber nur für einen Teil der Diabetiker besteht, ist nach unseren ganzen bisherigen Ausführungen selbstverständlich. Ein weiterer Ausbau der Diabetesprophylaxe wäre nur dann zu erwarten, wenn es uns gelingen würde, die Diabetesanlage in einem frühen Stadium nachzuweisen. Geringe Änderungen im Ablauf der Bl. Z. K. bei den üblichen Belastungsproben dürften nur dann zur Diagnose eines „Prädiabetes" herangezogen werden, wenn an einem größeren Material der Nachweis geführt werden könnte, daß sich beim Vorhandensein von leicht pathologischen Kurven später ein Diabetes entwickelt. Hier wird noch mühevolle und langwierige Arbeit zu leisten sein.

21. Über die Verhütung und Behandlung der Adipositas.

Wir haben im letzten Abschnitt darauf hingewiesen, daß bei der Diabetesprophylaxe neben der möglichsten Ausschaltung des Erblichkeitsfaktors, der Verhütung und Behebung der Fettleibigkeit die größte praktische Bedeutung zukommt. Wenn man weiters bedenkt, daß höhere Grade von Fettleibigkeit häufig mit Steigerung des Blutdruckes, vorzeitiger Arteriosklerose und Herzmuskelschäden, Arthrosen im Bereich der unteren Extremitäten, Plattfußbeschwerden usw. vergesellschaftet sind, dann wird man verstehen, welche große, weit über das Diabetesproblem hinausgehende Bedeutung, dem systematischen Kampf gegen die Fettsucht für die Gesundheitsführung eines Volkes zukommt. Um diesen Kampf mit Erfolg führen zu können, ist es nötig, alle in der Praxis tätigen Ärzte zur Mitarbeit heranzuziehen und den Weg aufzuzeigen, wie man in einfacher und unschädlicher Form ein bestehendes Übergewicht beheben bzw. der Entstehung einer Fettleibigkeit vorbeugen kann.

Bevor wir auf die Technik der Abmagerungskur eingehen, wollen wir noch kurz auf die Beurteilung des Normalgewichtes und des pathologischen Übergewichtes eingehen. Jeder Arzt wird beim unbekleideten Menschen auch ohne Tabellen und Formeln einen normalen oder pathologischen Ernährungszustand feststellen. Für die zahlenmäßige Beurteilung reicht man in der Praxis mit der Brocaschen Formel aus, die besagt, daß das Normalgewicht soviele Kilogramm betragen soll, als die Körpergröße über 100 cm liegt. Bei einem Mann von 170 cm Körpergröße soll nach dieser Formel das normale Gewicht 70 kg betragen. Bei Frauen liegt das Normalgewicht um etwa 10% tiefer.

Bei einer Abmagerungskur halten wir uns an die bewährten Grundsätze, durch reichliche Eiweißzufuhr den Eiweißbestand des Körpers zu erhalten und durch starke Einschränkung der Fettzufuhr den Kaloriengehalt der Kost zu vermindern. Zucker und zuckerhaltige Speisen und Getränke (auch süßes Obst, Malz und Feigenkaffee, Bier, süße Weine und Schnäpse usw.) werden strengstens verboten. Auf die Bedeutung des Zuckerverbotes kommen wir gleich zurück.

Die üblichen diätetischen Entfettungskuren sind auf dem kalorischen Prinzip aufgebaut. Bei milden Entfettungskuren wird der auf Grund des Idealgewichtes ermittelte Kalorienbedarf um $^1/_4$—$^1/_3$ reduziert, bei verschärften Kuren auf die Hälfte und weniger. Umber geht von einer Grundkost aus, die bei einem Gehalt von rund 900 Kalorien fast 100 g Eiweiß, 100 g Kohlehydrat und 8 g Fett enthält und bewilligt je nach der Lage des Falles Kalorienzulagen zu je 100 Kalorien, die sich der Patient selbst nach einer Tabelle aussuchen kann. Es ist wichtig hervorzuheben, daß in dieser Äquivalententabelle auch Zucker enthalten ist. Die einzelnen Nahrungsmittel werden ausschließlich nach ihrem Kaloriengehalt gewertet. Nach meinen eigenen Erfahrungen ist diese rein energetische Einstellung der Behandlung der Fettsucht ebenso unrichtig, wie es heute allgemein als unrichtig erkannt ist, daß das Wesen der Fettsucht in einem reinen Bilanzproblem gelegen wäre. Es ist wohl außer allem Zweifel, daß ein Mensch, der an Körpergewicht zunimmt und schließlich fett wird, mehr Energie zugeführt bekommt als er verbraucht. Soweit ist die Entstehung jeder Fettsucht ein Bilanzproblem. Die Erfahrungstatsache, daß mit dem gleichen Nahrungsquantum ein Mensch Fett ansetzt und oft nur an bestimmten Stellen des Körpers, ein anderer abmagert und ein dritter sein Körpergewicht erhält, ist nicht mehr bilanzmäßig zu erklären, sondern muß mit einem verschiedenen Verhalten des intermediären Stoffwechsels zusammenhängen oder kurz gesagt damit, was der Körper mit der zugeführten Energie anfängt. Wir wissen heute, daß verschiedene Drüsen mit innerer Sekretion den Fettansatz begünstigen. Wir erwähnen nur das Inselorgan, die Nebennierenrinde und die Hypophyse. Sicher ist auch, daß der Fettansatz vom Nervensystem aus beeinflußt wird. In welcher Weise diese einzelnen Faktoren den Fettansatz begünstigen, ist heute zum größten Teil unbekannt. Man hat sich daher mit ganz allgemein gehaltenen Umschreibungen des hier angedeuteten Problems begnügt und spricht von einer lipomatösen Tendenz (v. Bergmann) oder einer Lipophilie der Gewebe. Nach dem Gesagten ist das Wesen der Fettsucht in einer Regulationsstörung gelegen, an der neben dem Nervensystem verschiedene hormonale Faktoren beteiligt sein können. Inwieweit die qualitative Zusammensetzung der Nahrung diese Regulationsstörung beim Fettsüchtigen beeinflußt, ist nach meiner Meinung bisher nicht genügend gewürdigt worden. Es ist wohl allgemein bekannt, daß man zum Mästen Kohlehydrate und Fett braucht und daß man bei Einschränkung dieser Nahrungsstoffe abnehmen kann. Der zur Fettsucht Neigende schränkt aber oft Kohlehydrate und Fett stark ein, er leidet Hunger und nimmt doch an Körpergewicht zu. *Nach meinen eigenen Erfahrungen gewinnt die überwiegende Mehrzahl der Fettsüchtigen die Regulation des Körpergewichtes in hohem Maße wieder, wenn man in der Ernährung den Zucker und die zuckerhaltigen Speisen und Getränke völlig ausschaltet und das Fett stark beschränkt,* In der Praxis bedeutet das, daß man bei Einhaltung dieses Grundsatzes eine ziemlich kalorienreiche Kost von etwa 2500 Kalorien bewilligen kann, die den Kranken nicht nur vollständig sättigt, sondern fast immer über den Nahrungsbedarf hinausgeht und dabei eine genügende Abnahme des Körpergewichtes erreicht wird.

Diese Abmagerungskost hat folgende Zusammensetzung:

300 g mageres Fleisch (zubereitet gewogen);
2 Eier;
100 g Topfen (= fettarmer Quark) oder Magerkäse;
$^1/_4$ l Milch;
Gemüse ohne Mehl und Fett nach Hunger bis 1000 g, zubereitet gewogen (Hülsenfrüchte — Linsen, Erbsen, Bohnen — verboten);
500 bis 700 g saures Obst;
200 g Schrotbrot oder Schwarzbrot;

30 g von Reis, Grieß, Mehl, Teigwaren, Brösel;

120 g Kartoffel;

30 g Fett (Koch- und Aufstrichfett) als Butter, Schweinefett, Öl usw.

Tee, Bohnenkaffee, bis $^1/_4$ l saurer Wein;

Kandiset.

Verboten sind Zucker, alle zuckerhaltigen Speisen und Getränke (auch Bier), süßes Obst usw.

Bei großen, muskelkräftigen Menschen kann man die Eiweißmenge vermehren und bis 500 g Fleisch und bis 200 g Topfen oder Magerkäse geben, bei kleinen Menschen kann die Fleischmenge bis auf 100 g und die Menge des Topfens bis 50 g reduziert werden. Die Flüssigkeitszufuhr und der Kochsalzgehalt der Kost brauchen in der Regel nicht berücksichtigt zu werden. Nur bei dekompensierten Herzkranken mit starken Ödemen ist es zweckmäßig, die Kost im Anfang salzfrei zu verordnen und die Flüssigkeitszufuhr auf 1 l täglich einzuschränken. Bei den übrigen Fällen tritt die Ausschwemmung der fast immer vorhandenen leichten Ödeme gewöhnlich schon in den ersten 4 Wochen der Behandlung mit dem Beginn der Abmagerung spontan auf. In der ersten Woche der Kur klagen manche Fettsüchtige, und zwar besonders jene Fälle, die sich in einem Zustand rascher Gewichtszunahme befunden haben, noch über ein stärkeres Hungergefühl, das sich später aber vollständig verliert. Fast alle Kranken geben nach kurzer Zeit übereinstimmend an, daß sie die bewilligte Nahrungsmenge nicht bewältigen konnten und weniger gegessen haben als ihnen erlaubt war. Die Gewichtsabnahme beträgt bei diesem Regime in den ersten 4 Wochen zwischen 3 und 5 kg, bei höhergradig Fettsüchtigen mit starken Ödemen auch mehr. Ein Teil dieser Abnahme ist durch Ödemausschwemmung bedingt. In den folgenden Monaten soll die Abnahme 2—3 kg pro Monat betragen. Bei einem Übergewicht von etwa 30 kg lassen wir gewöhnlich 10—12 kg in einem Zuge abnehmen, was in der Regel in 3—4 Monaten erreicht ist. Dann geben wir die Kost bis auf den Zucker und die zuckerhaltigen Speisen frei und empfehlen nur Mäßigkeit im Fettgenuß, wodurch wir zumeist einen Stillstand des Körpergewichtes erzielen. Nach einigen Monaten kann man dann die ursprüngliche Kur neuerlich vornehmen, bis das Körpergewicht um weitere 6—8 kg abgenommen hat. Im Verlauf eines Jahres läßt sich auf diese Weise das Gewicht leicht um 20—30 kg vermindern. Bei dieser Art der Entfettungskur fühlen sich die Kranken vollkommen wohl. Sie leiden keinen Hunger und können ihrer gewohnten Beschäftigung nachgehen. Mit zunehmender Reduktion des Übergewichtes werden die Kranken immer leistungsfähiger, der vorher oft erhöhte Blutdruck sinkt, die meist vorhandenen Depressionen schwinden. Einer besonderen Besprechung bedürfen noch die Diätfehler während der Kur. Tritt bei einem Kranken die erwartete Gewichtsabnahme bei der alle 4 Wochen erfolgenden Kontrolle nicht ein, dann wissen wir, daß die Kost nicht eingehalten wurde. Fast immer stellt sich dann heraus, daß einigemale Zucker oder zuckerhaltige Speisen genommen wurden oder Überschreitungen der Fettzufuhr vorgekommen sind. Ebenso wie bei der Diätbehandlung des Diabetes ist es nun Aufgabe des Arztes, auf der Bekanntgabe der Diätfehler zu bestehen und durch entsprechende Aufklärung eine Wiederholung derselben zu verhüten. Es ist wichtig darauf hinzuweisen, daß schon beim Genuß geringer Mengen von zuckerhaltigen Speisen die erwartete Gewichtsabnahme ausbleiben und sogar eine leichte Zunahme des Körpergewichtes auftreten kann. Ein Stillstand des Körpergewichtes oder eine geringe Steigerung desselben in den ersten 14 Tagen der Kur ist nicht zu beachten, da manche Fettsüchtige durch abnorme Zurückhaltung von Wasser die bereits erfolgte Abmagerung verdecken können. Aus diesem Grunde kontrollieren wir auch das Gewicht nur alle 4 Wochen und raten von öfteren Wägungen ab. Ist die von uns gewünschte Abnahme des Gewichtes erreicht, dann lassen wir den Kranken auf einer freigewählten Kost und verbieten nur den Zucker in jeder Form. Steigt bei dieser Ernährung das Körpergewicht wieder an, dann muß der Kranke die Fettzufuhr so weit einschränken, bis wieder ein Stillstand des Gewichtes erreicht wird. In den seltenen Fällen, die bei diesem Regime über das gewünschte Maß hinaus abnehmen, gestatten wir auch den Genuß von Zucker und zuckerhaltigen Speisen solange wieder, als das Körpergewicht sich in erlaubten Grenzen hält.

Bei Fällen, die nur ein leichtes Übergewicht haben, deren Gewicht aber trotz Einschränkung der Nahrungszufuhr ansteigt, genügt in der Regel die vollständige Ausschaltung des Zuckers und der gezuckerten Speisen, eventuell in Verbindung mit einer Einschränkung der Fettzufuhr, um eine weitere Gewichtszunahme zu verhüten und das vorhandene Übergewicht zu beseitigen. Zum Schluß müssen wir noch kurz auf die Hormonbehandlung der Fettsucht eingehen. Das einzige Hormon, das zur Unterstützung der Diätbehandlung herangezogen werden kann, ist das Schilddrüsenhormon. Von den verschiedenen Präparaten hat sich mir am besten das Elityran bewährt. Mit zunehmender Erfahrung habe ich aber in den letzten Jahren Schilddrüsenpräparate mit Ausnahme der relativ seltenen Kombination von Fettsucht mit Myxödem nicht mehr angewendet, da ich immer mit der Diätbehandlung allein ausgekommen bin. Bei den Fällen, die zunächst auf die Diätkur nicht ansprachen, konnte ich immer Überschreitungen der Verordnung, und zwar fast ausschließlich in Form von Zucker und gezuckerten Speisen als Ursache des Mißerfolges feststellen und nach einer entsprechenden Belehrung doch den gewünschten Erfolg erzielen. Zum besseren Verständnis des Gesagten wollen wir nun noch einige praktische Beispiele anführen.

Fall 53. 20jähr. Mädchen. Schon seit der Kindheit immer dick, der Vater und dessen Mutter ebenfalls fettleibig. Eintritt in die Behandlung am 18. II. 1931. K. G. 97,3 kg, Größe 158 cm. Atrophie der rechten unteren Extremität infolge mitgemachter Kinderlähmung. Die Kranke kann sich nur mühsam mit einem Stock fortbewegen und wird nach wenigen Schritten kurzatmig. Hat wiederholt Diätkuren mitgemacht, aber immer nur mit vorübergehendem Erfolg. Verordnung der Entfettungsdiät mit 30 g Fett. 27. III. K. G. 92,9 kg. Die Pat. gibt an, daß sie in der 1. Woche der Kur noch starken Hunger gehabt hatte, der nachher aber ganz aufhörte. 27. IV. K. G. 89,1 kg. 1. VI. 85,6 kg, 25. VI. 84 kg, 6. VIII. 83,4 kg. Auf eindringliches Befragen gibt die Pat. zu, daß sie „Zwetschkenknödel" und „Gefrorenes" gegessen hat. 28. IX. 81,3 kg. Kost am Land nicht ganz genau. 28. X. 79,2 kg. Gibt zu, zeitweise „Bonbons" gegessen zu haben. 2. XII. 79,3 kg. Wieder „Bonbons" gegessen. Energische Ermahnung. 3. I. 1932 77,1 kg. Im Verlauf des Jahres 1932 wird die Diät gelockert, das Gewicht nimmt trotz immer wiederkehrender Diätfehler bis Anfang Jänner 1933 bis auf 70,8 kg ab. Die Kranke kann jetzt ohne Beschwerden stundenlange Spaziergänge machen, fühlt sich körperlich vollkommen wohl und hat die vorher bestehenden schweren Depressionen vollständig verloren. 1934 steigt das Gewicht unter groben Diätfehlern bis 79,8 kg, kann aber in den folgenden Jahren wieder reduziert werden. 20. V. 1936 71,8 kg. 1937 heiratet die Pat. und wird nach kurzer Ehe gravid. Am 22. X. erfolgt die Geburt eines gesunden Mädchens von 50 cm Länge und einem Gewicht von 3,55 kg. Das K. G. ist unter der Schwangerschaft bei Nichteinhalten der Diät bis 86,1 kg angestiegen und bis zum 11. VII. 1938 nur bis 82,6 kg abgesunken, wobei allerdings die Verordnung meist durchbrochen wurde.

Es handelt sich um eine hochgradige Fettsucht bei einem jungen Mädchen. Durch bloße Diätbehandlung wird das Gewicht im Verlauf eines Jahres um 20 kg, im folgenden Jahr, bei Lockerung der Vorschrift, um weitere 6,3 kg, also insgesamt um 26,3 kg, reduziert. In den ersten 4 Monaten der Behandlung tritt die erwartete Gewichtsabnahme prompt ein und beträgt in dieser Zeit 13,3 kg. In den folgenden Monaten stockt die Abnahme durch immer wieder erfolgende Diätfehler, doch kann der erzielte Erfolg trotz immerwährender Rückfälle durch 5 Jahre erhalten werden. Während einer Schwangerschaft steigt das Gewicht bei Nichteinhalten der Diät um über 14 kg.

Fall 54. 55jähr. Mann. Vor 4 Jahren angeblich Basedow (GU + + 40%). Auf Höhenkur und Pankreon von 104—113 kg zugenommen. In der letzten Zeit Herzklopfen bei leichten Anstrengungen und ständige Gewichtszunahme. Eintritt in die Behandlung am 18. I. 1938. Großer, kräftiger Mann, K. G. 114,7 kg, Körpergröße 186 cm. 24. I. GU—3,7%. Verordnung: Entfettungsdiät mit 30 g Fett, Fleisch 400 g, Topfen 200 g, 22. II. K. G. 108,5 kg. 21. III. 104,5 kg, fühlt sich sehr gut. 25. IV. 103,8 kg. Gibt auf Befragen zunächst keinen Diätfehler zu, erst später erinnert sich der Kranke, gezuckerten Salat gegessen zu haben. 24. V. 99,95 kg. Verordnung: Normale Kost ohne Zucker, mit Einschränkung der Fettzufuhr. 21. VI. 99,9 kg; bleibt bei der gleichen Verordnung. 6. IX. 102,4 kg. Hat seit 14 Tagen im Gasthaus gegessen. Verordnung: Wieder Entfettungsdiät mit 30 g Fett. 3. X. 97,8 kg. Verordnung: Normale Kost ohne Zucker. 6. XII. 98,1 kg. 30. I. 1939 97,8 kg. Subjektiv bestes Wohlbefinden. Verordnung bleibt.

Es handelt sich um eine leichtere Fettsucht bei einem großen, kräftigen Mann. Unter der Entfettungsdiät wird das Gewicht im Verlauf von 4 Monaten um 14,7 kg vermindert. Dann wird bei Freigabe der Kost bis auf Zucker und geringe Einschränkung der Fettzufuhr Gewichtsstillstand erreicht. Ein Anstieg des Gewichtes bei Gasthauskost kann in 4 Wochen durch neuerliche Verordnung der Entfettungsdiät behoben werden. Das Gewicht kann schließlich bei zuckerfreier Normalkost bei 98 kg erhalten werden. Die Gesamtabnahme beträgt rund 17 kg in 9 Monaten.

Fall 55. 55jähr. Frau. Als Kind mager, später allmähliche Zunahme bis auf über 100 kg. Mutter war ebenfalls fettleibig. Die Kranke hatte in den letzten Jahren zunehmend unter Atemnot zu leiden. Behandlung mit Schilddrüsenpräparaten von anderer Seite war ohne Erfolg. Eintritt in die Behandlung am 25. X. 1937. Mittelgroße, fettsüchtige Frau. K. G. 106,5 kg. Deutliche Ödeme, Puls 90, leichte Zyanose. Verordnung: Entfettungsdiät mit 30 g Fett. 23. XI. 101,1 kg 21. XII. 97,2 kg. Puls 72. Subjektives Wohlbefinden. 18. I. 1938 94,2 kg. Verordnung: Kost frei bei strengem Verbot von Zucker und zuckerhaltigen Speisen. 15. II. 92,5 kg. 22. III. 89,6 kg. 20. IV. 90,7 kg. Hat 3mal gezuckerte Mehlspeisen gegessen! 20. V. 89,9 kg. 22. VI. 89,6 kg.

Es handelt sich um eine fettsüchtige Frau, bei der durch die Entfettungsdiät das Gewicht in 3 Monaten um über 12 kg vermindert wurde. Bei freigewählter Kost ohne Zucker sinkt das Gewicht in den folgenden 5 Monaten um weitere 4,6 kg ab. Geringe Mengen von gezuckerten Speisen unterbrechen die Gewichtsabnahme und führen zu einem vorübergehenden Gewichtsanstieg um 1,1 kg. Die Gesamtabnahme beträgt in 8 Monaten rund 17 kg.

Fall 56. 32jähr. Frau. Schon als Kind immer „dick". Der Vater ist fettleibig, ein Bruder sehr stark. Die Kranke klagt über ständiges Frieren und kann nicht schwitzen. Eintritt in die Behandlung am 18. X. 1932. Kleine Frau mit beträchtlicher Fettsucht am Stamm und mageren Extremitäten, Lidödem, Bradykardie. GU—21%. Temperatur subnormal, K. G. 72,3 kg. Diagnose: Fettsucht + Myxödem. 3. XI. Verordnung: Diät mit 30 g Fett und 3mal 1 Tablette Thyropurin täglich. 1. XII. K. G. 69,1 kg. Friert nicht mehr. 22. XII. K. G. 67,8 kg. 1. I. 1933 K. G. 68,3 kg. Die Pat. hat zu Weihnachten gezuckerte Bäckereien gegessen! 1. II. K. G. 67,1 kg. 15. II. K. G. 65,8 kg. 1. III. K. G. 66,4 kg. Hat bei der Geburtstagsfeier eines Kindes wieder Bäckereien gegessen! In den folgenden Monaten wird die Pat. gravid, und mit der Geburt eines gesunden Knaben geht der jahrelange vergebliche Wunsch der Kranken nach einem Stammhalter in Erfüllung.

Es handelt sich um eine Kombination von Fettsucht und Myxödem. Durch die übliche Entfettungskur im Verein mit einer Schilddrüsenbehandlung nimmt die Kranke im Verlauf von 7 Wochen um 4,5 kg ab, dann steigt nach Weihnachten das Gewicht durch Genuß zuckerhaltiger Speisen um $^1/_2$ kg an, um dann weiter gleichmäßig bis zu einer Abnahme von insgesamt 6,5 kg zu sinken. Nach einem neuerlichen Diätfehler mit einer Süßspeise wird die ständige Abnahme wieder durch einen Gewichtsanstieg unterbrochen.

Fall 57. 54jähr. Frau. Leidet in der letzten Zeit häufig an Kopfschmerzen, das K. G. hat ständig zugenommen. Eintritt in die Behandlung am 10. III. 1933. Übermittelgroße Frau mit deutlicher Adipositas, K. G. 96,1 kg, Puls 90—96, RR 160. Verordnung: Verbot von Zucker und zuckerhaltigen Speisen und Einschränkung der Fettzufuhr. 15. I. 1934. Die Pat. lebt am Land und konnte nicht früher zur Kontrolle erscheinen. K. G. 84,5 kg, Puls 84, RR 130. Die Kranke hat sich in der ganzen Zeit sehr wohl gefühlt, die Kopfschmerzen sind vollständig verschwunden.

In diesem Fall ist es durch bloßen Entzug des Zuckers und Beschränkung der Fettzufuhr bei sonst freigewählter Kost gelungen, im Verlauf von 10 Monaten eine Abnahme um zirka 12 kg zu erreichen.

22. Merksätze für die Praxis.

a) Die Insulinbehandlung ist eine Substitutionstherapie und kann daher nicht zu einer Heilung des Diabetes führen. Bei richtiger Anwendung stellt sie eine wesentliche Unterstützung der Diätbehandlung dar, macht diese aber nicht entbehrlich.

b) Die Möglichkeit, mit Hilfe des Insulins die schwersten Fälle am Leben zu erhalten und die Notwendigkeit der dauernden Insulinbehandlung bei diesen Kranken, bedeutet eine schwere Belastung der Krankenkassen und der öffentlichen Mittel. Die Ärzte sind daher verpflichtet, mit dem Insulin sparsam umzugehen.

c) Jeder Arzt, der einen Diabetes zur Insulineinstellung übernimmt, muß sich vorher mit der Technik der Behandlung genauest vertraut machen, da er sonst unberechenbaren Schaden anrichten kann.

d) Ein in der Insulinbehandlung nicht erfahrener Arzt soll die Beratung von geschulten Dauerinsulinpatienten nicht übernehmen, da er sich vor den oft sehr erfahrenen Kranken bloßstellen wird und damit sich und dem Ansehen des Ärztestandes schadet.

e) Die erste Insulineinstellung soll, wenn möglich, in einer Anstalt durchgeführt werden.

f) Jeder Kranke, der mit Insulin behandelt werden muß, soll in der Selbstinjektion geschult werden.

g) Man arbeite auch bei der Insulinbehandlung primär auf völlige Zuckerfreiheit des Harns und günstige Blutzuckerwerte hin, um durch eine ideale Schonung des Inselorgans eine Besserung des Leidens zu erreichen.

h) Bei gehäuften hypoglykämischen Anfällen und bei Nüchternblutzuckerwerten unter 200 mg% versuche man den Insulinabbau.

i) Das Insulin darf in der Praxis nie plötzlich abgesetzt werden, da man dadurch bei schweren, insulären Fällen in kurzer Zeit ein Koma auslösen kann.

j) Bei Auftreten einer fieberhaften Komplikation muß trotz verminderter Nahrungsaufnahme das Insulin weitergegeben und sehr häufig sogar die Dosis gesteigert werden (I. R. bei Infektionen).

k) Wird ein Arzt zu einem bewußtlosen Diabetiker gerufen, dann muß er sich zunächst unterrichten, ob einige Zeit vorher Insulin gegeben wurde. Wurde Insulin gegeben, dann denke man in erster Linie an ein hypoglykämisches Koma und injiziere sofort Traubenzucker venös. Feuchte Haut, gespannte Muskulatur, Krämpfe, sprechen für Hypoglykämie. Es genügt auch, wenn man hört, daß ein Schweißausbruch und Krämpfe der Bewußtlosigkeit vorausgegangen sind. *Im Zweifelsfall gebe man nie Insulin, sondern Traubenzucker.*

l) Wird der Arzt zu einem Koma diabeticum gerufen, dann gebe er Insulin (50—100 E.) und Herzmittel und veranlasse die sofortige Abgabe in eine Anstalt. Zeit und Dosis der Injektionen müssen der Anstalt mitgeteilt werden.

m) Bei schweren Herzfehlern, bei Nieren- und Gefäßkranken muß die Insulinbehandlung mit größter Vorsicht durchgeführt werden. Rasche Entzuckerung, sowie hypoglykämische Anfälle sollen bei diesen Fällen vermieden werden.

n) Auch unter der Insulinbehandlung ist eine fortlaufende Kontrolle der Kranken unerläßlich.

Manzsche Buchdruckerei, Wien IX.